"十二五"职业教育国家规划教材

经全国职业教育教材审定委员会审定

全国中医药行业高等职业教育"十二五"规划教材

中医骨伤科学

（供中医学、针灸推拿专业用）

主　编　周忠民（渭南职业技术学院）

　　　　方家选（南阳医学高等专科学校）

副主编　李代英（重庆三峡医药高等专科学校）

　　　　张　晶（三峡大学）

　　　　熊　华（四川中医药高等专科学校）

编　委　（以姓氏笔画为序）

　　　　王红鸽（渭南职业技术学院）

　　　　李明哲（南阳医学高等专科学校）

　　　　居传水（曲阜中医药学校）

　　　　徐宏举（山东中医药高等专科学校）

　　　　黄　炜（宝鸡职业技术学院）

中国中医药出版社

·北京·

图书在版编目（CIP）数据

中医骨伤科学 / 周忠民，方家选主编 . —北京：中国中医药出版社，2015.8（2021.8 重印）
全国中医药行业高等职业教育"十二五"规划教材
ISBN 978 - 7 - 5132 - 2508 - 3

Ⅰ . ①中… Ⅱ . ①周… ②方… Ⅲ . ①中医伤科学—高等职业教育—教材
Ⅳ . ① R274

中国版本图书馆 CIP 数据核字（2015）第 108478 号

中 国 中 医 药 出 版 社 出 版
北京经济技术开发区科创十三街 31 号院二区 8 号楼
邮政编码　100176
传真　010 64405721
山东百润本色印刷有限公司印刷
各地新华书店经销

*

开本 787×1092　1/16　印张 17.25　字数 382 千字
2015 年 8 月第 1 版　2021 年 8 月第 7 次印刷
书号　ISBN 978 - 7 - 5132 - 2508 - 3

*

定价　49.00 元
网址　www.cptcm.com

如有印装质量问题请与本社出版部调换（010 64405510）
版权专有　侵权必究
社长热线　010 64405720
购书热线　010 64065415　010 64065413
微信服务号　zgzyycbs
书店网址　csln.net/qksd/
官方微博　http: //e.weibo.com/cptcm
淘宝天猫网址　http: //zgzyycbs.tmall.com

全国中医药职业教育教学指导委员会

前　言

中医药职业教育是我国现代职业教育体系的重要组成部分，肩负着培养中医药多样化人才、传承中医药技术技能、促进中医药就业创业的重要职责。教育要发展，教材是根本，在人才培养上具有举足轻重的作用。为贯彻落实习近平总书记关于加快发展现代职业教育的重要指示精神和《国家中长期教育改革和发展规划纲要（2010—2020年)》，国家中医药管理局教材办公室、全国中医药职业教育教学指导委员会紧密结合中医药职业教育特点，充分发挥中医药高等职业教育的引领作用，满足中医药事业发展对于高素质技术技能中医药人才的需求，突出中医药高等职业教育的特色，组织完成了"全国中医药行业高等职业教育'十二五'规划教材"建设工作。

作为全国唯一的中医药行业高等职业教育规划教材，本版教材按照"政府指导、学会主办、院校联办、出版社协办"的运作机制，于2013年启动了教材建设工作。通过广泛调研、全国范围遴选主编，又先后经过主编会议、编委会议、定稿会议等研究论证，在千余位编者的共同努力下，历时一年半时间，完成了84种规划教材的编写工作。

"全国中医药行业高等职业教育'十二五'规划教材"，由70余所开展中医药高等职业教育的院校及相关医院、医药企业等单位联合编写，中国中医药出版社出版，供高等职业教育院校中医学、针灸推拿、中医骨伤、临床医学、护理、药学、中药学、药品质量与安全、药品生产技术、中草药栽培与加工、中药生产与加工、药品经营与管理、药品服务与管理、中医康复技术、中医养生保健、康复治疗技术、医学美容技术等17个专业使用。

本套教材具有以下特点：

1. 坚持以学生为中心，强调以就业为导向、以能力为本位、以岗位需求为标准的原则，按照高素质技术技能人才的培养目标进行编写，体现"工学结合""知行合一"的人才培养模式。

2. 注重体现中医药高等职业教育的特点，以教育部新的教学指导意见为纲领，注重针对性、适用性及实用性，贴近学生、贴近岗位、贴近社会，符合中医药高等职业教育教学实际。

3. 注重强化质量意识、精品意识，从教材内容结构、知识点、规范化、标准化、编写技巧、语言文字等方面加以改革，具备"精品教材"特质。

4. 注重教材内容与教学大纲的统一，教材内容涵盖资格考试全部内容及所有考试要求的知识点，满足学生获得"双证书"及相关工作岗位需求，有利于促进学生就业。

5. 注重创新教材呈现形式，版式设计新颖、活泼，图文并茂，配有网络教学大纲指导教与学（相关内容可在中国中医药出版社网站 www.cptcm.com 下载），符合职业院校学生认知规律及特点，以利于增强学生的学习兴趣。

在"全国中医药行业高等职业教育'十二五'规划教材"的组织编写过程中，得到了国家中医药管理局的精心指导，全国高等中医药职业教育院校的大力支持，相关专家和各门教材主编、副主编及参编人员的辛勤努力，保证了教材质量，在此表示诚挚的谢意！

我们衷心希望本套规划教材能在相关课程的教学中发挥积极的作用，通过教学实践的检验不断改进和完善。敬请各教学单位、教学人员及广大学生多提宝贵意见，以便再版时予以修正，提升教材质量。

国家中医药管理局教材办公室

全国中医药职业教育教学指导委员会

中国中医药出版社

2015 年 5 月

编写说明

本教材是"全国中医药行业高等职业教育'十二五'规划教材之一"。

本教材适应高等职业教育教学改革的需要，以高等职业教育教学特点为出发点，更新陈旧观念，增加新的研究结论，力求通俗易懂，实用性更强。其内容精炼，图文并茂，重点介绍了中医骨伤科基础知识、基本技能和中医药治疗效果较好的骨伤科常见病、多发病。本教材适用于中医学及针灸推拿专业学生、骨伤科临床医师、医学爱好者学习和阅读。建议教学学时为 90 学时。全书共分八章，文后附有常用方剂。

本书各章的编写分工是：第一章中医骨伤科学发展简史由居传水编写，第二章骨伤疾病的分类与病因病机由周忠民编写，第三章骨伤疾病的辨证诊断由王红鸽编写，第四章骨伤疾病的治疗方法由李代英、黄炜编写，第五章骨折由熊华、徐宏举编写，第六章脱位由李明哲编写，第七章筋伤由张晶、居传水编写，第八章骨病由方家选编写。

本教材在编写过程中，得到了渭南职业技术学院、南阳医学高等专科学校及各参编单位的大力支持，在此谨表谢意。

由于我们的水平有限，编写时间仓促，因此本教材内容肯定尚有许多不足之处，敬请广大读者、教师和学生在使用过程中给予批评指正，以便进一步修订提高。

《中医骨伤科学》编委会

2015 年 7 月

目 录

五、经络病机 ………………… 9

第三章 骨伤疾病的辨证诊断

第一节 四诊 ………………… 10
　　一、望诊 ………………… 10
　　二、闻诊 ………………… 11
　　三、问诊 ………………… 12
　　四、切诊 ………………… 13
第二节 筋骨、关节检查 ……… 15
　　一、检查方法和次序 ……… 15
　　二、测量方法 …………… 16
　　三、肌肉检查 …………… 20
　　四、特殊检查法 ………… 21
　　五、四肢主要神经检查法 … 29
第三节 影像学检查 ………… 33
　　一、X线检查 …………… 33
　　二、电子计算机X线横断体层扫描
　　　　（CT） ……………… 35
　　三、磁共振成像术（MRI）… 35
　　四、放射性核素 ………… 35

第四章 骨伤疾病的治疗方法

第一节 手法治疗 …………… 36
　　一、手法概论 …………… 36
　　二、正骨手法 …………… 37
　　三、理筋手法 …………… 42
第二节 固定方法 …………… 46
　　一、外固定 ……………… 46
　　二、内固定 ……………… 57
第三节 练功疗法 …………… 59
　　一、练功疗法的分类 …… 59
　　二、练功疗法的作用 …… 60
　　三、练功原则、要求、注意事项 … 61
　　四、全身各部位练功法 … 62
第四节 药物治疗 …………… 67
　　一、内治法 ……………… 67
　　二、外治法 ……………… 69
第五节 其他治疗方法 ……… 72
　　一、针灸疗法 …………… 72

第一章 中医骨伤科学发展简史

一、中医骨伤科学的起源
　　（远古～前21世纪）……… 1
二、中医骨伤科学基础理论的初步形成
　　（前476～220年）………… 1
三、中医骨伤科学诊疗技术的进步
　　（220～960年）…………… 2
四、中医骨伤科学的发展
　　（960～1368年）………… 2
五、中医骨伤科学的兴盛
　　（1368～1840年）………… 3
六、中医骨伤科学的危机
　　（1840～1949年）………… 3
七、中医骨伤科学的新生
　　（1949年～）…………… 4

第二章 骨伤疾病的分类与病因病机

第一节 分类 ………………… 5
　　一、损伤的分类 ………… 5
　　二、骨病的分类 ………… 5
第二节 病因 ………………… 5
　　一、外因 ………………… 6
　　二、内因 ………………… 6
第三节 病机 ………………… 7
　　一、皮肉筋骨病机 ……… 7
　　二、气血病机 …………… 7
　　三、津液病机 …………… 8
　　四、脏腑病机 …………… 8

二、局部药物注射 …… 73
三、小针刀疗法 …… 74
四、物理治疗 …… 75

第五章 骨折

第一节 概述 …… 76
一、定义 …… 76
二、病因病机 …… 76
三、分类 …… 78
四、骨折的临床表现与诊断 …… 79
五、骨折的并发症 …… 81
六、骨折的愈合过程 …… 84
七、骨折的临床愈合标准和骨性愈合标准 …… 85
八、影响骨折愈合的因素 …… 86
九、骨折的治疗 …… 87
十、骨折延迟愈合、不愈合、畸形愈合的处理原则 …… 89
第二节 上肢骨折 …… 90
一、锁骨骨折 …… 90
二、肱骨外科颈骨折 …… 92
三、肱骨干骨折 …… 95
四、肱骨髁上骨折 …… 98
附：肱骨外髁骨折 …… 101
五、尺骨鹰嘴骨折 …… 103
六、桡、尺骨干双骨折 …… 104
七、尺骨上 1/3 骨折合并桡骨头脱位 …… 106
八、桡骨下 1/3 骨折合并下桡尺关节脱位 …… 108
九、桡骨下端骨折 …… 110
十、腕舟骨骨折 …… 112
十一、掌、指骨骨折 …… 114
第三节 下肢骨折 …… 116
一、股骨颈骨折 …… 117
二、股骨粗隆间骨折 …… 120
三、股骨干骨折 …… 122
四、股骨髁上骨折 …… 126

五、髌骨骨折 …… 127
六、胫腓骨干骨折 …… 129
七、踝部骨折脱位 …… 132
八、跟骨骨折 …… 135
九、跖骨骨折 …… 137
第四节 躯干骨折 …… 139
一、肋骨骨折 …… 139
二、脊柱骨折 …… 141
三、骨盆骨折 …… 146

第六章 脱位

第一节 概述 …… 150
一、定义 …… 150
二、病因病机 …… 150
三、分类 …… 151
四、临床表现与诊断 …… 152
五、脱位的并发症 …… 153
六、治疗 …… 154
第二节 颞颌关节脱位 …… 155
第三节 上肢脱位 …… 157
一、肩关节脱位 …… 157
二、肘关节脱位 …… 160
三、小儿桡骨头半脱位 …… 163
第四节 下肢关节脱位 …… 164
一、髋关节脱位 …… 164
附：先天性髋关节脱位 …… 167
二、膝关节脱位 …… 168

第七章 筋伤

第一节 概述 …… 171
一、病因病机 …… 171
二、分类 …… 172
三、临床表现与诊断 …… 173
四、治疗 …… 174
第二节 上肢筋伤 …… 175
一、肩关节周围炎 …… 175
二、冈上肌肌腱炎 …… 176
三、肱骨外上髁炎 …… 178
四、桡骨茎突狭窄性腱鞘炎 …… 179

五、腱鞘囊肿 …………………… 180
六、腕管综合征 ………………… 181
七、屈指肌腱腱鞘炎 …………… 183
第三节 躯干筋伤 ………………… 184
一、颈椎病 ……………………… 184
二、急性腰扭伤 ………………… 187
三、腰肌劳损 …………………… 190
四、腰椎间盘突出症 …………… 191
第四节 下肢筋伤 ………………… 196
一、髋关节暂时性滑膜炎 ……… 196
二、梨状肌综合征 ……………… 198
三、膝关节创伤性滑膜炎 ……… 200
四、膝关节侧副韧带损伤 ……… 202
五、膝关节半月板损伤 ………… 203
六、踝关节扭挫伤 ……………… 205
七、跟痛症 ……………………… 206

第八章 骨病

第一节 概述 ……………………… 211
一、骨病的定义 ………………… 211
二、病因病机 …………………… 211
三、骨病的分类 ………………… 212

四、临床表现与诊断 …………… 213
五、治疗 ………………………… 213
第二节 化脓性骨关节炎 ………… 214
一、急性化脓性骨髓炎 ………… 214
二、慢性化脓性骨髓炎 ………… 217
三、化脓性关节炎 ……………… 220
第三节 骨与关节结核 …………… 223
一、脊柱结核 …………………… 228
二、髋关节结核 ………………… 229
第四节 非化脓性关节炎 ………… 230
一、骨关节炎 …………………… 230
二、类风湿性关节炎 …………… 231
三、痛风性关节炎 ……………… 235
第五节 代谢性骨病（骨质疏松）
………………………………… 238
第六节 骨坏死 …………………… 240
一、股骨头缺血性坏死 ………… 240
二、胫骨结节骨骺炎 …………… 244
第七节 骨肿瘤 …………………… 245

附录 ……………………………… 252

第一章　中医骨伤科学发展简史

中医骨伤科学是一门研究骨与关节及其周围软组织损伤与疾病的学科，古属"疡医"范畴，又称"接骨""正体""正骨""骨伤"等。作为一门独立的学科，中医骨伤科学是中华各族人民长期与损伤及筋骨疾患做斗争的经验总结，具有丰富的学术内容和卓越的医疗成就，是中医学的重要组成部分。

一、中医骨伤科学的起源（远古～前 21 世纪）

20 万年前的"河套人"时期，人工取火已被发明，在烘火取暖和烤炙食物的基础上，产生了原始的热熨疗法。原始人在对付大自然灾害及抗击猛兽侵袭时，经常造成创伤。人们在伤处抚摸、按压以减轻症状，经过长期实践，摸索出一些简易的理伤按摩手法；对伤口则用树叶、草茎及矿石粉等裹敷，从而逐渐发现具有止血、止痛、消肿、排脓、生肌、敛疮作用的外用药物。这便是外治法的起源。

夏代（前 21 世纪～前 16 世纪）用以治病的针是石针、骨针。当时已有了人工酿酒。酒可以通血脉、行药势，也可以止痛、消毒，这对治疗创伤疾病有重要意义。

商代（前 16 世纪～前 1066 年）由于青铜器的广泛使用，医疗工具逐渐被金属的刀针所代替。在商代后期甲骨卜辞和器物铭文中发现记载的疾病有几十种，其中伤科病名有疾手、疾肘、疾胫、疾趾、疾骨等。考古发现藁城台西商代遗址有 30 多种药用种仁，其中有活血化瘀的桃仁，可知商代已应用活血药内服治疗跌打损伤。

西周、春秋时期（前 1066 年～前 476 年）有了医政设置和医疗分科。《周礼·天官冢宰》中将医师分为"食医""疾医""疡医"和"兽医"。

二、中医骨伤科学基础理论的初步形成（前 476～220 年）

湖南长沙马王堆三号汉墓出土的医学帛书表明了当时伤科诊疗技术的进步。其中《五十二病方》载有水银膏治疗外伤感染，是世界上应用水银治疗外伤科的最早记载。

《黄帝内经》是我国现存最早的一部医学典籍，阐述的肝主筋、肾主骨、肺主皮毛、脾主肌肉、心主血脉，以及气伤痛、形伤肿等基础理论，一直指导着骨伤科的临床实践。如《素问·阴阳应象大论》说："气伤痛，形伤肿……"《素问·宣明五气》言："五劳所伤：久视伤血，久卧伤气，久坐伤肉，久立伤骨，久行伤筋，是谓五劳所伤。"《吕氏春秋·季春纪》认为："流水不腐，户枢不蠹，动也；形气亦然，形不动则精不流，精不流则气郁。"书中主张用练功疗法治疗足部"痿躄"，为后世中医骨伤科"动静结合"理论奠定了基础。

西汉初期，名医淳于意留下的"诊籍"记载了两例完整的伤科病案：一则是堕马致伤；一则是举重致伤。西汉中期《居延汉简》的"折伤部"记载了骨折创伤的治疗医案。东汉早期的《武威汉代医简》载录了治疗金疡、外伤方10余首。东汉时期的《神农本草经》载中药365种，其中应用于伤科的药物约100种。汉代"中医外科鼻祖"华佗精通方药、针灸、养生，更擅长外伤科手术。他发明了麻沸散，施行剖腹术、刮骨术；创立了五禽戏，运用于伤科疾病之康复。东汉末年张仲景所著《伤寒杂病论》是我国第一部临床医学著作，记载的攻下逐瘀方药如大承气汤、大黄牡丹汤、桃核承气汤、大黄䗪虫丸和下瘀血汤等，至今仍被中医骨伤科医家所推崇；还记载了牵臂法人工呼吸、胸外心脏按压等创伤复苏术。

三、中医骨伤科学诊疗技术的进步（220～960年）

晋·葛洪著《肘后备急方》，在世界上最早记载了下颌关节脱臼的"口内复位法"；首次记载用竹片夹板固定骨折；记载了烧灼止血法，并首创以口对口吹气法抢救猝死患者的复苏术。南齐·龚庆宣整理的《刘涓子鬼遗方》是我国现存最早的中医外科专著，对创口感染、骨关节化脓性疾病采用外消、内托、排脓、生肌、灭瘢等治法；运用虫类活血药治疗金疡，收载金疮跌仆方34首；提出骨肿瘤的诊断和预后。

隋·巢元方等著《诸病源候论》，是我国第一部中医病理专著。其精辟论述了金疮化脓感染的病因病理；提出清创疗法四要点，即清创要早、要彻底、要正确地分层缝合、要正确包扎，为后世清创手术奠定了理论基础；对治疗开放性骨折、清除异物、结扎血管止血、分层缝合等方面的论述，都达到了较高的水平。

唐·孙思邈著《备急千金要方》和《千金翼方》，是中医临床百科全书。书中总结了补髓、生肌、坚筋、固骨类药物；载录了下颌关节脱位手法复位后采用蜡疗、热敷、针灸等外治法，丰富了伤科治疗法。王焘著《外台秘要》，是一部综合性医学论著，其中收录了折损、金疮、恶刺等伤科疾病治疗方药；把损伤分为外损和内损；列骨折、脱位、内伤、金疮和创伤危重症等五大类。蔺道人著《仙授理伤续断秘方》，是我国现存最早的一部中医骨伤科专著，分述骨折、脱位、内伤三大类证型。书中总结了一套诊疗骨折、脱位的手法，提出了正确复位、夹板固定、内外用药和功能锻炼的治疗大法；对筋骨并重、动静结合的理论也做了进一步阐述；首次记载了髋关节脱位，并分前、后脱位两类，采用手牵足蹬法治疗髋关节后脱位；利用杠杆原理，采用"椅背复位法"治疗肩关节脱位；提出损伤按三期药物治疗的方案。

四、中医骨伤科学的发展（960～1368年）

宋代"太医局"设九科，内有"疮肿兼折疡科"和"金镞兼书禁科"。王怀隐等编成《太平圣惠方》，对骨折提出了"补筋骨，益精髓，通血脉"的治疗思想；用柳木夹板固定骨折；推广淋、熨、贴、熁、膏摩等外治法治疗损伤；论述了"五善七恶"的辨证方法。张杲著《医说》记载了随军医生"凿出败骨"治疗开放性胫腓骨骨折成功的病案，并介绍了采用脚踏转轴及竹管的搓搽舒筋练功疗法。

元代"太医院"设十三科，其中包括"正骨科"和"金镞兼疮肿科"。李仲南《永类钤方·风损伤折》首创过伸牵引加手法复位治疗脊柱屈曲型骨折；创制了手术缝合针——"曲针"用于缝合伤口；提出"有无黏膝"体征作为髋关节前、后脱位的鉴别；等等，至今仍有临床意义。

危亦林著《世医得效方》，在世界上最早施用"悬吊复位法"治疗脊柱骨折；创制"草乌散"，对其组成、功用、剂量及注意事项都有详细记载；采用内服麻醉药整复骨折和脱位；将踝关节骨折脱位分为内翻、外翻两型，并按不同类型施用不同复位手法。

五、中医骨伤科学的兴盛（1368～1840年）

明初太医院设有十三科，其中属伤科范畴的有"接骨""金镞"两科。隆庆五年（1571年）改名为正骨科（又名正体科）。

明代《金疮秘传禁方》中记载了用骨摩擦音作为检查骨折的方法；对开放性骨折，主张把穿出皮肤已被污染的骨折端切除，以防感染等。朱橚等编著的《普济方》辑录治疗骨伤科方药1256首，是15世纪以前治伤方药的总汇。书中的"折伤门"强调各部位骨折整复后的内外用药，"接骨手法"列12项骨折脱位的复位固定方法，"用药汤使法"又列15项骨折脱位的复位固定方法。薛己的《正体类要》是骨伤科以八纲辨证为治疗原则的代表著作，是现存最早的骨伤内伤学专著，强调局部伤损与整体的关系，用药主张以补气血、补肝肾为主；其"气血学说"和"平补法"治伤仍有临床指导意义；论述仆伤、坠跌、金伤等治验医案。

清代太医院设九科，其中有"疮疡科"和"正骨科（又名伤科）"。吴谦等著《医宗金鉴·正骨心法要旨》，系统总结了清代以前的骨伤科经验，对人体各部的骨度记录周详，将正骨手法归纳为摸、接、端、提、推、拿、按、摩八法，创造和改制了多种固定器具，并介绍腰腿痛等疾患的手法治疗，运用攀索叠砖法、腰部垫枕法整复腰椎骨折脱位等。

六、中医骨伤科学的危机（1840～1949年）

鸦片战争后，中国沦为半封建半殖民地社会，随着帝国主义文化侵略，西方医学也传入了中国，医学界出现了各种各样的思想和主张，其中影响较大的是中西医汇通思想和其派别的产生，同时中国医学备受摧残。1914年，北洋军阀反动政府主张废止中医；1925年，国民党当局禁止把中医课程列入医学教育规程；1929年，国民党政府第一次中央卫生委员会通过了余岩等提出的"废止旧医"提案。此时中医骨伤科处于花叶凋零、自生自灭的境地，其延续以祖传或师承为主，医疗活动只能以规模极其有限的私人诊所形式开展。但全国各地的骨伤科诊所，因其学术渊源的差别，出现了不少流派，如河南省平乐镇郭氏正骨世家，天津苏氏正骨世家，上海石筱山、魏指薪、王子平等骨伤科八大家，广东蔡荣、何竹林等五大骨伤科名家。

七、中医骨伤科学的新生（1949 年～ ）

中华人民共和国成立后，中医骨伤科学也从新中国成立初期的个体开业形式向集中的医院形式过渡。1958 年以后，全国各地相继成立了设有伤科、正骨科或骨伤科的中医医院，不少地区还建立了专门的骨伤科医院。20 世纪 50 年代，上海首先成立了"伤骨科研究所"；20 世纪 70 年代，北京成立了中国中医研究院骨伤科研究所，天津成立了中西医结合治疗骨折研究所；嗣后其他不少省市也纷纷成立骨伤科研究机构，标志着中医骨伤科学不仅在临床医疗实践方面，而且在基础理论与科学研究方面都取得了很大进展。自 20 世纪 50 年代开始，全国普遍建立了中医学院与中医学校，为国家培养了大批中医人才。20 世纪 80 年代，10 余所中医院校相继成立中医骨伤系，福建中医学院 1981 年率先招收中医骨伤专业本科生。除了招收大学本科生外，不少院校还培养中医骨伤专业硕士与博士研究生。20 世纪 90 年代，上海中医药大学率先建立了中医骨伤科博士后流动站。

在党和国家发展中医政策的正确指引下，一批著名老中医的正骨经验得到了整理和继承。其中影响较大的代表性著作有《正骨疗法》《平乐郭氏正骨法》《刘寿山正骨经验》《林如高正骨经验》等。

1958 年，我国著名骨伤科专家方先之、尚天裕等虚心学习著名中医苏绍三正骨经验，博采各地中医骨伤科之长，运用现代科学知识和方法，总结出新的正骨八大手法，研制出新的夹板外固定器材，同时配合中药内服、外治及传统的练功方法，形成一套中西医结合治疗骨折的新疗法，其编著的《中西医结合治疗骨折》一书，提出"动静结合""筋骨并重""内外兼治""医患合作"治疗骨折的四项原则，使骨折治疗提高到一个新水平，在国内外产生重大影响。

20 世纪 70 年代后，中西医结合在治疗开放性骨折感染、脊椎骨折、关节内骨折及陈旧性骨折脱位等方面总结了成功经验，慢性骨髓炎、关节炎的治疗也取得了一定的效果。传统的中医骨伤科经验得到进一步发掘、整理与提高，逐步形成了一套有中医特色的治疗骨折、骨病与软组织损伤的新疗法。

在固定方面，各地在总结中西医内外固定器械优缺点的基础上，把两者有机地结合在一起，运用现代科学理论加以论证，如中国中医研究院"骨折复位固定器"、天津医院"抓髌器"等。

1986 年，中华中医药学会骨伤科分会在上海成立。20 世纪 90 年代，光学显微镜、电子显微镜、电生理、生物化学、生物力学、分子生物学、电子计算机、磁共振、骨密度仪等现代科学技术已在骨伤科学的基础研究与临床医疗中得到应用。一些治疗骨延迟愈合、骨质疏松、颈椎病、腰椎病、骨缺血性坏死、骨髓炎及骨性关节炎的中药新药不断被研制出来，产生了良好的社会效益与经济效益。

随着工农业机械化和高速交通工具的应用，各类损伤的发生也必将出现一些新问题，人类对伤病康复的要求也将越来越高，这就向中医骨伤科学提出了新的要求。今后应继续发掘整理中医骨伤科历代文献和传统经验，不断吸收现代科学的成就，运用科技手段，促进中医骨伤科学迅速发展，为人类健康事业做出更大的贡献。

第二章 骨伤疾病的分类与病因病机

第一节 分 类

一、损伤的分类

1. 按照损伤部位 分为外伤和内伤。外伤是指皮、肉、筋、骨损伤，可根据受伤的具体部位分为骨折、脱位与伤筋；内伤是指损伤所引起的气血、脏腑、经络功能紊乱而出现的各种损伤内证。

2. 按照损伤性质 分为急性损伤与慢性劳损。急性损伤是急骤的暴力引起的损伤；慢性劳损是劳逸失度或体位不正确，导致外力长期累积作用于人体，从而产生各种临床表现。

3. 按照损伤后就诊时间 分为新伤与陈伤。伤后 2～3 周以内的为新伤；损伤时间在 3 周以上者为陈伤。

4. 按照损伤部位的皮肤或黏膜是否完整 分为闭合性损伤与开放性损伤。

5. 按照受伤程度 分为轻度伤与重度伤。

6. 按照职业特点 分为生活损伤、工业损伤、农业损伤、交通损伤和运动损伤等。

7. 按照理化性质 分为物理损伤、化学损伤和生物损伤。

二、骨病的分类

中医常将骨病分为骨痈疽、痹证、痿证和骨肿瘤等；西医常将骨病分为骨关节退行性疾病、骨关节化脓性感染、骨关节结核、非化脓性骨关节炎、代谢性骨病和骨肿瘤等。

第二节 病 因

损伤的病因是指引起人体皮肉、筋骨、脏腑等组织结构的破坏，以及其带来的局部和全身性反应的原因。

一、外因

引起人体损伤的外界因素称为外因。

1. 外力伤害

（1）直接暴力　指引起接触部位损伤的暴力。如撞击伤、切割伤、击打伤等。

（2）间接暴力　指引起接触部位以外损伤的暴力。包括传达暴力、扭转暴力等。

（3）肌肉牵拉暴力　指肌肉突然、剧烈而不协调地收缩产生的暴力。如骤然跪倒，股四头肌猛烈收缩引起髌骨的损伤；投掷标枪，肌肉猛烈收缩引起肱骨干的损伤；等等。

（4）累积性暴力　长期反复轻微的外力集中作用于某一部位，逐渐累积而成的暴力。如长期弯腰工作可造成慢性腰肌劳损、长时间的步行（如部队拉练）可引起跖骨疲劳性骨折等。

2. 邪毒感染　外伤后又感受毒邪，脓毒不泻，蚀筋破骨，则可引起局部和全身感染。如开放性骨折处理不当可引起骨髓炎。

3. 外感六淫　外感六淫可直接引起筋骨、关节疾患，也可以在损伤之后，乘虚侵袭，进一步加重肢体功能障碍。如损伤后复感风寒湿邪而引起腰背四肢关节痹痛。

二、内因

人体内部影响损伤发生和变化的因素称为内因。

1. 年龄　年龄与伤病的好发部位及发生率有关。如小儿桡骨头发育不全、环状韧带松弛而易发生桡骨头半脱位；老年人气血虚弱、筋骨松弛而易发生下颌关节脱位；儿童多见青枝骨折、小儿麻痹等，老年人多见股骨颈骨折、骨关节退行性疾病等。

2. 体质　体质的强弱与损伤的发生有密切的关系。年轻人气血旺盛、筋骨坚固，不易发生损伤；年老者气血虚弱、骨质疏松，容易发生损伤。

3. 解剖结构　损伤与其局部解剖结构也有一定的关系。如暴力作用于骨骼时，多在松质骨和密质骨交界处、两处弯曲的交界处等力的薄弱点发生损伤。桡骨茎突处拇长展肌腱和拇短伸肌腱处在同一腱鞘内，并在经过桡骨茎突时，形成一较锐角度，故易发生狭窄性腱鞘炎。

4. 病理因素　伤病的发生还与组织本身的病变关系密切。内分泌代谢障碍可影响骨结构的成分，骨肿瘤、骨结核、骨髓炎等则因骨组织被破坏，易发生骨折。

5. 先天因素　损伤的发生与先天禀赋不足也有密切关系。如第1骶椎隐性脊柱裂，因棘突缺失，棘上与棘间韧带失去了依附，导致腰骶关节不稳定，容易发生劳损。

6. 职业工种　损伤的发生与职业工种有一定的关系。如经常低头工作者容易患颈椎病等。

7. 七情内伤　在骨伤科疾病中，内伤与七情变化的关系密切。在一些慢性骨关节痹痛疾病中，如果情志郁结，则内耗气血，可加重病情。

第三节　病　机

人体是由皮肉、筋骨、脏腑、气血、经络等共同组成的有机整体，皮肉筋骨遭受损伤后，可引起体内气血、脏腑等功能紊乱。因经络为气血运行的通道，经络"内属于脏腑，外络于肢节"，因此无论是伤皮肉或伤筋骨，均可导致经络闭阻，引起气血、脏腑功能失调。因此，在骨伤科的辨证论治过程中，均应从整体观念加以分析，既要辨治局部的外伤，又要注意调整外伤引起的气血、脏腑、经络功能的变化，正确认识损伤的本质和病理现象的因果关系。

一、皮肉筋骨病机

皮肉为人之外壁，内充卫气。筋是筋络、筋膜、肌腱、韧带、肌肉、关节囊、关节软骨等组织的总称。筋的主要功能是连属关节，络缀形体，主司关节运动。骨属于奇恒之腑，它不但为立身之主干，还内藏精髓，与肾气有密切关系。肢体的运动，有赖于筋骨，而筋骨离不开气血的温煦濡养，气血化生，濡养充足，筋骨功能才可强劲。筋骨又是肝肾的外合，肝血充盈，肾精充足，则筋劲骨强。

皮肉筋骨的损伤，在骨伤科疾患中最为多见，一般分为：

1.伤皮肉　伤病的发生，或破其皮肉，易使外邪侵入；或气血瘀滞逆于腠理，郁而化热，以致瘀热为毒。局部皮肉组织受邪毒感染，营卫运行机能受阻，气血凝滞，则郁热化火，酿而成脓，出现局部红、肿、热、痛等症状。

2.伤筋　凡跌打损伤，筋常常首当其冲。在临床上，凡扭伤、挫伤后局部肿痛、青紫，关节屈伸不利者，统称为"伤筋"。即使在"伤骨"的病证中，由于筋附着于骨的表面，筋亦往往首先受伤。所以，在治疗骨折、脱位时都应考虑伤筋的因素。

3.伤骨　强大的暴力可导致骨骼的损伤，主要包括骨折和脱位。伤骨的同时必有伤筋，筋骨损伤必伤气血，引起气滞血瘀；筋骨损伤还可累及肝肾，治疗时应调和气血及调补肝肾。

二、气血病机

损伤与气血的关系十分密切，当人体受到外力伤害后，常导致气血运行紊乱而产生一系列的病理改变。

1.伤气　因用力过度、跌仆闪挫或撞击胸部等因素，导致人体气机运行失常，皮肉筋骨乃至脏腑发生病变，即可出现气的功能失常及相应的病理现象。

（1）气滞　当人体某一部位或脏腑发生受伤或病变，都可使气的流通发生障碍，出现气滞的病理现象。主要证候是胀、痛。其特点为外无肿形，痛无定处，范围较广，体表无明显压痛点。临床多见于胸胁损伤。

（2）气虚　气虚是全身或某一脏腑、部位出现功能不足和衰退的病理现象。主要证候是疲倦乏力、语声低微、气短、自汗、脉细软无力等，其中以疲倦乏力和脉细软无力最为基本。临床多见于慢性损伤性疾病。

（3）气闭　气滞严重者可导致气闭，主要证候为出现一时性的晕厥、窒息、烦躁妄动、四肢抽搐等危急之证。临床见于脑震荡。

（4）气脱　是气虚最严重的表现。证候为突然昏迷或醒后又昏迷、呼吸浅促、面色苍白、四肢厥冷、二便失禁、脉微弱等。临床多见于严重创伤引起大失血，气随血脱所致。

（5）气逆　气机不降而上逆，出现嗳气频频、作呕欲吐或呕吐等症。

2.伤血　因跌打、挤压、挫撞及各种机械冲击等伤及血脉，导致出血或瘀血停积。

（1）血瘀　是血液运行不畅、瘀积凝滞，或离经之血停滞体内的病理变化。受伤后，瘀血阻络，经脉不通，不通则痛。特点是局部肿胀青紫，痛如针刺刀割，痛点固定不移。

（2）血虚　由于失血过多或生血不足所致。主要证候表现为面色无华、头晕、目眩、爪甲色淡、唇舌淡白、脉细无力，也可出现心悸、手足发麻等。

（3）血脱　创伤严重失血时，出现气随血脱、血脱气散的虚脱证候，可见四肢厥冷、大汗淋漓、烦躁不安，甚至晕厥等。

（4）血热　损伤后积瘀化热或肝火炽盛均可引起血热。可见高热、口渴、心烦、舌红、脉数等证候，严重者可出现昏迷。若血热妄行，则可见出血不止等。

三、津液病机

1.热伤津液　由于积瘀生热，热邪灼伤津液，可使津液消耗过多，出现口渴、咽燥、大便秘结、小便短少、舌苔黄而干燥等症。重伤久病，常能严重耗伤阴液，除了出现较重的伤津证候外，还可见全身情况差、舌色红绛而干燥、舌体瘦瘪、舌苔光剥、口干而不欲饮等症。

2.气随液脱　津液与气关系密切，津液亏损时，气亦随之受损，不仅可出现口渴喜饮，同时也可见少气懒言、肢倦乏力等气虚之候。津液大量丢失，还可出现四肢厥冷、脉微欲绝等"气随液脱"表现。

3.痰饮停聚　如气化失司，水液停留，气血浊邪熏蒸凝聚，则形成痰饮。痰流于经络，可阻滞气血流通，出现刺痛、四肢不举、关节不利、脉沉迟等症；痰在皮里膜外，可形成各种痰块，如痰核瘰疬；痰阻于经络筋骨，则形成骨痨，阻于脏腑则成痞块。

四、脏腑病机

1.肝、肾　肝主筋，肝血充盈才能养筋，筋得其所养，才能运动有力而灵活；肝血不足，血不养筋，则出现手足拘挛、肢体麻木、屈伸不利等症。凡跌打损伤之证，而有恶血留内时，从其所属，必归于肝。

肾主骨生髓，骨的生长、发育、修复均依赖肾精所提供的营养和推动。肾精不足可导致小儿骨软无力、囟门迟闭及某些骨骼的发育畸形；肾精不足，骨髓空虚，可致腿足痿弱而行动不便，或骨质脆弱，易于骨折。"腰为肾之府"，肾虚者易患腰部扭闪和劳损等，出现腰背酸痛、腰脊活动受限等症状。

2. 脾、胃 脾主运化、胃主受纳，对于气血的生成和维持正常活动起着重要的作用，故称为气血生化之源。此外，脾还具有统摄血液防止逸出脉外的功能，对损伤后的修复起着重要的作用。脾主肌肉四肢，全身的肌肉都要依靠脾胃所运化的水谷精微来营养。

3. 心、肺 心主血，肺主气。心肺调和则气血得以正常循环输布，发挥煦濡作用，筋骨损伤才能得到修复。肺主一身之气，如果肺的功能受损，不但会影响呼吸功能，而且也会影响宗气的生成，从而导致全身性的气虚，出现体倦无力、气短、自汗等症状。血液的正常运行，不仅需要心气的推动，而且有赖于血液的充盈，气为血之帅，而又依附于血，因此损伤后出血过多，血液不足而心血虚损时，心气也会随之不足，出现心悸、胸闷、眩晕等症。

五、经络病机

经络是运行全身气血、联络脏腑肢节、沟通上下内外、调节体内各部分功能活动的通路，包括十二经脉、奇经八脉、十五别络，以及经别、经筋等。每一经脉都连接着内在的脏或腑，同时脏腑又通过经络存在互为表里的关系。

经络病候主要有两方面：一是脏腑的损伤病变可以累及经络，经络损伤病变又可内传脏腑而出现症状；二是经络运行阻滞，会影响它循行所过组织器官的功能，出现相应部位的症状。

第三章 骨伤疾病的辨证诊断

中医骨伤科学是中医学的重要组成部分，不仅遵循中医学传统的诊断方法，即望、闻、问、切四诊，进行临床检查，还要进行局部的摸诊、运动及测量等专科检查，此外，为了更明确诊断还要结合影像学和实验室检查等方法。这样才能全面而系统地了解病情，做出正确的判断。

第一节 四 诊

按照骨伤疾病的病因病机和临床表现，运用望、闻、问、切四诊的方法，对骨伤疾病做出准确的辨证诊断。

一、望诊

望诊时采取适当体位，暴露相应部位，仔细认真察看，尤其要对损伤局部及其邻近部位重点察看，不可遗漏，以初步确定损伤的部位、性质和程度。

（一）望全身

1. 望神色 通过察看神态色泽的变化来判断损伤轻重，病情缓急。若伤势较轻者，一般神色无明显变化，表明正气未伤；伤势较重者，表情痛苦、面容憔悴、面色晦暗，甚或神志异常，表明正气已伤。若出现唇色青紫、面色苍白，则表明失血量较多。若损伤后出现神昏谵语、循衣摸床、目暗睛迷、瞳孔散大或缩小、四肢厥冷、汗出如油、形羸色败、呼吸微弱表浅、喘息异常者，均为危候，多见于重度创伤、严重感染或大失血等。

2. 望姿态 骨折、脱位及严重伤筋，常可导致肢体出现异常形态。如锁骨骨折时，患者用健手托住患侧肘部，头倾向患侧，下颌偏向健侧；腰部急性扭伤者，身体多向患侧倾斜，且扶腰慢步；下肢骨折者，大多不能直立行走；颞颌关节脱位时，多用手托住下颌；小儿先天性髋关节脱位，单脱者呈跛行，双脱者呈鸭步。望姿态可以初步了解损伤的部位和病情轻重，但尚要结合摸诊、运动和测量检查进一步观察和分析病位。

（二）望局部

1. 望畸形 畸形为骨折和脱位的重要标志。通过观察肢体正常解剖结构上的标志线或标志点有无异常改变，判断有无畸形，如突起、凹陷、成角、倾斜、旋转、缩短或增长等。某些病变具有特征性畸形，如桡骨远端伸直型骨折呈"餐叉"状畸形、肩关节前脱位呈方肩畸形、各种先天性疾病的畸形等。

2. 望肿胀瘀斑　损伤后，因气血凝滞，而出现肿胀瘀斑。通过观察肿胀、瘀斑的程度，以及色泽的变化，来判断病变的轻重和性质。损伤后，肿胀较轻，稍有青紫者多属轻伤；肿胀严重，瘀斑青紫明显者多属重伤。肿胀较重、肤色青紫者，多为新鲜损伤；肿胀较轻、青紫带黄者，多为陈旧损伤。明显肿胀者，很容易望到，而轻微肿胀则需与周围或健侧做对比观察才能发现。对骨病肿胀应注意鉴别诊断：骨痈疽局部肿而色红；骨痨肿而不红。

瘀斑的大小、多少与损伤的轻重、出血的多少有关。瘀斑的部位与损伤的部位有关。如肱骨外科颈骨折时，瘀斑多在上臂内侧、胸廓外侧，女性可延至乳房部；骨盆骨折瘀斑在会阴部。瘀斑紫红，为新鲜损伤；色变青紫，表明瘀血开始被吸收；逐渐呈黄色，则瘀斑将消退。

3. 望创口　对开放性损伤，须注意创口大小和深浅、创缘是否整齐、创面的污染程度及出血多少等。对已感染创口，应注意脓液的色泽、气味、稀稠及肉芽等情况。

4. 望肢体功能　主要观察肢体整体功能和关节的活动是否正常。如上肢能否上举，下肢能否站立行走。凡上肢外展不足90°，且外展时肩胛骨一并移动，提示肩关节外展动作受限制。为了更精确掌握肢体功能障碍的情况，除嘱患者主动活动外，常还需与摸诊、运动和测量检查相结合进行。

（三）望舌

参阅《中医诊断学》相关内容。

二、闻诊

闻诊包括听声音和闻气味两方面。除中医常见闻诊外，骨伤科还应注意以下几点：

1. 听骨摩擦音　骨摩擦音是骨折的特殊体征之一。无嵌插的完全性骨折，在摆动或触摸骨折的肢体时，由于两断端互相摩擦可发生声响或摩擦感，称骨摩擦音（感）。骨折类型不同，其骨摩擦音的性质也略有不同，斜形骨折声音低长，横断形骨折声音沉重而短，粉碎性骨折声音较杂乱。骨折经治疗后，骨摩擦音（感）消失，表示骨折已接续。检查者不宜主动甚至反复去寻找骨摩擦音，以免加重患者的痛苦和损伤。

2. 听骨传导音　主要用于检查某些不易发现的长骨骨折，如股骨颈骨折、粗隆间骨折等。检查时将听诊器置于伤肢近端的适当部位，用手指或叩诊锤轻轻叩击另一端骨突起，可听到骨传导音。正常人的骨传导音为略清脆的共鸣音。传导音减弱或消失说明骨的连续性遭到破坏。听诊时，要考虑存在影响骨传导音的因素，常见的如骨折端有软组织嵌入、断端分离、粉碎性骨折、双骨骨折、发音区肿胀、外固定物过长或过紧、金属内固定物等。检查时还应注意与健侧相应位置对比。

3. 听入臼声　关节脱位在整复成功时，常能听到"格得"一声，称为入臼声，此时说明复位成功，应立即停止拔伸牵引，以免增加肌肉、韧带、关节囊等软组织损伤。

4. 听关节弹响声 膝关节半月板损伤或关节内有游离体的患者，做膝关节屈伸旋转活动，当活动到某一角度时，关节内可发出尖细清脆的弹响声。

5. 关节摩擦音 检查者一手放在关节上，另一手活动关节远端的肢体，会听到关节摩擦音或感到摩擦感。一些慢性或亚急性关节疾患的摩擦音较柔和，骨性关节炎的摩擦音较粗糙。

6. 肌腱弹响声 屈拇与屈指肌腱狭窄性腱鞘炎患者，在做伸屈手指的检查时可听到弹跳声，或同时看到手指弹跳，多因肌腱通过已增生肥厚的腱鞘时产生。临床上又把这种狭窄的腱鞘炎称为弹响指或扳机指。

7. 听捻发音 检查时，可听（感）到似捻干燥头发时发出的声音，称为捻发音（感）。在肌腱周围炎、皮下气肿、气性坏疽等疾病中均可闻及此声音。

8. 听啼哭声 小儿患者，因不能准确诉说病情，家属有时也不能提供可靠病史资料，所以检查时，应注意患儿啼哭声的变化，以辨别伤情。当摸到患肢某一部位时，小儿啼哭或哭声加剧，提示此处可能有损伤。此外，部分关节脱位的患儿，当手法整复成功后，其哭声会即刻停止或减弱。

9. 闻气味 骨伤科的闻气味主要是闻局部分泌物的气味，比如局部伤处有分泌物恶臭，多为湿热或热毒；带有腥味，多为虚寒。

三、问诊

通过问诊可以更多更全面地了解患者发病情况，更准确地辨证论治，以提高疗效，缩短疗程，减少损伤后遗症。

（一）一般情况

详细询问患者的姓名、性别、年龄、职业、婚姻、民族、籍贯、住址、就诊日期等，建立完整的病案记录，以便查阅、联系和随访。尤其对意外事故，涉及刑事纠纷的伤者，这些记录更为重要。

（二）发病情况

1. 主诉 促使患者就诊的主要症状、体征及持续时间。骨伤科患者主诉多与疼痛、肿胀、功能障碍、畸形及挛缩等有关。记录主诉应简明扼要。

2. 现病史 详细询问受伤或发病的原因、时间、部位，遭受暴力的性质、强度、方向、作用点及伤时患者的体位、受伤或发病的过程、变化的缓急、有无昏厥、昏厥持续的时间及醒后有无再昏迷、有无出血、出血多少、有无呕吐、呕吐性质、有无二便失禁等。经过了哪些治疗用药，效果如何，目前症状情况怎样，是否减轻或加重。一般情况下，生活损伤较轻；工业损伤、农业损伤、交通事故或战伤较严重；突然遭受损伤或损伤严重者则发病急，损伤是逐渐形成或损伤较轻者则发病缓。脑外伤者常出现昏厥、呕吐、二便失禁等；若由高空坠落，足跟先着地时，则损伤可能发生在足跟、脊柱或颅底；

若失血过多，可能出现失血性休克等，这些都可为进一步诊治提供依据。

（三）伤情

详细询问患者受伤或发病后的症状与体征及创口情况。

1. 疼痛 询问疼痛的起始时间、部位、性质、程度及影响疼痛的因素。如疼痛是持续性还是间歇性，是局灶性还是放射至周围区域或是传导至其他部位，痛处是固定不移还是游走不定；还应问清是剧痛、酸痛还是麻木，锐痛、跳痛、刺痛还是胀痛；是否服过止痛药，服后疼痛是否减轻；活动时对疼痛有无影响，与气候、劳累、休息及昼夜变化有无关系等。

2. 肿胀 询问肿胀起始的时间、部位、程度和范围。伴有疼痛症状者，应问清肿胀、疼痛出现的先后顺序，有无局部发热；对于肿胀包块，还应了解是否增长，增长速度如何。

3. 肢体功能 有功能障碍者，应问清是伤后（病后）立即发生的，还是经过一段时间缓慢发生的。完全性骨折或脱位后，伤肢功能大部分会立即失常；软组织损伤或骨病往往在病后逐渐影响肢体功能。如病情许可，可由患者以动作显示其肢体的功能。

4. 畸形 询问畸形出现的时间及演变过程。与生俱有或无外伤史者，应考虑先天畸形和发育性畸形；骨病患者可随病情发展而逐渐出现畸形；外伤患者，可在伤后随即出现，也可能在若干年后才出现。

5. 创口 应询问创口出现的时间、原因、污染情况、出血情况、处理经过及是否及时使用过破伤风抗毒血清等。

（四）全身情况及其他情况

1. 全身情况 参照中医十问歌内容，如问寒热、问汗、问饮食、问二便、问睡眠等，以了解全身情况，有利于准确辨证。

2. 既往病史 详细询问出生以来，所患疾病的情况，并按发病的年月顺序进行记录。尤其对可能与目前的损伤有关的内容，应记录主要的病情经过、当时的诊治情况，以及有无并发症或后遗症。例如，对先天性斜颈、新生儿臂丛神经损伤者，要询问有无难产或产伤史；对骨关节结核者，要了解有无肺结核病史。

3. 个人史 询问患者从事过的职业或工种及其年限，劳动的性质、条件和常处体位及个人嗜好等。对妇女还要询问月经、孕产、哺乳史等。

4. 家族史 询问家族成员的健康状况。对已死亡人员，应询问其死亡的原因、年龄，以及有无可能影响后代的疾病。这对肿瘤、先天性畸形的诊断尤为重要。

四、切诊

切诊包括脉诊和摸诊两个方面。

1. 脉诊 参阅《中医诊断学》相关内容。

2. 摸诊 又称触诊，检查者用手对损伤部位仔细触摸以帮助了解损伤或病变的部位、性质、程度，判断有无骨折、脱位，以及骨折、脱位的移位方向，有无疼痛、压痛、肿胀及成脓等。

（1）主要内容

①摸压痛　对病变处进行摸诊，以观察有无压痛，并可根据压痛的部位、范围、程度来鉴别损伤的性质和程度。血瘀者压处刺痛，痛处固定；气滞者痛处不固定。直接压痛则局部可能有骨折或伤筋，纵轴叩击痛提示有疼痛处骨折。

②摸畸形　触摸体表骨性标志变化，了解骨折或脱位的类型、程度、移位方向等情况。

③摸肤温　触摸病变处皮肤，根据皮肤冷热的程度，可以辨别病证的寒热，了解患处的血运情况。肿胀发热为新伤或局部积热、感染；肿胀而发热不明显为寒性病证；伤肢远端皮肤冰凉、麻木，动脉搏动减弱或消失，则表示伤肢血运障碍。摸肤温时一般用手背测试，并应与对侧比较。

④摸异常活动　异常活动是指在肢体原本没有关节的地方出现了类似关节的活动，或关节活动超出了正常范围。多见于骨折和韧带断裂。但检查时，不宜主动寻找异常活动，以免增加患者的痛苦和加重损伤。

⑤摸弹性固定　关节脱位后常保持在特殊的畸形位置，对关节进行被动活动时，手中有弹性阻力感，是关节脱位的重要体征之一。

⑥摸肿块　应触摸肿块的大小、形状、位置、硬度、温度、表面光滑度及与周围组织的关系等。

（2）常用检查手法

①触摸法　检查者用拇指或拇、食、中三指置于病变处，稍加按压触摸，仔细体验指下的感觉。先由病变周边开始，逐渐移向病灶，用力大小视部位及患者的反应而定。通过触摸可了解损伤和病变的具体部位，病损处有无畸形、摩擦感，皮肤温度、软硬度有无变化，有无波动感，等等。

②挤压法　检查者用手掌或手指挤压患处上下、左右、前后，根据力的传导作用来诊断是否有骨折、脱位。如检查肋骨骨折时，常用胸廓挤压试验；检查骨盆骨折时，常用骨盆挤压试验；检查下尺桡关节分离时，用手指或手掌挤压手腕的内外侧。运用挤压法时，用力不宜过猛或过重，尤其检查骨肿瘤或感染患者，不宜在局部过多或过于用力挤压。

③叩击法　用手掌根部或拳头对肢体远端纵向叩击，来检查有无骨折、骨折愈合情况的一种方法。如检查股骨、胫腓骨骨折时，采用叩击足跟的方法；检查脊椎损伤时，采用叩击头顶的方法。骨折经治疗无纵向叩击痛，说明已愈合。

④屈伸法　检查者一手握关节部，另一手握关节远端，做缓慢的屈伸活动。若关节部出现疼痛，说明该关节有损伤或疾病。屈伸法也可用来检查骨折部有无异常活动。

⑤旋转法　用手握住伤肢远端，分别向不同的方向旋转，以观察伤处有无疼痛、活动障碍及特殊的响声。常与屈伸法配合应用。

⑥摇晃法　检查者一手握于伤处，另一手握伤肢远端，做轻轻摇摆晃动，以观察病

变处有无疼痛、异常活动、摩擦音，以判断是否有骨、关节的损伤与疾病。

第二节 筋骨、关节检查

筋骨、关节检查是为了发现骨伤科病变的客观体征，明确有无骨与关节病变，以及病变的部位、性质、程度、缓急和有无合并症的一种专科诊断方法。具体方法有测量检查法、肌力检查法和临床检查法等。检查时应认真仔细，避免误诊、漏诊。对于那些症状复杂而诊断困难者，不仅需要全面系统的检查，而且应有针对性的定期、反复、多次检查。检查要重视整体观念，不可只注重局部或一个肢体的检查，除病情简单的病例外，都应在望、闻、问、切四诊全面检查的基础上，根据骨、关节损伤和疾病情况，结合诊断和治疗的需要，再进一步选择不同的检查方法。

一、检查方法和次序

（一）检查方法及注意事项

1.明确检查目的 在熟悉被检查部位解剖关系和生理功能的基础上，根据已收集到的临床资料，有目的地进行检查。

2.变换体位检查 骨与关节属于运动系统，在不同的体位下其表现不一，同时因肌张力的改变，使邻近关节产生连带性体位的变化。因此，在检查某关节时，要注意患者身体的姿势、关节的体位，并常需在关节的不同运动体位下进行检查。

3.注意对病变邻近部位的检查 一个关节的病变所引起的症状，可通过神经、肌腱在另一个邻近关节或肢体远端反映出来，甚至突出地表现出来。因此，当有症状的关节或部位未发现明显的阳性体征时，不可忽略对邻近关节或更远部位的检查。

4.结合运动检查 检查时结合患者的步态、脱衣裤、坐、卧、站立等运动，随时观察患者的动作和表情的变化，从而可初步估计出病变的位置，有利于进一步重点检查。

5.遵循"对比"原则 检查时要做到患侧与健侧对比；如果两侧都有伤病时应与健康人对比；对不能肯定的体征须进行反复检查、前后对比。检查时手法要轻巧，尤其是急性损伤和肿瘤，以减少患者的痛苦和病变扩散。

6.多种检查配合应用 检查中既要充分利用现代科学仪器，以弥补传统四诊检查的不足，但又不可过分依赖 X 线等现代科学仪器的检查，而忽略四诊的全面检查。

（二）检查次序

骨与关节局部检查要有一定的程序，一般多按下列次序进行：视诊→触诊→叩诊→听诊→关节活动检查→肌力检查→测量检查→特殊检查（特殊试验）→神经功能检查→血管检查→影像学检查及其他相关检查等。根据病情要有重点进行每项检查。如对骨与关节畸形的检查，视诊、关节活动、测量、特殊试验等比较重要；对肿块的检查，触诊较为重要；对神经麻痹如脊髓灰质炎后遗症的检查，步态、关节活动、肌力检查较为重要。

二、测量方法

常用的方法有目测比拟法、工具测量法和 X 线测量法。本节只介绍最常用的工具测量法。工具测量常用带尺测量肢体的长短、粗细，用量角器测量关节的活动角度大小等。

（一）肢体长度测量法

测量时应将两侧肢体置于对称的位置上，先定出测量的标志，并做好记号，然后用带尺测量两标志点间的距离。如果肢体挛缩而不能伸直，可分段测量。测量中肢体无论长于还是短于健侧，均为异常。四肢长度测量方法和标志点如下（图 3-1）：

1. 上肢长度 肩峰至桡骨茎突尖（或中指尖）。

（1）上臂长度 肩峰至肱骨外上髁。

（2）前臂长度 肱骨外上髁至桡骨茎突，或尺骨鹰嘴至尺骨茎突。

2. 下肢长度 髂前上棘至内踝下缘，或脐至内踝下缘（骨盆骨折或髋部病变时使用）。前述测量值为下肢的间接长度，以表示下肢与骨盆的位置关系；而下肢的实际直接长度，则为股骨大粗隆顶点至外踝下缘。

（1）大腿长度 髂前上棘至膝关节内缘，为大腿间接长度；股骨大粗隆顶点至膝关节外缘，为大腿直接长度。

（2）小腿长度 膝关节内缘至内踝下缘，或腓骨头至外踝下缘。

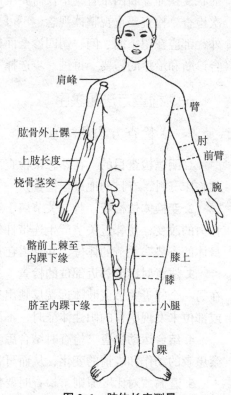

图 3-1　肢体长度测量

（二）肢体周径测量法

两侧肢体取相应的同一水平位置测量，测量肿胀时取最粗处，测量肌萎缩时取肌腹部。通常在髌骨上缘 10～15cm 处测量大腿周径、在小腿最粗处测量小腿周径等。通过肢体周径的测量，可了解其肿胀程度或有无肌肉萎缩等。肢体周径变化有增粗和变细两种情况：

1. 粗于健侧 较健侧显著增粗并有畸形者，多为骨折、关节脱位。如无畸形而较健侧粗者，多为伤筋肿胀、气性坏疽肿胀或肿瘤等。

2. 细于健侧 多为陈伤误治或有神经疾患而致肌肉萎缩。一般在受伤 2 周以后才能出现。

（三）关节活动范围测量法

常用特制的量角器来测量关节各方向的活动范围，并与健侧进行对比（表 3–1），如小于健侧，多属关节活动功能障碍。对难以精确测量角度的部位，关节功能可用测量长度的方法以记录各骨的相对移动范围。例如，颈椎前屈，可测下颌至胸骨柄的距离；腰椎前屈，测下垂的中指尖与地面的距离；等等。目前临床常用的记录方法有中立位 0°法和邻肢夹角法两种，本教材采用中立位 0°法。

1. 中立位 0°法　先确定每关节的中立位为 0°，再按该肢体各运动平面，把两个相反方向运动记录活动度。如肘关节在完全伸直时定为 0°，至完全屈曲时可成 140°，过伸时为 10°，则记录肘关节的活动范围为 140°～0°～10°。此法为国际通用的计度方法。

2. 邻肢夹角法　以构成关节的两个相邻肢段在最大活动范围内所构成的夹角差计算。如肘关节完全伸直时定为 180°，过伸时为 10°，完全屈曲时测量为 40°，那么肘关节的活动范围是 180°+10°－40°=150°。此方法易引起理解上的混乱。

表 3–1　人体各关节功能活动正常范围（中立位 0°法）

关节	中立位	前后	左右	旋转	内外收	其他
颈 椎（图 3–2）	面部向前，双目平视	前屈、后伸各 35°～45°	侧屈 45°	60°～80°		
腰 椎（图 3–3）	腰自然伸直体位	前屈 90°，后伸 30°	各 20°～30°	30°		
肩关节（图 3–4）	上肢自然下垂	前屈 90°，后伸 45°		内旋 80°，外旋 30°	内收 20°～40°，外展 90°	上举 90°
肘关节（图 3–5）	上肢伸直，掌心向前	屈曲 140°，过伸 0°～10°		内旋、外旋各 80°～90°		
腕关节（图 3–6）	手与前臂成直线，掌心向下	掌曲 50°～60°，背伸 35°～60°	桡偏 25°～30°，尺偏 30°～40°			
髋关节（图 3–7）	髋关节伸直，髌骨向前	屈曲 145°，后伸 40°		内旋、外旋各 40°～50°（屈膝 90°位）	内收 20°～30°，外展 30°～45°	
膝关节（图 3–8）	膝关节伸直，足尖向前	屈曲 145°，后伸 15°		内旋 10°，外旋 20°		
踝关节（图 3–9）	足外缘与小腿呈 90°，无内外翻	跖屈 40°～50°，背伸 20°～30°				

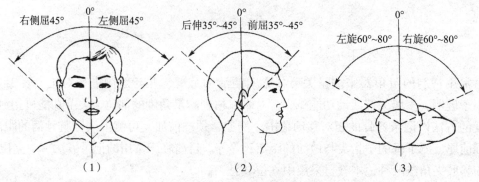

图 3-2　颈椎活动范围

（1）左右侧屈；（2）前屈、后伸；（3）左右旋转

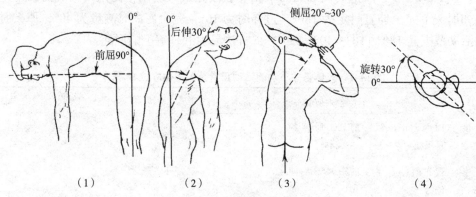

图 3-3　腰椎活动范围

（1）前屈；（2）后伸；（3）侧屈；（4）旋转

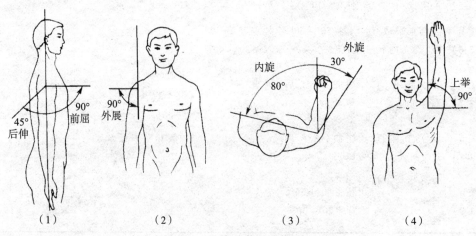

图 3-4　肩关节活动范围

（1）前屈、后伸；（2）外展；（3）内旋、外旋；（4）上举

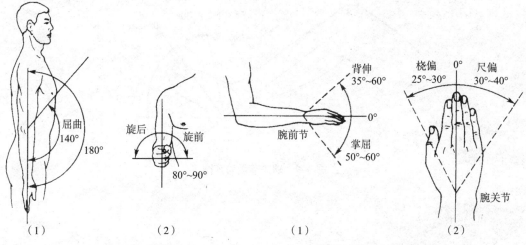

图 3–5 肘关节活动范围

（1）屈曲；（2）旋转

图 3–6 腕关节活动范围

（1）屈伸；（2）尺偏、桡偏

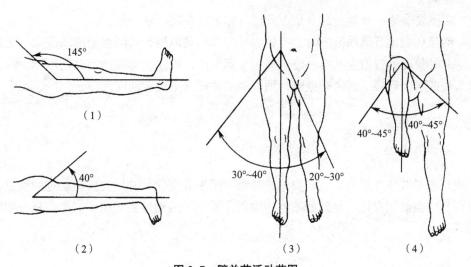

图 3–7 髋关节活动范围

（1）屈曲；（2）后伸；（3）内收、外展；（4）内旋、外旋

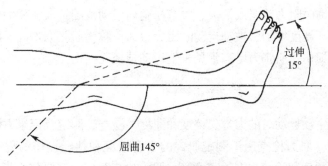

图 3–8 膝关节活动范围

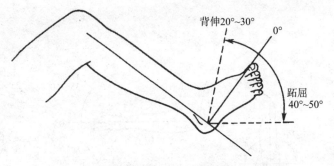

图 3-9 踝关节活动范围

（四）测量注意事项

1. 测量前应注意有无先天、后天畸形，并与损伤、骨病相鉴别。

2. 患肢与健肢须置于完全对称的体位上，如患肢在外展位，健肢必须放在同样角度的外展位。

3. 定点要准确，必须在起点及止点做好标记，带尺松紧一致。

4. 测量病变关节活动范围时，应先测其主动活动范围，后测被动活动范围，正常情况下这两种情况的数值应基本一致。但关节病变时，则主动与被动活动均可能受限；而肌腱断裂或肌肉麻痹、韧带松弛时，则被动活动度较主动活动度大。

三、肌肉检查

（一）肌容量

观察患者肢体外形有无肌肉萎缩、挛缩、畸形等变化，并用皮尺在规定的测量部位测量周径，与健侧对比。导致肌萎缩的原因常见于下运动神经元损伤、肌病和失用性肌萎缩等。

（二）肌张力

静止状态时肌肉保持一定程度的紧张度称为肌张力。可在患者肢体放松的状态下，对其进行被动运动，以测肢体的阻力；亦可用手轻捏患者的肌肉，感觉其软硬度。如肌肉松软，被动运动时阻力减弱或消失、关节松弛而活动范围扩大，称为肌张力减低；相反，如肌肉紧张、硬度增加、被动运动时阻力很大，称为肌张力增高。肌张力减低常见于下运动神经元损伤，肌张力增高常见于上运动神经元损伤。

（三）肌力

肌力指肌肉主动运动时的力量、幅度和速度。检查、测定及记录方法如下。

1. **肌力检查** 肌力检查用于测定肌肉的发育情况和神经损伤的程度及定位，对神经、肌肉疾患的预后和治疗也有一定意义。肌力检查时，一定要耐心指导患者，做各种能表达被检查肌肉（或肌群）作用的动作，必要时检查者也可先做示范动作。对于小儿或不能合作的患者更应耐心反复地进行检查，对于尚不能理解吩咐的幼儿或昏迷患者，可用针尖轻轻地给以刺激，以观察其逃避痛刺激的动作，并可判断其肌肉有无麻痹。

怀疑肌力降低时，根据需要可进行肌力测定。一般情况下肌力测定不用任何特殊设备，仅通过对关节运动加以阻力（对抗）的方法，让患者做抗阻力运动，就能大致判断肌力。

2. 肌力测定标准 分为以下 6 级：

（1）0 级　肌肉完全无收缩（完全瘫痪）。

（2）1 级　肌肉有微弱收缩，但不能够带动关节（接近完全瘫痪）。

（3）2 级　肌肉收缩能带动关节水平方向运动，但不能抵抗地心引力（重度瘫痪）。

（4）3 级　能抵抗地心引力移动关节，但不能抵抗阻力（轻度瘫痪）。

（5）4 级　能抵抗地心引力运动肢体，并且能抵抗一定强度的阻力（接近正常）。

（6）5 级　能抵抗强大的阻力运动肢体（正常）。

四、特殊检查法

（一）颈部

1. 头顶叩击试验 患者取正坐位，检查者立于其后方或侧方，一手掌心向下置于患者头顶，另一手握拳稍用力叩击头顶部的手背。若患者感觉颈部出现疼痛或向上肢的放射痛，即为阳性（图 3-10）。

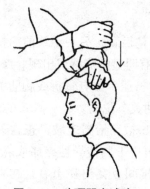 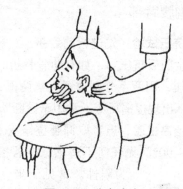

图 3-10　头顶叩击试验　　　　图 3-11　分离试验

2. 分离试验 患者取正坐位，检查者立于一侧，一手托住患者颏下部，另一手托住枕部，然后轻缓用力逐渐向上牵引头部，如此时患者感到颈部和上肢的疼痛减轻，即为阳性（图 3-11）。该试验可以拉开狭窄的椎间孔，减少颈椎小关节周围关节囊的压力，缓解疼痛。常见于椎间孔狭窄的颈椎病患者。

3. 颈椎间孔挤压试验 患者取正坐位，检查者立于后方，双手手指互相交叉相扣，手掌面置于患者头顶部，稍加压力，同时向患侧或健侧屈曲颈椎，或前屈后伸，若出现颈部或上肢放射痛加重，即为阳性（图 3-12）。该试验是使椎间孔变窄，加重对颈神经根的刺激，故出现疼痛或放射痛。常见于神经根型颈椎病或颈椎间盘突出症的患者。

　　4.臂丛神经牵拉试验　患者取坐位，头微屈，检查者立于其身后被检查侧，一手推头部向对侧，另一手握该侧腕部使上肢略外展，做相对牵拉，此时臂丛神经受牵拉，若患肢出现放射痛、麻木，即为阳性（图3-13）。常见于神经根型颈椎病患者。

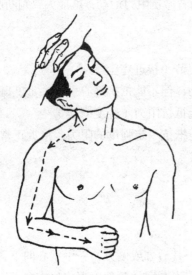
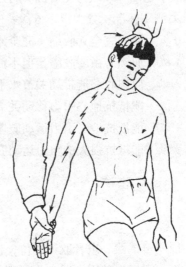

图3-12　颈椎间孔挤压试验　　　　　　　图3-13　臂丛神经牵拉试验

（二）胸腰背部

　　1.胸廓挤压试验　先进行前后挤压，检查者一手扶住后背，另一手从前面挤压胸骨，使之产生前后挤压力，如有肋骨骨折时，则骨折处有明显疼痛感或出现骨摩擦音；再行侧方挤压，用两手分别放置胸廓两侧，向中间用力挤压，如有骨折或胸肋关节脱位，则损伤部出现疼痛反应。常用于诊断肋骨骨折和胸肋关节脱位。

　　2.直腿抬高试验　患者取仰卧位，双下肢伸直靠拢，被动抬高患肢，正常人下肢抬高到70°～90°而无任何不适感觉；若抬高小于70°出现下肢传导性疼痛或麻木者，为阳性。常见于坐骨神经痛和腰椎间盘突出症患者。在直腿抬高试验阳性时，缓慢降低患肢高度，待放射痛消失，这时再被动背屈患肢踝关节以牵拉坐骨神经，如又出现放射性痛称为直腿抬高踝背伸试验阳性。该试验可用以排除下肢肌肉紧张等原因引起的抬腿疼痛，如腘绳肌、膝后关节囊等受牵拉也可引起抬腿疼痛。

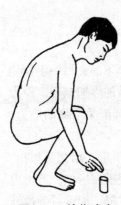

图3-14　拾物试验

　　3.拾物试验　嘱小儿拾起地上物品，观察其动作姿势。正常小儿为两髋膝微屈，弯腰拾物；若见小儿腰部挺直、双髋膝屈曲下蹲的姿势去拾地上的物品，且用另一手撑于膝部，为阳性（图3-14）。用于检查脊柱有无前屈功能障碍，常见于小儿腰椎结核或其他腰椎疾病患者。

4. 俯卧背伸试验　患儿取俯卧位，两下肢并拢，检查者用手提双足踝部，向上抬起致使其腰部过伸。正常者，脊柱呈自然弧形；如大腿和臀部与腹壁同时离开床面，脊柱呈强直状态为阳性（图 3–15）。常提示小儿脊柱有病变。

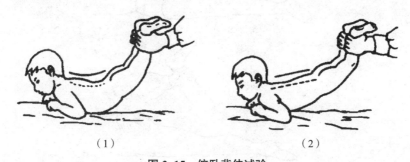

（1）　　　　　　　　　　　　　　　　　　　（2）

图 3–15　俯卧背伸试验

（1）正常脊柱呈弧形弯曲；（2）病理脊柱呈僵硬状态

5. 背伸试验　患者取站立位，嘱其腰部尽量背伸，如有后背疼痛，即为阳性。提示腰肌、关节突关节、椎板、黄韧带、棘突、棘上或棘间韧带有病变，或有腰椎管狭窄症。

6. 屈髋伸膝试验　患者取仰卧位，检查者立于一侧，一手托其踝部，另一手扶膝部屈髋屈膝，保持髋关节屈曲位，然后再逐渐伸直膝关节。若出现患肢放射性疼痛，即为阳性（图 3–16）。常见于坐骨神经痛患者。

7. 屈膝屈髋试验　患者取仰卧位，双腿并拢，嘱其尽量屈曲两侧或单侧髋、膝关节，检查者用手推膝使髋、膝关节尽量屈曲，腰部被动前屈。若腰骶部出现疼痛，即为阳性（图 3–17）。常见于闪筋扭腰、劳损，或者有腰椎间关节、腰骶关节或者骶髂关节等病变。但腰椎间盘突出患者，该试验为阴性。

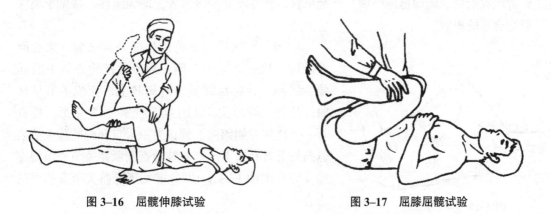

图 3–16　屈髋伸膝试验　　　　　　　　　　　**图 3–17　屈膝屈髋试验**

8. 股神经紧张试验　患者取俯卧位，检查者立于一侧，一手固定患者骨盆，另一手握被检查侧踝部，膝关节可伸直或屈曲，将大腿强力后伸。如果出现大腿前方放射性疼痛，即为阳性（图 3–18）。常见于股神经根受压患者。

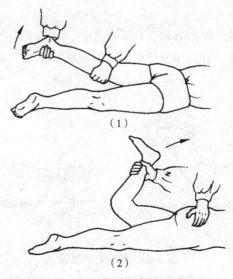

图 3–18 股神经紧张试验
（1）直腿伸髋；（2）屈膝伸髋

（三）骨盆

1.骨盆挤压试验 患者取仰卧位，检查者双手分别置于髂骨翼两侧并同时向中线轻轻挤压骨盆；或患者取侧卧位，检查者双手在上方的髂嵴部向下轻轻按压。如果局部出现疼痛，即为阳性。常提示有骨盆骨折或骶髂关节的病变。

2.骨盆分离试验 患者取仰卧位，检查者双手分别放在两侧髂前上棘部，两手同时向外下方轻缓推压，若局部出现疼痛，即为阳性。常提示有骨盆骨折或骶髂关节病变。

3.梨状肌紧张试验 患者取仰卧位，伸直患肢，嘱患者做内收内旋动作，若出现坐骨神经放射痛，随即迅速外展、外旋患肢，若疼痛立刻缓解者，即为阳性。常见于梨状肌综合征的患者。

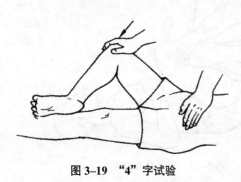

图 3–19 "4"字试验

4."4"字试验 又称髋外展外旋试验。患者取仰卧位，检查者立于一侧，嘱患者被检查侧下肢屈膝、屈髋，并将足踝置于对侧膝上，使髋关节呈屈曲、外展、外旋位，此时双下肢呈"4"字形。检查者一手扶住对侧髂前上棘，另一手自屈曲的膝关节内侧向外下方轻缓下压。如被检查侧骶髂关节处出现疼痛，即为阳性（图 3–19）。常见于骶髂关节有病变的患者。

5.斜扳试验 患者取健侧卧位，健侧腿伸直，患腿屈髋、屈膝各呈90°，检查者一手将肩部扳向背侧，另一手扶膝部用力向下按，使大腿内收内旋，若骶髂关节处疼痛，即为阳性（图 3–20）。常表示该侧骶髂关节或下腰部有病变。

6.床边试验 患者取平卧位，患侧臀部靠近床边，健侧下肢尽量屈膝、屈髋，检查者用手按其膝部，使大腿尽量靠近腹壁，另一手将患侧下肢移至床外，并用力向下按压大腿使之过度后伸。如骶髂关节处出现疼痛，即为阳性（图3-21）。表明骶髂关节有病变。

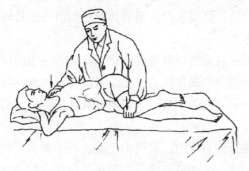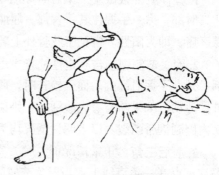

图3-20　斜扳试验　　　　　　　　　　　　　图3-21　床边试验

（四）肩部

1. 搭肩试验　又称为肩关节内收试验。患者取坐位或站立位，嘱其将手搭向对侧肩部，正常人手能够搭于对侧肩部，且肘部能贴近胸壁；如果手能搭于对侧肩部，但肘部不能贴近胸壁；或者肘部能贴近胸壁，但手不能搭于对侧肩部，均为阳性（图3-22）。说明可能有肩关节脱位。

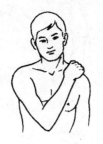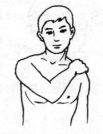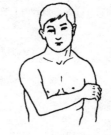

图3-22　搭肩试验

2. 直尺试验　检查者用直尺一端贴于肱骨外上髁，另一端贴于肱骨大结节，正常人直尺不能触及肩峰；如果直尺能触及肩峰，则为阳性。常见于肩关节脱位患者，或其他原因导致的方肩畸形，如三角肌萎缩等。

3. 疼痛弧试验　患者取坐位或站立位，嘱其做肩外展或被动外展患肢，当外展到60°～120°范围时，若肩部出现疼痛，即为阳性（图3-23）。这一特定区域的外展痛称疼痛弧。是由于冈上肌腱在肩峰下面摩擦、撞击所致，多见于冈上肌肌腱炎患者。

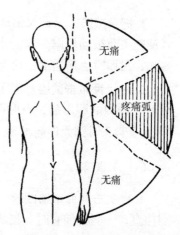

图3-23　肩关节病变疼痛弧

（五）肘部

1. 腕伸肌紧张试验　嘱患者屈肘90°，前臂旋前、掌心向下半握拳，检查者一手握住其肘部，另一手握住其手背部，屈曲腕关节，再嘱患者抗阻力伸腕，如出现肱骨外上髁疼痛，即为阳性。常见于肱骨外上髁炎患者。

2. 肘关节侧副韧带稳定性试验　患者伸直肘关节，前臂旋前位，检查者一手握住腕部，另一手握肘部的后面。检查时，两手分别向内向外用力，正常者前臂不出现内收及外展活动。如果前臂有内收活动，则说明外侧副韧带断裂；如果前臂有外展活动，则说明内侧副韧带断裂。以上两种情况均为阳性。

3. 肘后三角　正常情况下，肘关节在完全伸直位时，肱骨内上髁、外上髁和尺骨鹰嘴这三点在一条直线上；当肘关节屈曲90°时，上述三点成一个等腰三角形，称为肘后三角（图3–24）。临床中常作为肘关节脱位与肱骨髁上骨折的鉴别。肱骨髁上骨折时，三点关系正常；肘关节脱位时，三点关系异常。

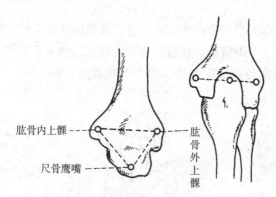

肱骨内上髁

尺骨鹰嘴

肱骨外上髁

图3–24　肘后三角及肘直线

（六）腕和手部

1. 握拳试验　又称尺偏试验。患者拇指内收屈曲握拳，并将拇指握于掌心内，检查者使腕关节被动尺偏，若桡骨茎突处出现疼痛；或有部分患者在拇指内收时，即可出现疼痛，尺偏时疼痛加重，均为阳性。常见于桡骨茎突部狭窄性腱鞘炎患者。

2. 舟状骨叩击试验　患手握拳并偏向桡侧，叩击第3掌骨头部，若舟状骨骨折时，可产生剧烈的叩击痛，有时叩击第2掌骨头时也可出现剧烈疼痛，即为阳性。叩击第4~5掌骨头时则无疼痛出现。

（七）髋部

1. 髋关节屈曲挛缩试验　患者取仰卧位，腰部放平，双腿屈髋屈膝，嘱其将两腿分别伸直，一侧腿伸直时，腰部挺起，即此侧为阳性（图3–25）。患侧腿完全伸直，健侧腿屈膝、屈髋，使大腿贴近腹壁，此过程中腰部下降贴近床面，同时伸直的患腿自动离开床面，而向上抬起，此亦为阳性。常用于检查髋关节结核、类风湿性关节炎等疾病所引起髋关节屈曲挛缩畸形。

2. 髋关节过伸试验　又称腰大肌挛缩试验。患者取俯卧位，被检查侧屈膝 90°，检查者一手握其踝部，将下肢提起，使髋关节过伸，若骨盆亦随之抬起，即为阳性（图3–26）。常见于腰大肌脓肿、髋关节早期结核或髋关节强直患者。

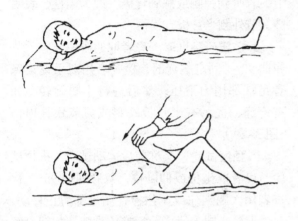

图 3–25　髋关节屈曲挛缩试验

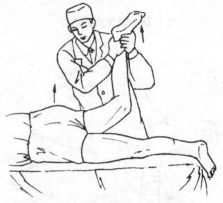

图 3–26　髋关节过伸试验

3. 蛙式试验　患儿取仰卧位，检查者扶其小腿或膝部，使双侧膝、髋关节屈曲90°，再做双髋外展、外旋动作，至蛙式位。若双下肢外侧接触到检查床面为正常；一侧或两侧下肢的外侧不能接触到床面，即为阳性。常见于先天性髋关节脱位患者。

4. 下肢短缩试验　患者取仰卧位，两腿屈髋、屈膝并拢，两足并齐，放于床面，观察两膝高度。如两膝等高为正常，若一侧膝部比另一侧低，即为阳性，低侧为患侧。常见于髋关节后脱位、先天性髋关节脱位和股骨、胫骨短缩等患者。

5. 股骨大粗隆体表位置的测量（图 3–27）

（1）内拉通（Nelaton）线　又称髂坐连线。患者取仰卧位，髋关节屈曲 45°～60°，自髂前上棘至坐骨结节画一连线。正常时，此线通过大粗隆顶部；若大粗隆顶部在此线的上方或下方，均为异常。

（2）布瑞安（Bryant）三角　患者取仰卧位，自髂前上棘向床面画一垂直线，自大粗隆顶点水平方向画一线与上线垂直，即构成一直角三角形，此称为布瑞安三角。对比两侧三角形的底边，底边变短的一侧，说明大粗隆向上移位。

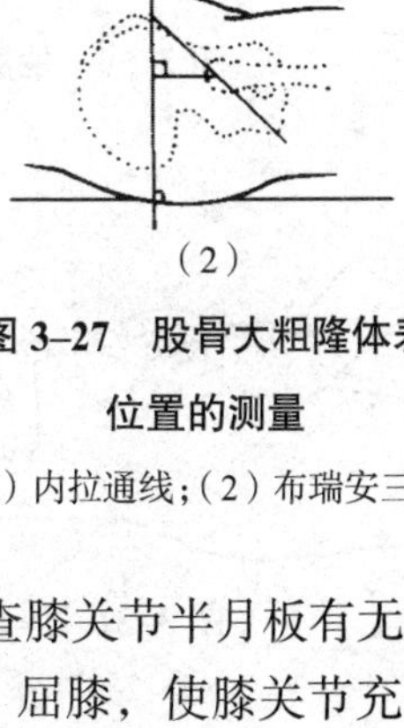

图 3–27　股骨大粗隆体表位置的测量

（1）内拉通线；（2）布瑞安三角

（八）膝部

1. 回旋挤压试验　又称为回旋研磨试验（图 3–28）。用于检查膝关节半月板有无裂伤。患者取仰卧位，检查者一手扶膝，另一手握住踝部，屈髋、屈膝，使膝关节充分

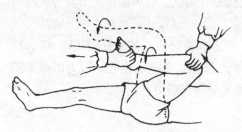

图 3-28 回旋挤压试验

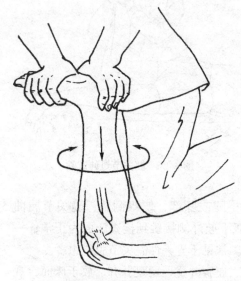

图 3-29 挤压研磨试验

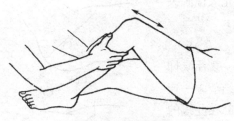

图 3-30 抽屉试验

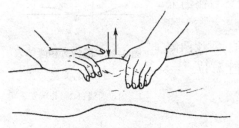

图 3-31 浮髌试验

屈曲，尽量使足跟碰触臀部。检查内侧半月板，使膝外旋、小腿内收，并逐渐伸直膝关节。在伸直过程中，若听到弹响或感到疼痛，即为阳性，表明内侧半月板有损伤。检查外侧半月板时，则在膝内旋、小腿外展位伸直膝关节，若听到弹响或感到疼痛，即为阳性，表明膝关节外侧半月板有损伤。

2. 挤压研磨试验 患者取俯卧位，膝关节屈曲 90°，固定腘窝部，检查者用双手握住患者足踝部用力下压，然后进行小腿旋转，如有疼痛，提示有半月板破裂或关节软骨损伤（图 3-29）。

3. 抽屉试验 又称前后运动试验、推拉试验。患者取坐位或仰卧位，双膝屈曲 90°，检查者用大腿夹住或压住检查侧足部防止移动，双手握位小腿上段，前后推拉小腿。如能自解剖位明显拉向前方约 1cm，即为前抽屉试验阳性，说明有前交叉韧带损伤；若能自解剖位推向后约 1cm，即为后抽屉试验阳性，说明有后交叉韧带损伤；若前后均能推拉约 1cm，即为前后抽屉试验阳性，说明前后交叉韧带均有损伤（图 3-30）。

4. 侧副韧带损伤试验 患者取仰卧位，膝关节伸直。检查内侧副韧带时，检查者一手扶膝外侧向内推膝，另一手握住踝部，拉小腿外展，若有松动感和膝内侧疼痛，即为阳性，表明内侧副韧带损伤；检查外侧副韧带时，检查者一手扶膝内侧向外推膝，另一手拉小腿内收，若出现松动感和膝外侧疼痛，即为阳性，表明外侧副韧带损伤。

5. 浮髌试验 患者取仰卧位，下肢伸直，检查者一手压在髌上囊部，向下挤压使积液局限于关节腔内；然后用另一手拇、中指固定髌骨内、外缘，以食指按压髌骨。若感髌骨有漂浮感，重压时下沉，松指时浮起，即为阳性（图 3-31）。提示关节腔内有积液。

6. 交锁征 患者取坐位或仰卧位，屈伸膝关节数次，若出现膝关节突然疼痛、不能屈伸，即为阳性，表明半月板有损伤且因撕裂、移位而发生膝关节绞锁。此时，屈曲膝关节、内外旋小腿，可解除绞锁，恢复主动伸屈。患者在平日上下楼或上下坡时，也可出现此征象。

（九）踝部

踝关节背伸试验是鉴别腓肠肌与比目鱼肌挛缩的特殊检查方法。若患者屈曲膝关节时，踝关节能背伸；而膝关节伸直时，踝关节不能背伸，则说明为腓肠肌挛缩。若伸膝或屈膝时，踝关节均不能背伸，则说明为比目鱼肌挛缩。

五、四肢主要神经检查法

（一）桡神经检查

桡神经由臂丛神经后束延伸而来，其最高的主要分支是在腋窝部分出的肱三头肌支，向下桡神经绕过肱骨桡神经沟，在三角肌粗隆下方穿过肌间隔至肘部，在肘上部又有四个分支，即肱桡肌支、桡侧腕长伸肌支、桡侧腕短伸肌支和旋后肌肌支，桡神经损伤多发生在这一段。

桡神经损伤后的临床表现主要是前臂伸肌群萎缩和腕下垂。检查时，患者屈肘90°、手掌向下、半握拳，检查者一手托住前臂，患者做伸腕动作，另一手给予相应阻力，通过分析肌力大小来判断桡神经损伤的程度。此外，还可检查指总伸肌、拇长伸肌、旋后肌等。

桡神经还分出感觉支，支配相应皮肤的感觉。在肱骨中段分出上臂后侧皮神经，支配上臂后侧的皮肤感觉；在肘关节附近分出桡神经浅支，支配前臂后侧、手背桡侧两个半手指的感觉。当桡神经损伤时，还可出现上述部位感觉丧失（图3-32）。

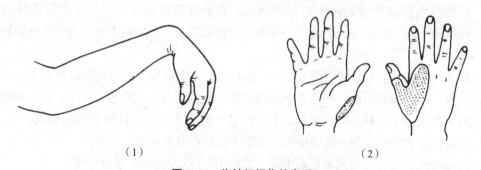

（1） （2）

图3-32 桡神经损伤的表现

（1）腕下垂、拇指不能外展和背伸；（2）感觉障碍区

（二）正中神经检查

正中神经由臂丛神经前束延伸而来，在上臂伴随肱动脉下行，没有分支，至肘部分出旋前圆肌支、桡侧腕屈肌支、指浅屈肌支、指深屈肌支、拇长屈肌支等肌支；进入腕

管以后，又分出拇短屈肌支、拇短展肌支、拇对掌肌支等。

若正中神经损伤部位发生在肘部以上，则前臂的旋前动作、桡侧屈腕动作、1~3指的屈指动作完全丧失。检查旋前圆肌时，患者屈肘90°、上臂贴近胸壁，检查者握住患者的手，让患者做前臂旋前运动，同时予以旋后阻力，以判断肌力大小。若损伤平面发生在腕部，则指浅屈肌无麻痹，只有手的内在肌麻痹。因此，检查时必须细致区别肌肉麻痹范围，才能判断出损伤平面高低。

正中神经损伤后，还可出现肌肉外观形态的变化，即大鱼际肌萎缩、对掌肌麻痹、掌心凹陷消失，明显变平，称之为"猿手"。

正中神经支配的皮肤感觉区在手掌桡侧3个半手指和手背桡侧3个手指的末节皮肤，所以正中神经损伤时，以上区域感觉障碍（图3-33）。

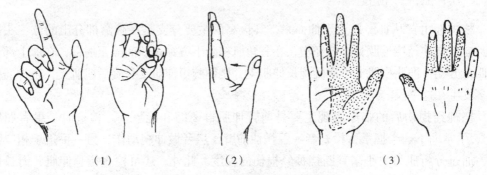

（1） （2） （3）

图3-33 正中神经损伤的表现

（1）第1、2指不能屈曲，第3指屈曲不全；（2）拇指不能对掌，不能向掌侧运动；（3）感觉障碍区

（三）尺神经检查

尺神经由臂丛神经的内侧束延伸而来，在腋部随肱动脉下行，在上臂无任何分支，经肱骨下端尺神经沟行至前臂，分出尺侧腕屈肌支，然后向下行至豌豆骨桡侧转入掌心。

检查尺侧腕屈肌时，患者屈肘90°、掌心向上、半握拳、腕内收位，检查者一手托住其前臂，一手握其手部，在患者向尺侧屈腕时给以阻力，判断肌力大小。检查拇指内收肌时，患者屈肘90°、掌心向上、手指伸直、拇指外展位，让患者做拇指内收动作，观察其拇指是否能向食指并拢，便可测知有无拇指内收肌麻痹。

尺神经损伤后还可因肌萎缩而出现"爪形手"，以无名指、小指最明显。

尺神经支配的皮肤感觉区在手掌尺侧1个半手指和手背尺侧2个半手指皮肤，故尺神经损伤后此支配区出现感觉障碍（图3-34）。

（四）股神经检查

股神经由腰神经丛分出，在腰大肌和髂腰肌之间下行并向此两肌发出分支。再经腹股沟韧带穿过肌腔隙到达大腿前部，并向股四头肌、缝匠肌、耻骨肌等发出运动分支和支配小腿内侧皮肤的感觉支。临床主要检查髂腰肌和股四头肌的肌力。

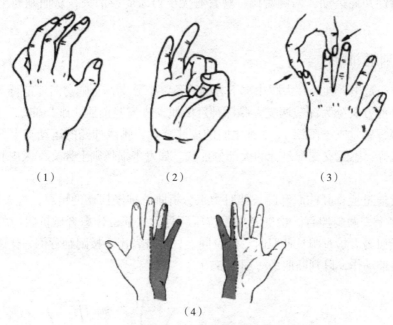

（1）　　　　　　　　（2）　　　　　　　　（3）

（4）

图 3-34　尺神经损伤的表现

（1）爪形手；（2）第 4、5 指屈曲不全；（3）第 4、5 指不能外展和内收；（4）感觉障碍区

检查髂腰肌时，患者坐于床边，双腿并拢，小腿自然下垂。检查者一手扶住患者膝部，另一手扶肩部，让患者向上抬大腿，做屈髋动作。如能抬起大腿，则再施以阻力，以判断肌力。检查股四头肌时，患者平卧，两腿伸直并拢，检查者一手托住腘窝部，屈膝 90°，然后让患者将小腿伸直，如能完成伸膝动作，则另一手可按压踝部给予阻力，测定其肌力。

膝腱反射是检查股神经、腰 2～4 神经根及脊髓损伤的一种常用的检查方法。检查时，患者坐于床边，小腿自然下垂，检查者一手扶膝上部，另一手持叩诊锤叩击髌韧带处。正常者小腿快速前伸，为生理反射；若反射减弱或消失说明有运动神经损伤。

股神经发生损伤时，还可出现小腿内侧皮肤的感觉障碍。

（五）坐骨神经检查

坐骨神经由骶丛神经发出。在坐骨大孔穿出骨盆，由梨状肌中点下缘穿出，下行至臀大肌下，在大腿后方被股二头肌和半膜肌、半腱肌所覆盖。走行过程中向这些肌肉发出运动支，再向下行延续为腓总神经和胫神经。

检查时，患者取俯卧位，双下肢伸直并拢，让患者抬高患肢小腿，然后做主动屈膝运动，同时在足跟后部给予阻力，以测定肌力大小。

跟腱反射是用于诊断坐骨神经损伤的一种常用的检查方法。检查时，患者取俯卧位，双膝屈曲90°，检查者一手托住双足底前部，另一手用叩诊锤叩击跟腱，正常可引起踝反射性跖屈运动；两侧对比，观察有无反射减弱或消失，从而判断坐骨神经损伤程度。

（六）腓总神经

腓总神经是坐骨神经在大腿中部下方的一条终末分支，至腘窝向外走行，绕过腓骨头到小腿外前方又分为深浅两支。腓深神经的肌支支配胫前肌、趾长伸肌、踇长伸肌、趾短伸肌等，感觉支支配第1、2趾之间的皮肤感觉。腓浅神经的运动支支配腓骨长肌和腓骨短肌等，感觉支支配足背的大部分皮肤。如发生损伤则上述支配区皮肤出现感觉丧失或异常。

临床常通过检查胫前肌和踇长伸肌力来分析腓总神经损伤的情况。检查胫前肌时，患者坐于床上，两腿伸直，检查者用手按压跖骨远端部，让患者做抗阻力的足背伸动作，以判断肌力。检查踇长伸肌时，体位同上，检查者用手按踇趾背侧，让患者做抗阻力的踇趾背伸动作，以判断肌力（图3-35）。

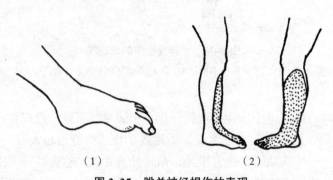

（1）　　　　　　　　（2）

图3-35　腓总神经损伤的表现
（1）足下垂；（2）感觉障碍区

（七）胫神经检查

胫神经是坐骨神经的主要延续部分，在大腿后侧中下部与腓总神经分开，自腘窝向下穿过比目鱼肌腱弓，沿肌层内伸延到足跟部，再进入足底，分为足底内、外侧神经。胫神经主要支配腓肠肌、比目鱼肌、趾长屈肌、踇长屈肌。

检查腓肠肌时，患者单腿站立，足跟抬起，若不能抬起足跟，则说明有腓肠肌麻痹或肌力不足。检查踇长屈肌时，患者坐于床上，两腿伸直，做踇趾跖屈运动，同时给以跖屈阻力，测肌力大小。

胫神经支配小腿的后外侧和足底部皮肤感觉。胫神经损伤，还可出现此区皮肤感觉丧失。

跟腱反射也可用于胫神经损伤的检查。

第三节 影像学检查

一、X线检查

（一）X线检查的意义和方法

X线通过人体时，由于各个组织和器官对X线的吸收不同，可显现组织和器官的大致结构与轮廓。骨组织是人体内的硬组织，其含钙量多，密度高，X线不易穿透，从而与周围软组织形成良好的对比，使其X线影像显现更清晰。通过X线检查，可以明确有无骨折、脱位，骨折、脱位的部位、类型、程度，以及在治疗过程中的手法整复、牵引、固定等的效果；可以观察骨与关节有无实质性病变，明确其部位、类型、范围、性质、程度和与周围软组织的关系；可以进行一些疾病的鉴别诊断；可以判断病变的发展及预后等，为治疗提供可靠的依据。此外，还可以通过X线检查观察骨骼生长发育的情况，判断骨龄及某些营养和代谢性疾病对骨骼的影响。X线检查方法有：X线摄片、X线透视、放大摄影、体层摄影、关节穿刺和造影检查等，最常用的为X线摄片和X线透视。

（二）X线检查在骨伤科的应用

1. X线检查的位置选择 骨伤科X线检查必须依据患者症状和体征选择正确的检查位置，才能全面反映出病变情况。对于四肢关节检查，至少要包括一端关节，必要时还应包括两端关节。

（1）正位 分前后正位和后前正位。X线球管自患者前方向后投照为前后位，X线球管自患者后方向前投照为后前位。为各部位检查常选的位置。

（2）侧位 即X线球管自侧方投照，常需和正位投照结合起来，也是较常用的检查位置。

除必须摄正、侧位片外，必要时加摄斜位、切线位、轴位、张口位、蝶位片。斜位片多用于头颅、脊柱和手足；切线位片多用于轮廓呈弧形弯曲的部位，如面部、肋骨、头颅等；轴位片常只限于颅底、髋骨、髌骨和跟骨；张口位片用于第1、2颈椎；蝶位片用于腕舟骨。

2. X线片的阅读技能 阅读X线照片时，要在整体观念的指导下，既要注意宏观的改变，也要注意细微的变化；既要观察病变部位，也不能忽视与之相关的部位；既要重视骨与关节的变化，也要注意软组织的变化。这就需要养成按一定顺序读片的习惯。

（1）骨骼的形态及大小比例 骨骼基本形态应与解剖相一致；骨骼大小应与年龄和性别相适应，必要时与健侧对比。骨外形改变表现出的形式有扭曲、膨大、纤细、缺损、边缘不规则等，常见于先天性畸形、发育异常、慢性感染、外伤骨折、肿瘤及骨萎缩等；骨大小异常表现在大小、长短与正常解剖不一致，常见于肢端肥大症、巨肢症、缺血性骨萎缩等。

（2）**骨结构**　骨膜在 X 线下不显影，否则提示有病变。骨皮质是致密骨，呈透亮白色。骨松质多分布在长骨的干骺端、扁平骨及不规则骨等处。良好的 X 线片上可以看到按力线排列的骨小梁，若排列紊乱可能有炎症或新生物。

骨膜在骨膜病变时才能在 X 线上显示出来，常呈现以下形状：①平行形：增生骨膜为线样与骨皮质平行，层数可为单层或多层，可见于炎症、骨痂、肿瘤、梅毒等。②花边形：骨膜外形呈波浪状起伏，可见于炎症、肥大性关节病、梅毒等。③三角形：增生骨膜呈三角形阴影，可见于骨恶性肿瘤，如尤文瘤、成骨肉瘤等。④日光放射状：增生骨膜呈针状向四周放射，可见于脑膜瘤、成骨肉瘤等恶性肿瘤晚期。⑤纺锤形：增生骨膜包绕骨干呈梭形变粗，表面凹凸不平，多见于骨折愈合期骨痂形成时。

骨质异常多表现为密度的减低或增高。骨密度减低常见有骨质疏松、骨质软化、骨质破坏和缺损等；骨密度增高常见有骨质增生硬化、骨压缩、骨质钙化、死骨、骨内矿物质沉积等。

（3）**关节及关节周围软组织**　关节间隙的宽度与年龄及部位有关，如果间隙过宽可能有积液或积血，关节间隙变窄表示关节软骨有退变或破坏。骨端关节面脱离正常位置，使关节解剖关系改变，为关节脱臼，多见于外伤、先天畸形、骨关节疾病和血友病等。滑膜及关节囊在正常时不显影，当关节腔内积液肿胀时，其本身也肿胀且密度增加，可显影。韧带一般也不显影，但在大关节中有时可显影，在炎症或外伤时其影像模糊不清。骨关节周围软组织如肌腱、肌肉、脂肪等，影像不明显，但它们的密度不一样，在高质量的 X 线片中，可以看到关节周围的脂肪阴影，并可以判断关节囊是否肿胀、腘窝淋巴结是否肿大等，对诊断关节内疾患有一定的帮助。在骨关节病变中，关节的多个部位出现变化而表现出特有的影像。如关节增生：表现为关节面有唇样变、骨刺形成、韧带钙化或骨化、关节面下骨质硬化等，多见于外伤性关节炎、骨关节病、血友病、大骨节病及老年骨质退变等；关节强直：骨性强直表现为关节间隙显著变窄或完全消失，并可见骨小梁贯通其间，多为化脓性关节炎或外伤等致关节软骨、骨组织大量破坏的后遗症，此外还有纤维性强直。

（4）**儿童骨骺**　长骨两端为骨骺，幼儿时期未骨化，X 线不显影；随年龄增长出现骨化后，骨化中心由小逐渐长大，X 线片上只看到关节间隙较大，且在骨化中心和干骺端也有透明的骺板。若幼儿发生软骨病或维生素 A 中毒，则骺板出现增宽或杯状等异常形态。

（5）**脊椎**　第 3～7 颈椎正位呈两侧稍突起，若钩椎关节突起较尖而高，甚或呈鸡嘴样侧方突出，临床上可出现神经根或椎动脉压迫征象。侧位片先观察椎体、小关节的排列、整个颈椎段的生理弧度是否正常；观察椎间隙有无狭窄，椎体边缘有无增生；还要观察椎体间有无前后错位形成台阶。必要时还要测量椎管的前后径及椎弓根的横径，过大可能为椎管内肿瘤，过小可能为椎管狭窄。

胸腰椎正位片，要观察椎体形态、椎弓根的厚度和距离，若椎弓根变狭窄、距离增大，则椎管内可能有新生物。注意观察整个脊柱是否正常，椎体是否正常，还要注意其两侧软组织阴影，如寒性脓疡常使椎旁出现阴影或腰大肌肿胀。此外，下腰椎正位片还要注意有无先天性异常，如隐性骶裂、腰 5 横突不对称、腰椎骶化或骶椎腰化等。

胸腰椎侧位片，要观察椎体排列的弧度是否正常和椎间隙有无狭窄。下胸椎出现多个楔形或扁平状可能是青年性骨软骨炎的表现，单个的变形多见于外伤，但要注意排除转移性病变。

胸腰椎斜位片，可以观察到相邻椎体间的小关节和关节对合情况，如小关节面致密或不整齐，可能是创伤性关节炎或小关节综合征。

二、电子计算机 X 线横断体层扫描（CT）

高分辨力的 CT 机能够从躯干横断面图像中观察脊柱、骨盆、四肢关节等较复杂的解剖位和病变，还有一定分辨软组织的能力，并且不受骨骼重叠、内脏器官或肠内容物遮盖的影响。为骨伤科疾病诊断、定位、区分性质范围等提供一种非侵入性的辅助检查手段。

三、磁共振成像术（MRI）

磁共振成像术用于骨折、脊柱损伤、椎间盘疾患、椎管狭窄、椎骨或椎间盘的感染、脊髓内外肿瘤和膝关节病变等，最常用于椎骨或椎间盘的感染、脊髓内外肿瘤、膝关节病变的检查。

四、放射性核素

放射性核素用于原发性骨肿瘤、骨转移灶、股骨头无菌性坏死、急性血源性骨髓炎、原发性或继发性甲状旁腺功能亢进、骨软化病、骨髓纤维化病、骨关节炎等的诊断和移植骨的血液供应及存活情况。

第四章　骨伤疾病的治疗方法

中医骨伤科疾病的治疗，应在整体观念、辨证论治的理论指导下，贯彻筋骨并重（骨与软组织并重）、动静结合（固定与活动相结合）、内外兼治（局部治疗与整体治疗兼顾）、医患合作（医疗措施与患者的主观能动性紧密配合）的治疗原则。骨伤科的治疗方法主要有手法治疗、固定疗法、功能锻炼、药物治疗，还可辅以物理疗法、封闭疗法、针灸治疗等。临床上根据具体情况灵活选择或综合应用。

第一节　手法治疗

手法治疗是术者运用各种手法技巧或辅以器械，作用于患者的患部及各种穴位，以达到治病疗伤、强健身体的一种疗法。

一、手法概论

（一）手法的作用

1. 整复移位　手法可活动关节、舒筋散结及整复骨折、关节脱位、肌腱滑脱、滑膜嵌顿等，使移位的组织回复到正常的位置，恢复肢体的运动功能。

2. 消肿止痛　损伤致脉络破裂，血溢脉外，积蓄成瘀，或积于筋肉之间，或聚于骨缝关节中，为肿为痛。施行手法可行气活血，消除瘀滞，达到消肿止痛的目的。

3. 舒筋活络　肌肉筋骨损伤或病变，可使局部气血凝滞，出现筋膜粘连硬结，关节活动受限。运用适当的手法，可以消散瘀结，剥离粘连，舒筋活络，使关节功能得以恢复。

4. 保健强身　施行保健手法可行气血、健脾胃、强肝肾，对外可坚筋壮骨，对内可调节脏腑功能，具有保健强身的作用。

（二）手法分类

按其功效分为正骨手法和理筋手法。

1. 正骨手法　包括整骨手法和上髎手法。整骨手法是运用手法将断骨和离位骨整复接正；上髎手法是运用手法将关节脱位恢复到原有的位置。

2. 理筋手法　运用按摩推拿对筋伤进行矫正治疗，纠正筋络的滑脱、翻转、扭曲及粘连挛缩，使关节筋络舒展滑利；还可作用于穴位，以达到调和阴阳、舒筋通络、行气活血的目的。

（三）手法实施的原则

手法的应用必须遵循辨证施治的原则，要求"因病而治、因人而治"，即根据损伤的部位、类型、轻重和患者的年龄、体质等选用相应的手法。在操作中要求做到早、稳、准、巧。

1. 及时　早期正确地施行手法，则患者痛苦少、伤病痊愈快、功能恢复好。但必须根据患者的具体情况而定，如创伤性休克患者，即使有骨折、脱位，也必须在纠正休克、全身情况好转后，方可施行手法治疗；患肢严重肿胀甚至有张力性水泡时，应在肿胀基本消退后施行手法治疗。

2. 稳妥　施行手法时应做到动作稳妥，逐渐加大力量，同时体位要适当，避免造成新的损伤，以保证手法的正确实施。

3. 准确　是指施行手法操作要准确、有效。手法选择要准确，力量大小要恰到好处，避免多余的动作。要使手法操作准确，则必须对移位的方向、移位的程度、损伤的类型、局部解剖有充分了解，才能使手法操作取得实效。

4. 轻巧　掌握手法操作技巧，施行手法时动作要轻巧、灵活、敏捷，多借助杠杆作用等力学原理，既省力又有效。忌鲁莽粗暴突然加大用力，增加患者痛苦，造成新的损伤。

（四）施行手法操作的要求和注意事项

1. 施行手法前要对病情有充分的了解，必须明确诊断。如骨折的类型和移位方向；关节脱位是全脱或半脱，以及脱位的方向，有无并发骨折。如系筋伤则要了解肌腱、韧带有无断裂、粘连的程度。此外，对受伤的时间和全身的情况都要有充分的了解，才能使用正确的手法。

2. 施行手法要有目的和计划。如选用何种手法及如何进行、患者的体位、助手如何配合、是否需要麻醉等，都要周密考虑，统筹安排。

3. 施行手法操作时，医生的态度要从容沉着，工作要严肃认真，操作要熟练敏捷，以消除患者的紧张心情，尽量减少患者的痛苦，争取其信赖与合作。

4. 严格掌握手法的适应证和禁忌证。对急性传染病、恶性肿瘤、骨关节结核、骨髓炎、血友病、妇女怀孕期、老年性骨质疏松等患者应禁用或慎用。

二、正骨手法

（一）整骨手法

1. 手摸心会　在有 X 线的条件下仍然是整复骨折的基本手法，且贯穿于整复过程的始终，是施行手法前的首要步骤。在麻醉生效后，先用手触摸骨折部位，先轻后重，由浅及深，从远及近，两端相对，仔细触摸肢体骨折移位的方位和程度，在术者头脑中构建骨折移位的立体图像，达到"知其体相，识其部位，一旦临证，机触于外，巧生于内，手随心转，法从手出"的目的。手法要稳、准、轻、巧，有条不紊，切忌粗暴（图4–1）。

2. 拔伸牵引　主要矫正骨折的重叠移位和成角移位，恢复肢体的长度。操作时，分别握持骨折远近端肢体，先按患肢伤后的体位顺势牵引，然后再按肢体的纵轴牵引（图4–2）。牵引时，部位要准确，勿过度靠近或远离骨折处。用力要持续稳定，由轻到重，既要充分牵开断端，又要防止过牵，对儿童、老人尤应注意。对肌群丰厚的患肢，如股骨干骨折应配合骨牵引。肱骨干骨折切忌用力过大，以免发生分离移位而造成迟缓性愈合或不愈合。

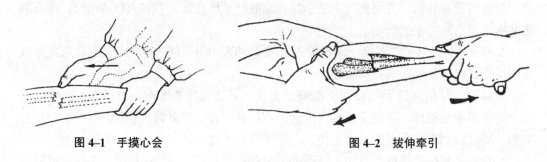

图4–1　手摸心会　　　　　　　　　　　　　　　图4–2　拔伸牵引

3. 旋转回绕

（1）旋转手法　主要矫正骨折断端的旋转移位。操作中遵行"子求母"（骨折远端对准近端）和"逆损伤机制"的原则。在适度牵引的前提下，助手固定骨折近端，术者握持骨折远端，依据骨折远端旋转移位的方向，沿肢体纵轴逆向旋转骨折远端，恢复肢体的解剖位置。

（2）回绕手法　又称回旋手法，用于矫正背向移位的螺旋形骨折、长斜形骨折或解脱骨折断端间嵌夹的软组织。矫正背向移位时，术者一手固定骨折近端，另一手握骨折远端，按移位路径的相反方向回绕复位。回绕时，两骨折端应紧密相贴，以免缠绕软组织，若感觉有阻力，说明回绕方向判断不准确，应改变方向，切忌使用暴力强行复位，否则将造成骨膜、神经、血管损伤。解脱嵌入骨折断端间的软组织时，须加重牵引，使折断分开，嵌入的软组织可自行解脱（图4–3）。

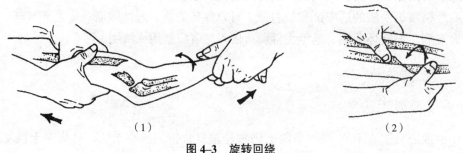

（1）　　　　　　　　　　　　　　　　　　　　（2）

图4–3　旋转回绕
（1）旋转；（2）回绕

4.成角折顶　主要矫正肌肉发达，单靠手力牵引难以纠正，重叠移位明显的横形或锯齿形骨折。术者两拇指抵压突出的骨折端，双手四指环抱下陷的骨折段，在持续牵引的基础上加大原有成角，凭借拇指的感觉，当骨折远近两端的凹侧骨皮质相触时，拇指按住成角处不动，将四指环抱的骨折段反折伸直，矫正成角，使两骨折端复位（图4-4）。

5.端挤提按　端挤用于矫正骨折的内外侧移位，操作时，术者用掌或两拇指分别置于骨折侧方移位的局部相对挤压。提按用于矫正骨折的前后方向的移位，操作时，术者两拇指按于突起的骨折端，余指环抱下陷的骨折段相对用力，即凸者按、陷者提（图4-5）。操作时注意用力要适当，方向要明确，着力点要稳固，忌在皮肤上来回蹭。

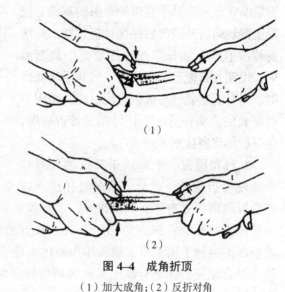

图4-4　成角折顶
（1）加大成角；（2）反折对角

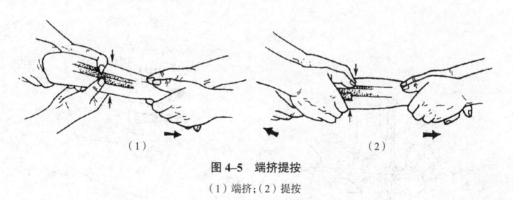

图4-5　端挤提按
（1）端挤；（2）提按

6.屈伸收展　主要配合提按或端挤手法矫正近关节骨折的侧方移位或成角移位。在拔伸牵引的基础上，远端助手将关节屈曲或伸直，内收或外展，以配合术者的手法，协助矫正骨折的成角或侧方移位。操作时，根据逆损伤机制的原则，伸直型骨折要屈曲，内收型骨折要外展。如复位伸直型肱骨髁上骨折时，在矫正远端向后移位时，术者提按骨折远近端的同时，远端助手在牵引的基础上慢慢屈曲肘关节；反之，屈曲型肱骨髁上骨折，则需要将肘关节伸直（图4-6）。施行手法时，术者与助手之间要密切配合，协调一致。

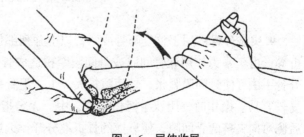

图4-6　屈伸收展

7. 摇摆触碰 主要用于横断、短斜呈锯齿形骨折经手法复位后，对位对线虽可，但骨折面因交错不平未完全吻合仍存在间隙者。摇摆手法操作时，术者两手环抱骨折处以固定断端，远端助手在维持牵引的基础上轻轻缓慢地向内外或前后摇摆骨折远端，摇摆的幅度宜小，如骨摩擦音逐渐变小甚至消失，说明骨折端已紧密吻合。触碰手法操作时，当骨折整复和夹板固定后，用一手固定骨折处的夹板，另一手轻轻叩击骨折远端，使骨折部紧密接触（图4-7）。

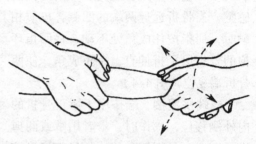

图4-7 摇摆触碰

8. 对扣捏合 主要矫正骨折的分离移位或使骨折端紧密嵌合。横向对扣用于矫正骨折的横向分离移位，操作时，术者双手手指交叉合抱骨折部，双手掌向中心相对扣挤，使之贴合；纵向对扣用于矫正骨折的纵向分离移位，操作时，术者双手环抱骨折部，由助手用掌根或拳头叩击肢体末端或屈曲关节的后方，使两折端分离移位消失，嵌合紧密。如肱骨髁间粉碎骨折用横向对扣，肱骨干骨折有分离移位时用纵向对扣（图4-8）。

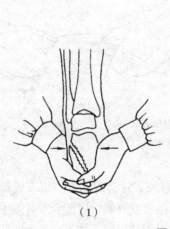

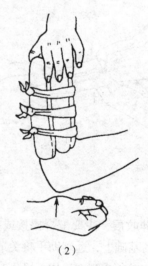

（1） （2）

图4-8 对扣捏合

（1）横向对扣；（2）纵向对扣

9. 夹挤分骨 用于整复两骨或两骨以上并列部位的骨折，如尺桡骨双骨折、跖骨骨折等，由于暴力作用和骨间肌或骨间膜牵拉造成骨折端侧方或成角移位二骨相互靠拢。分骨手法可使骨间膜紧张，骨间隙扩大，上、下骨折端的距离相等且较稳定，使骨折整复较容易。操作时，用双手拇指与食、中、无名指形成钳形，在骨折的掌、背侧或前、后侧对向夹挤两骨间隙，使靠拢的骨折端分开，远近骨折端相对稳定，并列双骨折就像单骨折一样一起复位（图4-9）。

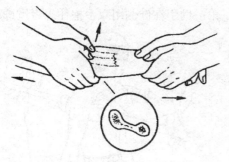
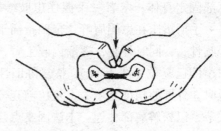

图 4-9　夹挤分骨

10. 按摩推拿　用于骨折复位后，主要是理顺骨折周围的筋络，使扭曲的肌肉、肌腱、韧带等舒展通达，起到舒筋散瘀的作用，操作时要轻柔，按肌肉、肌腱走行方向，由上而下，顺骨捋筋。

（二）上髁手法

1. 拔伸牵引　拔伸牵引是整复脱位最基本手法。关节脱位后，关节头从臼中脱出，关节附近的肌肉和韧带受到牵拉而紧张，同时肌肉由于疼痛引起反射性痉挛，紧张痉挛的肌肉使脱出的关节头弹性固定在异常的位置。因此，要使脱位的关节复位，必须拔伸牵引，以克服肌肉的痉挛性收缩，同时将关节头拉到关节囊的破裂口，为关节头的还纳奠定基础。操作时，助手固定脱位关节近端，术者握住伤肢远端做对抗牵引，牵引的方向和力量要根据脱位的部位、程度、类型及患肢肌肉情况而定。

2. 屈伸回旋　脱位的骨端关节头常被关节囊、肌腱、韧带等软组织卡锁，手法牵引往往加剧其紧张，以致复位困难。此时，应根据脱位的部位、类型，使用屈曲、伸直、内收或外展手法，以促使脱位的关节头循原路逆行回到原位。

3. 端提挤按　本法是端、提、挤、按法的综合应用，或单用其中一法。适用于各种脱位，常与拔伸牵引配合使用。如肩关节前下方脱位，用手端托肱骨头使其复位。下颌关节脱位，两手四指上提下颌骨。桡骨头半脱位，以拇指向内下按压桡骨头。

4. 足蹬膝顶　足蹬、膝顶两法，可以加大牵引力量，减少操作人员。其原理是在拔伸的同时，利用足蹬或膝顶形成杠杆支点，在牵引下利用杠杆作用力而整复关节脱位（图 4-10）。

5. 杠杆支撑　本法是利用杠杆为支撑点，力量较大，多用于难以整复的肩关节脱位或陈旧性脱位。如肩关节脱位的立位杠杆复位法：用长 1m，直径为 4~5cm 的

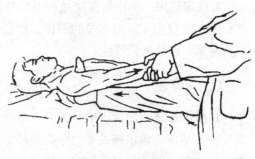

图 4-10　足蹬膝顶

圆木棒，中间部位以棉垫裹好，置于患侧腋窝，两助手将木棍向上抬，使患肩处于抬肩位；术者立于患侧，双手握住患肢，在外展 40°向下牵引，解除肌肉痉挛，使肱骨头摆

脱盂下的阻挡有松动感后，第二助手拿掉木棍，第一助手在健侧用双手抱住患者胸廓腋下部固定身体；术者一手握住患肢继续牵引，另一手拇指压在患侧肩峰，余四指插于腋下提托肱骨头，同时外旋，逐渐内收上臂，闻及入臼声即已复位（图 4–11）。整复陈旧性关节脱位时，外展的角度需增大，复位前充分活动肩关节，以松解肩部粘连。本法因支点与牵引力较大，活动范围也大，如有骨质疏松或其他并发症者应慎用，并注意勿损伤神经血管。

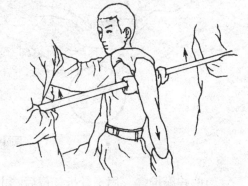

图 4–11　杠杆支撑

三、理筋手法

（一）按压法

1. 操作方法　用手指指腹、掌根、全掌、肘尖等在患处体表垂直用力按压。操作时，着力点要稳固，紧贴体表，用力由轻而重，不可骤然用暴力按压（图 4–12）。

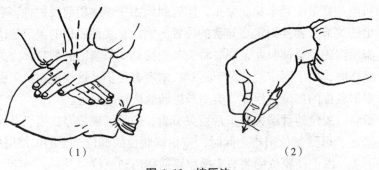

（1）　　　　　　　　　　　　　（2）

图 4–12　按压法

（1）掌按法；（2）指按法

2. 功效　松弛肌肉，活血止痛，温经散寒。

3. 临床应用　拇指按压法适用于全身各部的穴位；全掌按压法常用于腰背部和胸腹部；肘压法仅用于肌肉丰厚的部位，如腰臀部。按压法临床常用于治疗急慢性腰腿痛、肌肉痉挛、筋脉拘紧等症。

（二）摩法

1. 操作方法　用食、中、无名三指指腹或手掌面附着于一定部位，做以腕关节为中心的环形而有节奏的抚摩。操作时，肘关节自然屈曲，腕部放松，指掌自然伸直，动作要缓和协调（图 4–13）。

2. 功效　缓解紧张，镇静止痛，消瘀退肿。

3. 临床应用　多用于胸、腹、背、腰部，因其手法

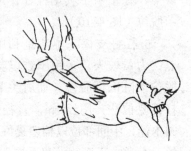

图 4–13　摩法

轻柔，常作为理筋开始阶段的手法，使患者能有一个逐渐适应的过程；或作为结束阶段的手法，以缓解强手法刺激。

（三）推法

1. 操作方法　用指、掌、肘或拳背等部位，着力于患处，做单方向直线移动。操作时指、掌、肘或拳背要紧贴体表，用力要稳，速度要缓慢而均匀（图4-14）。

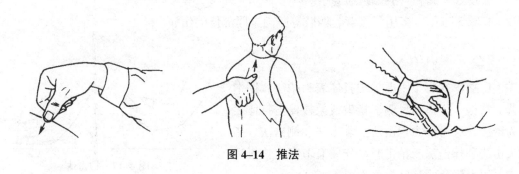

图4-14　推法

2. 功效　疏通经络，理筋活血，消瘀散结，缓解痉挛。

3. 临床应用　多用于腰背和四肢部，常用于治疗风湿病、慢性劳损、筋肉拘急、感觉迟钝等症。

（四）拿法

1. 操作方法　用拇指及其余手指形成钳形，相对用力一紧一松挤捏肌肉、韧带等软组织（图4-15）。操作时腕要放松，用指腹着力，用力要由轻到重，再由重到轻，不可突然用力。

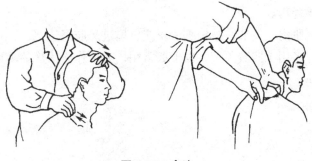

图4-15　拿法

2. 功效　缓解肌肉痉挛，松解粘连，活血消肿，祛瘀止痛。

3. 临床应用　因拿法的刺激较强，常用其他手法配合使用，如结合揉法可缓和拿法的刺激而兼有揉捏两种作用。根据拿捏的部位不同和动作差异，可分为三指拿捏法、四指拿捏法和五指拿捏法。拿法以颈项部、肩部和四肢部最为常用。

（五）搓法

1. 操作方法　用手的小鱼际和第4、5掌指关节部接触治疗部位，以前臂的旋转带动腕掌做滚压运动。常与揉摩等手法配合使用（图4–16）。

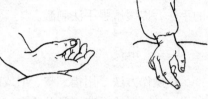

图 4–16　搓法

2. 功效　调和营卫，疏通经络。

3. 临床应用　多用于腰背、四肢等肌肉丰厚部位的伤痛。

（六）拍击法

1. 操作方法　用虚掌拍打体表为拍法；用拳背、掌根、小鱼际尺侧、指尖或桑枝棒击打体表为击法，又可分为拳击法、掌击法、侧击法、指尖击法和棒击法。拍击时动作要有节奏，快慢适中，用力轻巧而有反弹感（图4–17）。

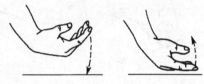

图 4–17　拍击法

2. 功效　疏通气血，祛风散寒，舒筋通络，消除疲劳。

3. 临床应用　拍击法常用于肩背、腰臀及下肢。适用于风湿酸痛、局部感觉迟钝、麻木不仁及肌肉痉挛等症。拳击法常用于腰背部；掌击法常用于头顶、腰臀及四肢；侧击法常用于腰背及四肢；指尖击法常用于头面、胸腹部；棒击法常用于头顶、腰背及四肢。适用于风湿痹痛、局部感觉迟钝、肌肉痉挛或头痛等症。

（七）抖法

1. 操作方法　用双手握住患者肢体一端进行连续的小幅度上下快速抖动，使肢体组织随之呈波纹状起伏，并将这种振动传递到远处（图4–18）。操作时，抖动幅度要小，频率要快，用力要轻巧。

2. 功效　松弛肌肉、关节，减轻手法反应，增进患肢舒适感。

3. 临床应用　多用于四肢关节，以上肢常用，亦可作为治疗的结束手法。

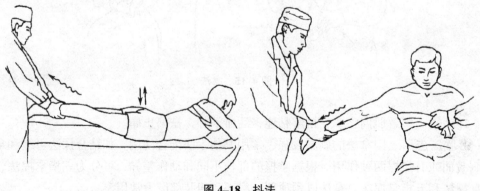

图 4–18　抖法

（八）摇法

1.操作方法 是摇动关节的一种方法，即以关节为轴，使之被动地进行旋转、回旋、摇动和屈伸（图4-19）。要求摇的幅度由小到大，直至最大限度。但要注意，对骨折、脱位及急性肌腱裂伤等要慎用。

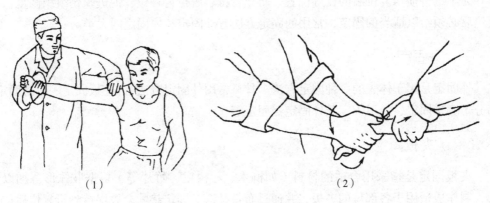

（1） （2）

图 4-19 摇法

2.功效 松解粘连，滑利关节，促进活动功能恢复。

3 临床应用 适用于四肢关节、颈腰椎的关节僵硬，活动障碍。

（九）扳法

1.操作方法 用两手分别固定关节的远近端或肢体的一定部位，做相反方向或同一方向的用力扳动（图4-20）。操作时，动作要缓和准确，用力要稳实，两手的配合要协调，不能硬扳，更不能施以暴力。扳动的幅度要根据关节的活动范围而定，不能超过正常的生理活动范围，一般应由小到大，循序渐进。对关节、脊柱僵硬或畸形严重、骨组织本身有病变者慎用。

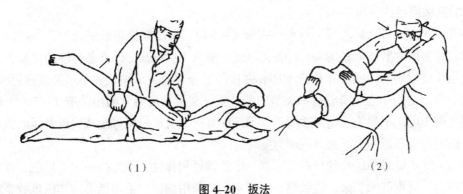

（1） （2）

图 4-20 扳法

（1）俯卧；（2）侧卧

2.功效　滑利关节，整复错位或脱位，解除粘连，矫正畸形。

3.临床应用　适用于四肢关节及脊柱部的损伤。

<h1 style="text-align:center">第二节　固定方法</h1>

为了维持损伤复位后的良好位置，防止骨折、脱位再移位，促进损伤组织修复，在复位后必须给以适当的固定，常用的固定方法有外固定和内固定两大类。

一、外固定

外固定是用于体表的一种固定方法。骨科常用外固定方法有：夹板固定、石膏固定、高分子绷带固定、牵引固定及外固定器固定等。

（一）夹板固定

夹板固定是指采用合适的材料（如柳木、杉树皮、竹片等）根据肢体形态加以塑形，制作成适用于各部位的夹板，并通过布带扎缚、固定垫配合以保持骨折复位后位置的一种外固定方法。

1.夹板固定的原理　利用扎带对夹板的约束力，夹板的支持力、弹力，固定垫对骨折断端的效应力来对抗骨折移位形成的内在倾向力。不但对骨折起到固定作用，还能利用肢体肌肉收缩活动时所产生的内动力，刺激骨痂生长，进一步矫正复位后残留的侧方移位或成角移位。

2.夹板固定的适应证和禁忌证

（1）适应证　①闭合性四肢骨折；②开放性骨折经过适当清创处理后仍然可以使用夹板固定；③陈旧性四肢骨折在经过手法整复后，可以采用夹板固定。

（2）禁忌证　①严重的开放性骨折；②难以整复的关节内骨折；③难以固定的骨折如髌骨骨折、锁骨骨折等；④患肢严重肿胀，或皮肤条件不良者；⑤伤肢远端血液循环较差者。

3.夹板固定的材料

（1）夹板选用原则及固定形式　夹板4～5块，长度根据患肢的长度、骨折的部位决定；总宽度为肢体周径的4/5～5/6；厚度一般为3～5mm，以具备足够的支持力为原则，当长度增加时，厚度亦相应增加。夹板固定分为超关节固定和不超关节固定两种，超关节固定适用于近关节骨折和关节内的骨折，夹板长度通常超出关节2～3cm，以能绑缚扎带为度；不超关节固定适用于骨干部的骨折，夹板长度等于或接近骨折肢体的长度，以不妨碍邻近的上下关节活动为度。

（2）固定垫　固定垫的材料要求有一定的韧性和弹性，能维持一定的形态，有一定的支持力，对皮肤无刺激，能散热，可吸水，一般用棉毡、毛边纸等。其内可放金属丝或金属纱网，以便X线识别其位置。固定垫一般放在夹板与皮肤之间，利用固定垫所产生的压力或杠杆力，作用于骨折部，以维持骨折断端复位后的位置，并轻度矫正残余移位。常用固定垫的种类（图 4–21 ）：

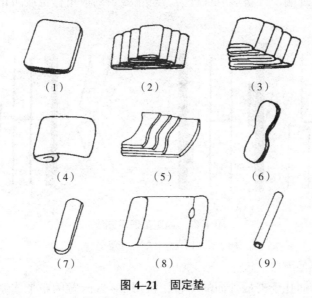

图 4–21　固定垫

（1）平垫；（2）塔形垫；（3）梯形垫；（4）高低垫；（5）抱骨垫；（6）葫芦垫；（7）横垫；（8）合骨垫；（9）分骨垫

①平垫　适用于肢体平坦处，常用于四肢长骨干骨折。呈方形或长方形，长度一般为 4 ~ 8cm，宽度应稍宽于同侧夹板，以增加与肢体的接触面，厚度为 1.5 ~ 4cm。

②塔形垫　适用于肢体关节凹陷处，如内、外踝，肘关节内、外侧。呈中间厚、两边薄，形如宝塔。

③梯形垫　用于肢体斜坡处，如肘后、踝关节等。为一边厚一边薄，形如阶梯状。

④高低垫　多用于锁骨骨折，为一边厚一边薄的固定垫。

⑤抱骨垫　适用于尺骨鹰嘴骨折和髌骨骨折，呈半月形。

⑥葫芦垫　适用于桡骨头骨折或脱位。两头大中间小，厚薄一致，形如葫芦。

⑦横垫　适用于桡骨下端骨折。呈长条形，厚薄一致的固定垫。长 6 ~ 7cm，宽 1.5 ~ 2cm，厚 0.3 ~ 0.5cm。

⑧合骨垫　适用于桡尺远侧关节分离。呈中间薄、两边厚的固定垫。

⑨分骨垫　适用于并列部位的骨折，如尺桡骨、跖骨等处的骨折。以一根铅丝为中心，外用棉花或纱布卷成，直径 1 ~ 1.5cm，长 6 ~ 8cm。

⑩大头垫　又称蘑菇垫，适用于肱骨外科颈骨折。用棉花或棉毡包扎夹板的一头，呈蘑菇状。

⑪空心垫　适用于内、外踝骨折。在平垫中心剪一圆孔即成。

固定垫使用时，应据骨折的类型、移位情况，在合适的位置放置相应的固定垫。固定垫的放置方法有以下 3 种：①一垫固定法：多用于撕脱性骨折分离移位。固定垫直接压迫骨折片，如肱骨外髁骨折。②两垫固定法：用于有侧方移位的骨折。复位后，以骨折线为界，将两垫分别置于两骨折端原有移位的一侧，两垫不能超过骨折线。③三垫固定法：用于有成角移位的骨折。整复后，一垫置于骨折成角的突起处，另两垫分别置于凹侧面骨折的远近端，三垫形成杠杆力，矫正残余的成角移位或防止再发生成角移位（图 4-22）。

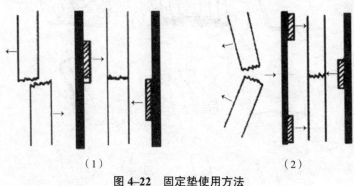

（1） （2）

图 4-22 固定垫使用方法
（1）二垫固定法；（2）三垫固定法

（3）扎带 为捆扎于夹板外面的缚带，常用 1 ~ 2cm 宽的布带或绷带制成。扎带的约束力是夹板外固定力的来源，扎带的松紧度要适当，过紧则引起血液循环障碍，严重者发生肢体的缺血性坏死，过松则固定力不够，可引起骨折再移位。扎带 3 ~ 4 条，在夹板放置妥当后，先捆扎中间 1 ~ 2 条，再远端、近端各一条，缠绕两周后打活结于夹板的前侧或外侧。扎带的松紧度以包扎后能在夹板上下移动 1cm 为宜。各扎带之间距离应基本相等。

（4）其他 据需要准备托板、外展支架等，如尺、桡骨骨折夹板固定时需配合托板固定，肱骨外科颈骨折内收型应配合上肢外展支架以固定于肩外展位。

4. 夹板固定的方法 夹板固定时，应据骨折的部位、类型，选择适宜的夹板和固定垫。其方法有续增包扎法和简单包扎法。

（1）续增包扎法 骨折复位后，在维持牵引的基础上，于骨折部外敷药物（不稳定骨折除外），用绷带由肢体远端向近端缠绕 1 ~ 2 层；在需要的位置放置固定垫，再放置起主要作用的夹板 2 块，用绷带包扎两周；再放置其他夹板，用绷带包扎，最后绑缚扎带 3 ~ 4 条，检查调整松紧度，至合适为止。该法的优点是夹板不易移动，固定可靠。

（2）简单包扎法 外敷药物、放置固定垫，将夹板放置于骨折四周，各夹板间应留 1 ~ 1.5cm 间隙，最后用 3 ~ 4 条扎带绑缚并调整松紧度。

5. 夹板固定后的注意事项

（1）抬高患肢，以利肿胀消退 抬高的原则是患部高于心脏水平，远侧高于患部。

（2）密切观察伤肢的血运 固定后 1 ~ 4 天内尤应密切观察。主要观察伤肢远端皮肤颜色、温度、感觉、肿胀程度、手指或足趾活动等情况。如发现有缺血的早期表现，应及时拆开夹板检查。

（3）防止压疮 若在夹板内的骨突部位、夹板两端、固定垫的位置等处出现持续灼痛感，说明局部受压，应拆开夹板进行检查，防止压疮的形成。

（4）随时调节扎带的松紧度　患肢肿胀消退后，夹板也将松动，故应每天检查扎带的松紧度，及时予以调整。

（5）定期进行 X 线检查　了解骨折是否发生再移位，特别是在 2 周以内要经常检查，如有移位及时处理。

（6）指导患者合理练功　应将上述注意事项及练功方法向患者及家属交代清楚，取得患者的合作，方能取得良好的治疗效果。

（7）保持伤肢适当的体位　固定后伤肢位置适当，有助于骨折处稳定，促进骨折愈合。如肱骨外科颈骨折外展型，应略保持伤肢于内收位。

6. 夹板固定的时间　应根据骨折临床愈合的情况确定。当达到骨折临床愈合标准时，即可拆除夹板。

（二）石膏固定

利用熟石膏遇水重新结晶硬化的特性，将其做成石膏绷带，包绕在肢体上起固定作用，这种固定方法称石膏固定。其优点是能根据肢体的形态而塑形，固定作用确实可靠，适用于全身各部位的骨折固定。其缺点是无弹性、不透气；干固后易发生过紧或过松的现象，又不能随时调节松紧度，掌握不当则易影响肢体血运或形成压疮；固定范围一般需超关节固定，固定期间被固定的关节无法进行功能活动，如不加强被固定肢体的肌肉收缩活动，多有肌肉萎缩、关节僵硬等后遗症。

1. 常用石膏固定的类型

（1）石膏托　适用于无移位骨折或移位倾向很小的稳定性骨折。用石膏绷带按需要制成石膏条，即石膏托。一般石膏托的厚度为 10～12 层，宽度一般能包围肢体周径的 2/3 左右为宜。临床常用前臂石膏托、全臂石膏托、短腿石膏托、长腿石膏托等。

（2）石膏夹板　适用于肢体肿胀较重的情况，制作 2 条石膏条，分别放置固定肢体的两侧，先用湿绷带包绕 2 层，再用干绷带包绕。

（3）石膏管型　适用于移位倾向较强、固定要求较高的骨折，或需长时间固定的骨折。常用的有前臂石膏管型、上肢石膏管型、小腿石膏管型及下肢石膏管型。制作时用石膏绷带和石膏条相结合包绕固定肢体。

（4）躯干石膏　采用石膏绷带与石膏条相结合包绕固定躯干。常用的躯干石膏有头胸石膏、颈胸石膏、石膏围领、肩"人"字石膏、石膏背心、石膏围腰和髋"人"字石膏。

（5）特殊类型石膏　根据病情的需要，制成各种特殊类型的石膏以达到外固定的目的。如 3 岁以内小儿先天性髋关节脱位用蛙式石膏固定、肢体有环形创面的骨折用架桥式管型石膏固定、内收型肱骨外科颈骨折用上肢外展支架石膏固定等。

2. 石膏固定的方法

（1）材料准备　石膏绷带、普通绷带、衬垫、石膏刀、石膏剪、石膏电锯、桶或盆、石膏工作台等。

（2）伤肢处理　行石膏固定前，将伤肢皮肤清洗干净，有创口者，应更换敷料。

（3）固定的体位　将关节置于功能位或所要求的特殊位置。常见关节的功能位见表 4-1。

表 4-1 常见关节功能位

关节	功能位置
肩关节	外展 45°～60°，前屈 30°，外旋 15°
肘关节	屈曲 90°，前臂中立位。如果固定双侧，一侧为 110°，一侧为 70°
腕关节	背伸 20°～30°，手半握拳，拇指对掌位
手指关节	掌指关节屈曲 60°，指间关节屈曲 30°～45°
髋关节	一侧外展 10°～15°，屈曲 15°～20°，外旋 5°～10°。两侧者，一侧全伸，一侧稍屈曲；小儿一侧全伸
膝关节	屈曲 10°～15°，小儿全伸
踝关节	足中立位，无内、外翻
脊柱	尽量按正常生理弧度

（4）制作石膏条 在包扎石膏绷带前，要先做一石膏条。按所需长度与宽度，将干石膏绷带往返折叠 8～12 层，或将浸泡的石膏绷带卷迅速展开往返折叠而成。

（5）浸泡石膏绷带 将石膏绷带或石膏条放在 30℃～40℃的温水中，等气泡出净后取出，并挤去多余的水分，即可使用。

（6）包扎石膏绷带 在功能位按要求放置衬垫后，环绕包扎由肢体的近心端向远心端缠绕，将石膏卷贴着肢体表面以滚动的方式进行，不能拉紧绷带，以免造成肢体的血液循环障碍。每一圈石膏绷带盖住上一圈的 1/3，遇有绷带的松弛部分时，提起松弛部分向肢体后方折叠，绝不能翻转绷带，以免形成皱褶压迫局部。双手互相配合，一手缠绕绷带，一手朝相反方向抹平，使每层石膏绷带紧密相贴。在石膏没有硬固前，根据需要塑形。最后，用红笔标记包扎固定时间，标明创口部位以便开窗。

3. 石膏固定后的注意事项

（1）石膏固定完成后，要保持固定时的体位至完全硬化，才可变换位置。为了加快石膏的硬化，可用红外线灯或电吹风烘干。托扶石膏时，只能用手掌，不能用手指抓捏，以免使石膏产生向内的凸起压迫皮肤。

（2）抬高患肢，利于消肿。但不能将肢体远端垫高，而近端悬空，以免石膏发生折裂，影响固定效果。

（3）密切观察伤肢血运。固定时，应将手指、足趾末端露出以便观察血运。如有肢端皮肤发绀、苍白、皮温下降、疼痛、感觉减退等，应考虑有血运障碍，需立即将石膏部分或全部剖开，给予必要的处理。

（4）防止局部受压。在骨突或压垫处有持续性烧灼样疼痛时，需在该处开窗减压，再向窗内填以棉花，用纱布绷带包扎。若压迫时间过长，则引起皮肤溃疡或坏死。

（5）防止中暑和冻伤。在夏季，注意防止中暑，尤其是包了大型石膏的患者；在冬季，注意肢体外露部分的保暖，防止冻伤。

（6）保持石膏的清洁。避免浸湿或污染。

（7）定期行 X 线检查。了解骨折的位置和愈合情况。

（8）指导患者进行未固定的肢体功能锻炼，石膏内的肢体进行肌肉的收缩活动，以防止并发症。

（三）高分子绷带固定

高分子绷带是用高分子材料经过热处理、涂胶等工艺制作而成的新型骨科外固定材料，主要用来代替石膏绷带固定骨折部位。常见有玻璃纤维绷带、聚酯纤维绷带及树脂绷带等。

1. 高分子绷带的特点

（1）舒适、安全　硬化过程中无产热反应；硬化固定后，不会产生皮肤发紧、发痒等不适感。固定物无断裂现象。

（2）良好的透气性　避免了石膏绷带长时间管式包扎引起的皮肤潮热、瘙痒、异味和感染等情况发生。

（3）操作简单　硬化迅速，护理方便，易拆除。

（4）防水性好　耐湿耐潮，固定期间患者可沐浴或药浴。

（5）轻便、强度高　重量是石膏绷带的 1/5，便于功能锻炼；强度是石膏的 20 倍，确保固定可靠。

（6）X 线通过性好　摄片检查时不必拆除绷带。

2. 固定方法

（1）选择相应型号的绷带。

（2）放置棉纸或棉套衬垫。

（3）浸泡绷带。打开包装，取出绷带放入常温水中浸泡 3~5 秒，同时挤压 2~3 次，以便绷带均匀吸收水分，取出挤去多余的水分。

（4）包扎。在固定部位螺旋式缠绕，每圈重叠 1/2~2/3，松紧适中，承重部位 5~6 层，其余部位 3~4 层。

（5）根据需要进行塑形。凝固时间 3~5 分钟，塑形需在此时间内完成，20 分钟后即可完全承重。

（6）拆除。用普通电动石膏锯即可拆除。

3. 注意事项

（1）操作时戴上乳胶手套，以防黏在皮肤上。

（2）如需 2 卷以上，应逐卷打开。

（3）在室温干燥的环境下存放，不要损坏外包装，以免变硬失效。

（4）被固定的部位有感染或高度肿胀情况下，建议使用夹板固定。

（四）牵引固定

牵引，是通过牵引装置，利用悬挂重物为牵引力，身体重量为反牵引力，克服肌肉收缩力，整复骨折、脱位，并维持复位后的良好位置，矫正和预防软组织挛缩，以及某些疾病术前组织松解或术后制动的一种方法。常用的牵引方法有皮肤牵引、骨牵引和布托牵引。

1. 皮肤牵引　利用粘贴于皮肤上的胶布使牵引力直接作用于皮肤，间接牵拉肌肉和骨骼，从而达到复位、固定与休息的目的，称为皮肤牵引。对患肢基本无损伤，痛苦少，无骨牵引穿针感染的风险。但皮肤牵引承受的力量有限，加之皮肤牵引对患肢皮肤条件要求较高，因此，适应范围较局限。

（1）适应证　①儿童骨折，如儿童的股骨干骨折。②老年人无移位或轻度移位的骨折，如股骨颈骨折和股骨转子间骨折等。③下肢关节炎性病变和骨疾病手术前准备和术后的制动，如髋关节结核、滑膜炎的制动等。④下肢脱位整复后的固定，如髋关节脱位等。

（2）操作方法　皮肤牵引的操作程序：①患肢准备：清洗伤肢并剃去汗毛，涂上安息香酸酊以增加胶布的黏附力。②准备扩张板和胶布：扩张板为中央带孔的边长为8cm的方形木板；胶布的宽度为伤肢最细部位周径的1/2、长度为损伤平面至肢体远端的长度2倍加上20cm和扩张板的宽度。③粘贴胶布：在扩张板中央孔处将胶布剪孔，穿入牵引绳并在扩张板近端打结，将胶布两端分成3等份，各撕开10～30cm备用。在骨突处放置棉垫后，平行肢体纵轴粘贴胶布于伤肢两侧，粘贴时注意保持胶布两端长度一致和扩展板处于平直位置。④绷带包扎固定（图4-23）：胶布贴好后，即用绷带由伤肢远端向近端环形包扎固定，注意松紧要适宜。⑤调整牵引重量和方向：将患肢放于牵引架上，通过滑轮牵引，调整好牵引重量和牵引方向，牵引重量一般不超过5kg，牵引方向据牵引部位及目的确定。

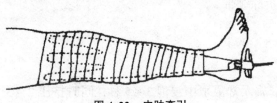

图4-23　皮肤牵引

（3）禁忌证　①皮肤有损伤或炎症者。②皮肤对胶布过敏者。③肢体有血液循环障碍者，如静脉曲张、慢性溃疡、血管硬化及栓塞等。④骨折严重错位需要重力牵引方能矫正畸形者。

（4）注意事项　①牵引重量要适宜，太轻达不到牵引目的，过重胶布易滑脱或引起皮肤水泡。②牵引过程中，注意有无皮炎发生。

2. 骨牵引　又称直接牵引，利用骨圆针或牵引钳穿过骨质，使牵引力直接通过骨骼达损伤部位，起到复位、固定与休息的作用。优点是可承受较大的牵引重量，适用范围广；无皮炎、皮肤水泡、压迫性坏死或循环障碍等不良反应；牵引期间检查患肢方便；配合夹板固定，便于患肢进行功能锻炼，可防止肌肉萎缩、关节僵硬等长期制动的并发症。缺点是牵引针经皮穿入骨内，如消毒不严或护理不当，可引起针孔处感染；穿针操作不当可能损伤关节、骨骺、神经、血管或劈裂骨折的风险。

骨牵引术前准备：①消毒和局部麻醉药品及用具。②骨牵引包：内有各种规格的骨圆针、骨锤、手摇骨钻及钻头、孔巾、布巾钳、血管钳、手术刀等。③牵引用具：包括牵引弓（颅骨牵引弓应放在骨牵引包中一并消毒）、牵引绳、滑轮、砝码或重锤等。

临床常用的骨牵引有以下几种：

（1）颅骨牵引　适用于颈椎的骨折、脱位，尤其是移位较多者。操作方法：剃光头，患者仰卧，头放正，常规消毒铺巾。以颅骨正中线和两乳突连线的交叉点为中点，向两侧旁开 3.5cm 为进针点，局麻后，分别做一长约 1cm 的横切口，深达骨膜并切开。用带有安全隔板的钻头，与颅骨约呈 45°角的方向钻穿颅骨外板（成人为 3～4mm，儿童为 2～3mm），然后将颅骨牵引弓的钉齿插入骨孔内，旋紧并固定（图 4–24），用酒精纱条覆盖针孔，抬高床头，再系上牵引绳通过滑轮进行牵引。复位重量第 1、2 颈椎为 4kg，每下一个椎体增加 1kg，维持重量为 3～4kg，牵引时间为 2～3 周。

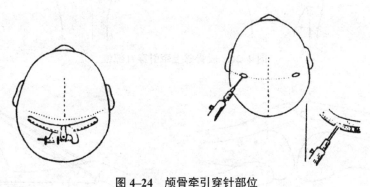

图 4–24　颅骨牵引穿针部位

（2）尺骨鹰嘴牵引　适用于肿胀严重或难以整复的肱骨髁上骨折或肱骨髁间骨折、肱骨下端粉碎骨折、移位严重的肱骨干骨折或开放性骨折。患者仰卧位，屈肘 90°，前臂中立位，在尺骨鹰嘴尖 2cm，距尺骨嵴旁 1 横指处由内向外穿针（图 4–25），在穿针时注意避免损伤尺神经。如为儿童患者，可用大号布巾钳代替骨圆针，夹入骨质内进行牵引。牵引重量一般为 2～4kg，牵引时间 3～4 周。

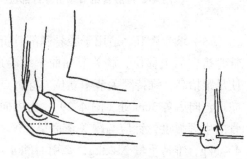

图 4–25　尺骨鹰嘴牵引穿针部位

（3）股骨髁上牵引　适用于需要牵引力量较大的股骨干骨折、股骨颈骨折、股骨粗隆间骨折、髋关节中心性脱位及骨折合并骶髂关节脱位；陈旧性髋关节脱位或先天性髋关节脱位术前准备；软组织挛缩引起的髋关节畸形，用皮肤牵引无效者。患者仰卧位，伤肢置于牵引架上，膝关节屈曲 40°，在内收肌结节上 2cm 处或髌骨内侧纵轴线与髌骨上缘 2cm 横线的交点为进针点（图 4–26），由内向外穿针。老年人因骨质疏松，进针点位置应略高一点。牵引重量一般为体重的 1/8～1/6，维持量为 3～5kg，牵引时间 5～6 周。

（4）胫骨结节牵引　适用于股骨颈骨折或粗隆间骨折、伸直型股骨髁上骨折、股骨干骨折等。穿针点在胫骨结节最高点向后 1.5cm 再向下 1cm 处（图 4–27），由外向内进针（图 4–28）。注意避免损伤腓总神经，儿童宜在胫骨结节下 2cm 处穿针，以免伤及骨髁，穿针时避免锤击，以免骨质劈裂。牵引重量为 7 ~ 8kg，维持重量 3 ~ 5kg。

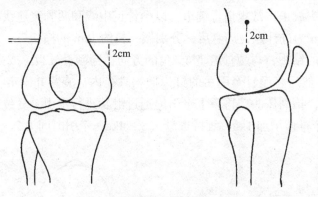

图 4–26　股骨髁上牵引穿针部位

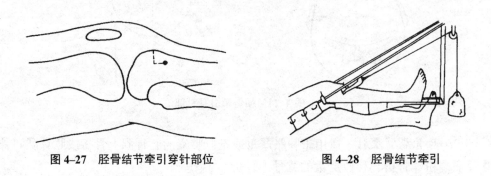

图 4–27　胫骨结节牵引穿针部位　　　　　图 4–28　胫骨结节牵引

（5）**跟骨牵引**　适用于胫骨髁部骨折、胫腓骨不稳定性骨折、踝部粉碎性骨折、跟骨骨折向后上移位、膝关节屈曲挛缩畸形。将伤肢置于牵引架上，小腿远端垫一沙袋使足跟抬高，维持踝关节中立位。穿针点为内踝尖与足跟后下缘连线的中点或内踝顶点向下、向后各 3cm 处（图 4–29），由内向外穿针，注意当用于胫腓骨骨折时，为恢复胫骨的生理弧度，针应与踝关节面呈 15°，即进针处低，出针处高（图 4–30）。牵引重量 4 ~ 6kg，维持重量 2 ~ 3kg，牵引时间 4 ~ 6 周。

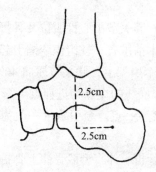
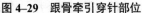

图 4–29　跟骨牵引穿针部位　　　　　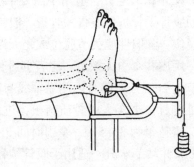

图 4–30　跟骨牵引

骨牵引注意事项：①穿针处有皮肤感染或开放性损伤及骨质有病变者禁用。②定期更换穿针处的酒精纱条。③注意检查穿针处有无感染及皮肤张力。④注意检查牵引针有无松动、牵引力线是否正常、骨折的对位情况，复位完成后应改为维持重量，防止过度牵引致骨折端分离影响骨折愈合。⑤加强护理防止褥疮。⑥指导患者进行功能锻炼，防止出现肌肉萎缩、关节僵硬等长期卧床的并发症。

3. 布托牵引　利用厚布或皮革按局部体形制成各种兜托，托住患部，再利用牵引装置进行牵引。常用有枕颌带牵引、骨盆兜悬吊牵引及骨盆牵引带牵引三种。

（1）枕颌带牵引　适用于颈椎病、肌性斜颈、颈椎间盘突出及无移位的颈椎骨折脱位。患者取坐位或卧位，将枕颌带套在下颌和枕部，通过牵引装置进行牵引（图4-31）。坐位牵引为间断牵引，每天1~2次，每次牵引20~30分钟，牵引重量为3~5kg；卧位持续牵引是利用牵引维持固定头颈，能松弛颈椎间隙，促进骨质增生造成的水肿吸收，缓解症状。注意牵引重量不宜过大，否则影响张口进食，压迫产生溃疡，甚至滑脱至下颌部压迫颈部血管及气管，引起缺血窒息。

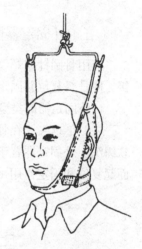

图4-31　枕颌带牵引

（2）骨盆兜悬吊牵引　适用于骨盆骨折有分离移位者如耻骨联合分离、骶髂关节分离、骨盆环骨折分离、髂骨翼骨折向外移位等。用厚布制成长方形布兜，两端各穿一木棍或三角环架。患者仰卧位，用布兜托住盆骨，以牵引绳系住后通过滑轮进行牵引（图4-32）。牵引重量以能使臀部稍离开床面即可，牵引时间为6~10周。

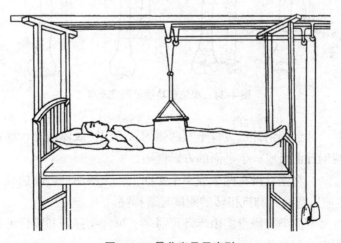

图4-32　骨盆兜悬吊牵引

（3）骨盆牵引带牵引　适用于腰椎间盘突出症、腰椎小关节紊乱症、神经根受压等。患者仰卧，胸部带系住胸部，并用两根牵引绳系缚固定于床头；骨盆带系住骨盆，两根牵引绳带通过床尾滑轮悬挂砝码进行牵引（图4-33）。牵引时适当抬高床尾，以利用自身重量进行牵引，一侧牵引重量为 5 ~ 15kg。

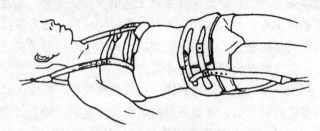

图 4-33　骨盆牵引带牵引

（五）外固定器固定

应用骨圆针或螺纹针经皮穿入或穿过骨折远近两端骨干，外用一定类型的固定器连接，使骨折复位并固定，称为外固定器固定。

1. 外固定器的类型

（1）单边架　在骨折的上下端同侧各穿一组钢针，穿过两侧骨皮质，但不穿透对侧软组织。外固定器置于肢体的一侧，用锁针器连接远近端的钢针，通过调节可伸缩连杆而起复位和固定作用（图 4-34）。

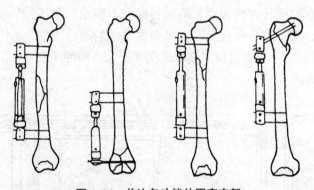

图 4-34　单边多功能外固定支架

（2）双边架　远近端钢针横贯骨干及两侧的软组织，肢体两侧各放置一连杆，通过装置连接远近端钢针而组成一个平面的方形框架。

（3）三角形架　将钢针设在两个或多个平面上，三根连杆之间构成三角关系，以增加其稳定性，抗前后弯曲力和抗扭转的刚度显著提高。

（4）半环形架　此类外固定器由半环形弓环、可伸缩连杆和锁针夹组成。安装在肢体一侧，既能固定又起到复位作用。

（5）环形架　由环形弓、多根连杆和锁针夹组成。与半环形架相似，但穿针较多，技术操作要求高，使用不及半环形架简便。

（6）四边架　为四边形框架式，在肢体两侧分别放置两根连杆，连接远近端钢针，每一侧的两杆之间还有连接结构，可进行三维调整。穿针形式同双边架。

（7）平衡固定牵引架　由一枚斯氏针穿过股骨髁上，在大腿根部套一固定圈，内外侧连接伸缩杆，治疗股骨干骨折。

（8）针板结合架　此类固定器吸收了中医夹板固定的优点，将穿针固定与夹板固定相结合，构成了稳定的三维立体固定，同时减少了穿针数量，减少了钢针的直径，有利于实现弹性固定。

2. 外固定器的适应证

（1）开放与感染性骨折　有利于创面换药和观察病情。

（2）各种新鲜不稳定性骨折　如股骨、胫骨、肱骨、尺桡骨、髌骨骨折等四肢骨折最常用，另外也可用于锁骨、骨盆骨折。

（3）软组织损伤、肿胀严重的骨折　伴有广泛软组织挤压伤的骨折采用外固定器固定，可避免切开内固定和石膏、夹板固定加重软组织损伤的弊端。

（4）多发性骨折　可方便搬动患者，便于治疗和护理。

（5）长管骨骨折畸形愈合、延迟愈合或不愈合　手术治疗后亦可使用外固定器。

（6）关节融合术、畸形矫正术　术后均可用外固定器加压固定。

（7）下肢短缩需要延长者　如股骨下端延长术等。

二、内固定

骨折切开复位或手法复位后采用闭合方法，将金属内固定物置于骨骼内以维持骨折复位状态的一种方法。其优点有固定可靠，可使骨折达到解剖复位，有利于骨折愈合和损伤血管神经的修复，能早期离床活动可减少骨折晚期的并发症。但存在异物反应、副损伤、术后感染、操作不规范致内固定失效、影响骨骼血运、需二次手术取出内固定物等缺陷，临床上应严格把握内固定的适应范围。

（一）适应证

1. 手法复位外固定未能达到骨折功能复位标准，影响肢体功能者。

2. 关节附近的撕脱性骨折，外固定难以维持其对位者。

3. 有移位的关节内骨折，手法不能达到满意复位，预后影响功能者。

4. 某些血液供应较差的骨折，手法复位与外固定不能稳定和维持复位后的位置，可能影响骨折愈合者。

5. 骨折合并血管、神经损伤或肌腱、韧带完全断裂的复杂骨折，在手术修复时同时进行内固定者。

6. 骨折断端间嵌夹有软组织，手法复位失败或难以解脱者。

7. 开放性骨折，伤后时间短且软组织条件好者。

8. 多发骨折和多段骨折，为了预防严重并发症和便于患者早期活动，对多发骨折的重要部位可选择内固定。移位明显的多段骨折，难以闭合复位与外固定，宜采用内固定。

9. 有移位的陈旧性骨折及畸形愈合，需切开复位矫形者。

10. 骨不连、骨缺损，在植骨术同时需进行内固定。

（二）禁忌证

1. 全身情况不能耐受麻醉和手术创伤者。如伴有严重心、脑血管疾病及严重糖尿病、血友病者。

2. 患肢严重骨质疏松，难以承受固定物者。

3. 全身或患肢局部有活动性感染者。

4. 患肢皮肤或软组织大面积缺损未获修复者。

（三）常用内固定方式及种类

1. **钢丝内固定**　适用于髌骨骨折、手指足趾的斜形骨折、尺骨鹰嘴骨折等。对长管状骨粉碎性骨折环扎，可与髓内针或接骨板联合使用。

2. **螺丝钉内固定**　常见螺丝钉种类有普通螺丝钉、加压螺丝钉、螺栓、加压螺旋钉。一般与接骨板联合使用。但在下列情况下可单独应用：骨突部位骨折，如股骨髁部、尺骨鹰嘴或肱骨内、外髁骨折等；长骨骨干的长斜形或螺旋骨折，不能用接骨板时，可用几枚螺丝钉内固定，但同时配合石膏外固定；股骨颈骨折可用 1～3 枚加压螺丝钉固定；下胫腓关节分离亦可用螺丝钉固定。

3. **接骨板螺丝钉内固定**　直型接骨板分为普通接骨板和加压接骨板，常用于长骨干骨折，如股骨、胫骨、肱骨、尺骨、桡骨骨折等。特殊类型的接骨板用于固定某些特殊部位的骨折，如 "L" 形接骨板用于固定股骨髁间骨折，"T" 形接骨板用于固定胫骨髁部骨折。

4. **骨圆针内固定**　骨圆针分克氏针（直径 0.6～3.0mm，长 70～280mm）、斯氏针（直径 3.5～5.0mm，长 150～300mm），除用于骨牵引外，尚可单独使用固定骨折，方法是髓内固定或交叉及斜行固定。常用于：①四肢长管状骨干骺端骨折，如肱骨外科颈骨折、股骨髁上骨折等；②部分四肢长管状骨髁部骨折，如肱骨内、外髁骨折；③部分长骨干骨折，如尺桡骨骨折、锁骨骨折等；④四肢短管状骨骨折，如掌骨、跖骨、指骨骨折等；⑤儿童骨骺骨折或骨骺分离。

5. **髓内针固定**　种类有普通髓内针如 V 形针、梅花针等；防旋髓内针如分叉髓内针、弹性髓内针等；加压髓内针如插销髓内针等。固定方法有顺行穿针法和逆行穿针法。主要用于：①长管骨上 1/3 及中 1/3 骨折，如股骨、肱骨、尺骨、胫骨骨折等；②长管骨因外伤或良性肿瘤切除后，大段骨缺损者；③长管骨多段骨折。

6. **可吸收内固定物**　以高分子聚合物聚乙交酯（PGA）与聚丙交酯（PLLA）为材料制作而成，该产品抗弯与抗剪切强度为松质骨的 20～30 倍。经手术植入后，强度可分别保持 6～24 周，随着骨折的愈合，固定物逐渐被吸收。在半年至 2 年内完全吸收。最终降解为二氧化碳和水。植入体内 48 小时内膨胀，具有良好的内固定特性与组织相容性。主要适用于非承重的松质骨骨折、截骨术及关节融合术的内固定。

（四）术后处理

1. **短期内采用适当外固定保护**　可用石膏托、皮肤牵引等方式。

2. 使用抗生素 预防伤口感染。

3. 指导功能锻炼 术后应及时指导患者进行功能锻炼，防止关节强直、肌肉萎缩等并发症。

4. 定期进行 X 线检查 了解骨折的愈合情况及内固定物有无松动等，以便确定后期治疗方案。

第三节 练功疗法

练功疗法古称导引，是通过自身运动防治疾病、增进健康、促进肢体功能恢复的一种疗法。张介宾注："导引，谓摇筋骨、动肢节以行气血也……病在肢节，故用此法。"

临床实践证明，伤肢关节活动与全身功能锻炼对治疗损伤能起到推动气血流通和加速祛瘀生新的作用，促进血肿、水肿的吸收和消散，加速骨折愈合，使关节筋络得到濡养，防止筋肉萎缩、关节僵硬、骨质疏松，有利于功能恢复。目前练功疗法在伤科临床中已普遍应用，并被列为骨折及筋伤等治疗的基本方法之一。

一、练功疗法的分类

（一）按锻炼的部位分类

1. 局部锻炼 指导患者进行伤肢主动活动，使功能尽快恢复，防止组织粘连、关节僵硬、肌肉萎缩。如肩关节受伤，练习耸肩、上肢前后摆动等；下肢损伤，练习踝关节屈伸、股四头肌舒缩、膝关节伸屈活动等。

2. 全身锻炼 指导患者进行全身锻炼，可使气血运行通畅，脏腑功能尽快恢复。全身功能锻炼不但可以防病治病，而且还能弥补方药之不及，促使患者迅速恢复劳动能力。对截肢及肢体瘫痪患者，通过练功可以发展残端肢体功能和训练瘫痪以外躯体的代偿活动功能，并恢复一部分肢体的活动功能，增强体质，提高抗病能力。

（二）按有无辅助器械分类

1. 有器械锻炼 采用器械进行锻炼的目的主要是加强伤肢力量，弥补徒手不足，或利用其杠杆作用，或用健侧带动患侧。如肩关节练功可用滑车拉绳，手指关节锻炼用搓转胡桃或小铁球等。

2. 无器械锻炼 不应用任何器械，依靠自身机体做练功活动，这种方法简便，随时可用，如太极拳、八段锦等。

（三）按练功方法分类

1. 主动运动 是指运动治疗时，患者需要主动收缩肌肉才能完成的运动。根据运动时有无外力的参与又分为随意运动、助力运动和抗阻力运动。

（1）随意运动　是指运动治疗时动作的发生或完成没有任何外力（包括手力或器械力）的参与，完全由参与动作的肌肉的主动收缩来完成。例如，自己活动四肢关节、行走、各种医疗体操、太极拳、日常生活活动训练等。

（2）助力运动　是指在运动治疗中，患者不能完成完整的动作，动作的完成一部分是由患者通过主动收缩肌肉完成，一部分需要借助于外界力量的帮助来完成。外界力量可以来自于器械，也可以来自于健侧肢体或他人的帮助。例如，在老年人手腕骨折复位固定后当天或手术处理后次日，老人应该开始做患肢未固定关节的活动，比如肩部悬挂位摆动练习来预防肩关节周围炎的发生。

（3）抗阻力运动　是指在运动治疗中，患者必须克服外部的阻力才能完成运动，又称为负重运动。外部的阻力可以来自于器械或手力，这种运动治疗多用于肌肉的力量训练和耐力训练。例如，四肢骨折或周围神经损伤后，利用哑铃或沙袋训练患侧肢体的肌肉力量，利用膝关节肌力训练椅来训练患侧股四头肌的肌力。

2.被动运动　是指在运动治疗中肢体完全处于放松状态，不用力，肌肉没有收缩，动作的发生和完成全部由外力来完成。这种外力可来自于器械或手力。例如，下肢关节手术后的早期，患者由于疼痛常常不愿意活动肢体，此时，可以利用持续性被动活动治疗仪来活动患侧下肢。

3.等长运动　是指肌肉收缩时肌肉的张力增加，但关节不产生肉眼可见的运动（肌肉的长度没有明显的变化），又称为等长收缩或静力性收缩。由于人体骨骼肌的纤维长短不一，即使是等长运动，肌纤维也会发生长度的改变，因此，没有绝对的等长运动。等长运动主要用于骨科疾患的运动治疗。例如，肢体被固定或手术后早期患侧肢体只进行肌肉收缩，但关节不活动；下腰痛患者保持某一种体位（没有活动），进行针对性的肌肉力量训练等。

4.等张运动　是指肌肉收缩时肌肉的张力基本保持不变，但肌纤维长度缩短或延长，由此导致关节发生肉眼可见的运动，又称为动力性收缩。根据肌肉收缩时肌纤维长度变化的方向，等张运动又分为以下两种：

（1）向心性等张运动　肌肉收缩时，肌肉的两端相互接近，肌纤维的长度变短，又称为向心性缩短。通常，动作完成的主要肌群的收缩属于向心性等张运动，如屈肘时的肱二头肌收缩、伸膝时的股四头肌收缩等。

（2）离心性等张运动　肌肉收缩时，肌肉的两端逐渐分开，肌纤维的长度被拉长，又称为离心性延伸。通常，动作完成的拮抗肌群的收缩属于离心性等张运动，如屈肘时的肱三头肌收缩、伸膝时的腘绳肌收缩等。

二、练功疗法的作用

1.活血化瘀、消肿止痛　由于损伤后瘀血凝滞，经络不通而导致疼痛肿胀。在骨折复位、固定的基础上，局部锻炼与全身锻炼有促进血液循环、活血化瘀的作用，可达到通则不痛、消肿止痛的目的。骨折早期指导患者进行肌肉等长收缩训练，有助于血液循环，促进肿胀消退。

2. 濡养筋络、滑利关节　损伤后期或慢性肌筋劳损，局部气血不充，筋失所养，酸痛麻木。练功后血行通畅，化瘀生新，舒筋活络，筋络得到濡养，关节滑利，伸屈自如。骨折中、后期进行的肢体、关节全身锻炼，有助于恢复肢体的固有生理功能。

3. 促进骨折迅速愈合　功能锻炼既能活血化瘀，又能生新，它可以促进损伤肢体局部血液循环，加速新生血管的成长，改善了气血之道不得宣通的状态；功能锻炼也有利于续骨，在夹板固定下功能锻炼，不仅能保持骨折端的良好接触，产生轴向应力刺激，而且还可使骨折的轻度残余移位逐渐得到矫正，使骨折愈合与功能恢复同时进行，缩短疗程。

4. 防治筋肉萎缩　骨折后肢体长时间制动，会引起肌肉的失用性萎缩和肌力下降。通过肌肉收缩训练能改善血液循环和肌肉营养，促进肌肉的生理作用，可预防或减轻失用性肌萎缩。所以对骨折、扭伤、劳损及韧带不完全断裂，都应积极进行适当的功能锻炼，使筋伤修复快，功能好，减轻或防止筋肉萎缩。

5. 避免关节粘连和骨质疏松　关节粘连、僵硬强直及骨质疏松的原因是多方面的，但其主要的原因是患肢长期的固定和缺乏活动锻炼。功能锻炼能促进血肿及炎症渗出物的吸收，促进滑液分泌；且适当的关节运动，能牵伸关节囊及韧带。因此，积极、合理地进行功能锻炼，可以促使气血通畅，避免关节粘连、僵硬强直和骨质疏松。

6. 扶正祛邪　局部损伤可致全身气血虚损、营卫不固和脏腑不和，风寒湿外邪乘虚侵袭。而通过练功能扶正祛邪，调节机体功能，促使气血充盈，肝血肾精旺盛，筋骨健，关节滑利，有利于损伤和整个机体的全面恢复。

三、练功原则、要求、注意事项

1. 一切练功活动均须在医护人员指导下进行。医护人员应及时指导患者进行练功，经常检查练功方法是否得当，练功效果是否良好，并及时纠正错误、肯定成绩、注意动作的准确性。

2. 练功不能干扰骨折的固定，更不能做不利于骨折愈合的活动。如外展型肱骨外科颈骨折不能做上肢外展运动，内收型肱骨外科颈骨折不能做上肢内收运动。

3. 练功应以主动为主，被动活动为辅，以健肢带动患肢，动作要协调，对称平行，耐心细致。

4. 练功以恢复肢体的固有生理功能为目的：

（1）上肢　上肢练功的主要目的是恢复手及腕的功能，应重点围绕增强手的握力进行活动；凡上肢各部位损伤，均应注意手部各指间关节、掌指关节的早期练功活动，特别要保护各关节的灵活性，以防关节发生功能障碍。

（2）下肢　下肢练功的主要目的是恢复负重和行走功能，保持各关节的稳定性。在肢体的活动中，尤其需要依靠强大而有力的臀大肌、股四头肌和小腿三头肌，才能保持正常的行走。

5. 练功程度以患者不感到疲劳，骨折部位不发生疼痛为度。锻炼时患肢轻度肿胀，经晚间休息后能够消肿的可以坚持锻炼，如果肿胀较重并伴有疼痛，则应减少活动，抬高患肢，待肿胀疼痛消失后再恢复锻炼。如果疼痛肿胀逐渐加重，经对症治疗无明显好转并伴关节活动范围减小；或骨折部位突发疼痛时，均应警惕发生新的损伤，暂时停止锻炼并及时做进一步的检查处理。

6. 练功必须循序渐进。严格掌握循序渐进的原则，是防止加重损伤和出现偏差的重要措施；随着骨折部位稳定程度的增长及周围损伤软组织的逐步修复，练功时动作应逐渐增加，活动范围由小到大，次数由少渐多，时间由短至长，强度由弱增强。

7. 练功必须进行医患沟通，介绍功能锻炼对骨折恢复的重要性，并给患者心理支持，以取得患者的配合；这样才能充分发挥患者的主观能动性，坚持正确锻炼。

8. 练功需持之以恒。进行练功活动只要不出现意外和异常反应，就必须坚持不懈地练习，不能半途而废，否则将前功尽弃。

9. 其他注意事项：

（1）练功应思想集中，全神贯注，动作缓慢。

（2）练功次数，一般每日2～3次。

（3）练功过程中，要顺应四时气候的变化，注意保暖。对骨折、筋伤，可配合热敷、熏洗、理疗等方法。

四、全身各部位练功法

（一）颈项部

1. 前屈后伸　吸气时颈部尽量前屈，使下颌接近胸骨柄上缘，呼气时头部后伸至最大限度，反复6～8次（图4-35）。

2. 左右旋转　深吸气时头向左转，呼气时头部还原正中位；深吸气时头向右转，呼气时头部还原正中位；左右交替，反复6～8次（图4-36）。

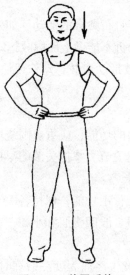

图4-35　前屈后伸

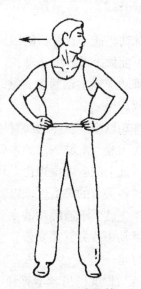

图4-36　左右旋转

3. 左右侧屈 吸气时头向左屈，呼气时头部还原正中位；吸气时头向右屈，呼气时头还原。左右交替，反复 6～8 次（图 4-37）。

4. 前伸后缩 吸气时头部保持正中位，呼气时头部尽量向前伸，还原时深吸气，且头部稍用劲后缩。注意身体保持端正，不得前后晃动，反复伸缩 6～8 次（图 4-38）。

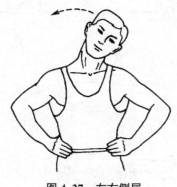

图 4-37 左右侧屈

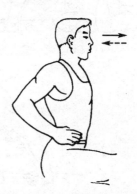

图 4-38 前伸后缩

（二）腰背部

1. 前屈后伸 双足分开与肩同宽站立，双下肢保持伸直，双手叉腰，腰部做前屈、后伸活动，反复 6～8 次，活动时应尽量放松腰肌。

2. 左右侧屈 双足分开与肩同宽站立，双上肢下垂伸直，腰部做左侧屈，左手顺左下肢外侧尽量往下，还原；然后以同样姿势做右侧屈，反复 6～8 次。

3. 左右回旋 双足分开与肩同宽站立，双手叉腰，腰部做顺时针及逆时针方向旋转各 1 次，然后由慢到快、由小到大地顺逆交替回旋 6～8 次（图 4-39）。

4. 拱桥式 仰卧位，双手叉腰做支撑点，两腿半屈膝 90°，脚掌放在床上；先以头、双足、双肘五点做支撑，头后枕部及两肘支撑上半身，两脚支撑下半身，成半拱桥形；当挺起躯干架桥时，膝部稍向两边分开，速度要缓慢。反复多次。

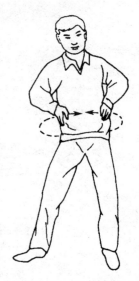

图 4-39 左右回旋

经过一段时间锻炼后，腰部肌力增强，可进一步做三点支撑练习：将双上肢屈曲放于胸前，以两脚及头顶三点支撑体重，使整个身体离开床面。

最后待腰背肌力达到一定水平后，可再进一步做四点支撑练习：可使两臂后伸，双脚及两手用力将身体完全撑起，呈拱桥样悬空（图 4-40）。

5. 飞燕式（俯卧背伸） 俯卧位，双上肢靠身旁伸直，将头、肩并带动双上肢向后上方抬起，使头、胸、两上肢离开床面；或双下肢直腿向后上抬高；进而两个动作合并同时进行，使整个身体呈反弓似飞燕状，反复多次（图 4-41）。

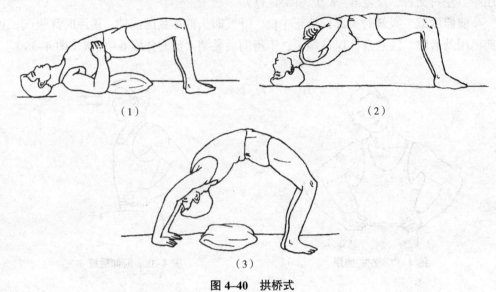

图 4-40　拱桥式

（1）五点撑法；（2）三点撑法；（3）四点撑法

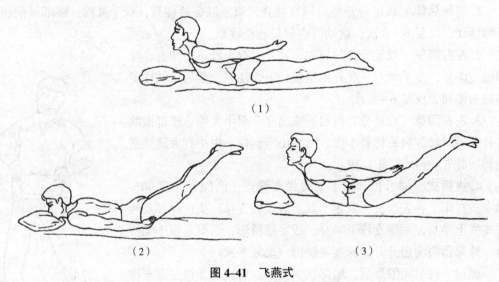

图 4-41　飞燕式

（1）头、胸、两上肢离开床面；（2）两下肢离开床面；（3）整个身体呈反弓状

（三）肩肘部

1. 前伸后屈　双足分开与肩同宽站立，双手握拳放在腰间，用力将一上肢向前上方伸直，用力回收，左右交替，反复多次（图 4-42）。

2. 内外运旋　双足分开与肩同宽站立，双手握拳，肘关节屈曲，前臂旋后位，利用整个前臂来回划半圆圈做肩关节内旋和外旋活动，两臂交替，反复多次（图4-43）。

3.叉手托上 双足分开与肩同宽站立，两肘伸直，双手手指交叉，掌心向前，健肢用力帮助患臂左右摆动，同时逐渐向上举起，以患处不太疼痛为度。亦可双手手指交叉于背后，掌心向上，健肢用力帮助患臂做左右或上下摆动，以患处不太疼痛为度（图4-44）。

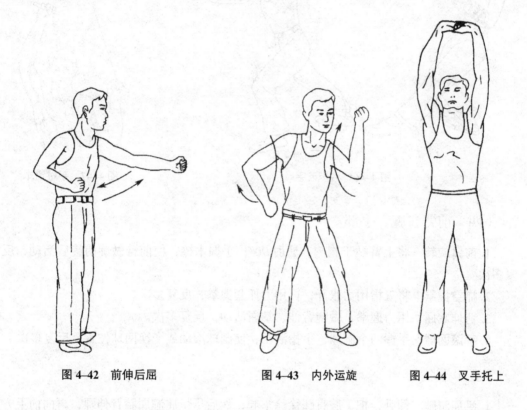

图4-42 前伸后屈　　　　　　图4-43 内外运旋　　　　　　图4-44 叉手托上

4.手指爬墙 双足分开与肩同宽站立，正面或侧面向墙壁，用患侧手指沿墙徐徐向上爬行，使上肢高举到最大限度，然后再沿墙归回原处，反复多次（图4-45）。

5.弓步云手 双下肢前后分开，成弓步站立，用健手托扶患肢前臂，使身体重心先后移，双上肢屈肘，前臂靠在胸前，再使身体重心移向前，同时把患肢前臂在同水平上做顺时针或逆时针方向弧形伸出，前后交替，反复多次（图4-46）。

6.肘部伸屈 坐位，患肘放在桌面的枕头上，手握拳，用力徐徐屈肘、伸肘，反复多次。

7.手拉滑车 安装滑车装置，患者在滑车下，坐位或站立，两手持绳之两端，以健肢带动患肢，徐徐来回拉动绳子，反复多次（图4-47）。

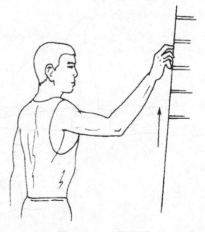

图4-45 手指爬墙

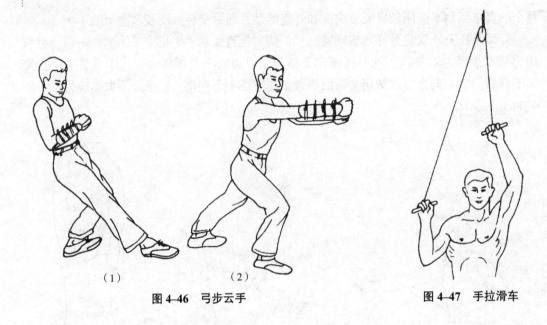

（1）　　　　　　　　（2）

图 4-46　弓步云手　　　　　　　　　　图 4-47　手拉滑车

（四）前臂、腕、手部

1. 前臂旋转　将上臂贴于胸侧，屈肘 90°，手握木棒，使前臂做旋前旋后活动，反复多次。

2. 抓空握拳　将五指用力张开，再用力抓紧握拳，反复多次。

3. 背伸掌屈　用力握拳，做腕背伸、掌屈活动，反复多次。

4. 手滚圆球　手握两个圆球，手指活动，使圆球滚动或变换两球位置，反复多次。

（五）下肢

1. 举屈蹬腿　仰卧，把下肢直腿徐徐举起，然后尽量屈髋屈膝背伸踝，再向前上方伸腿蹬出，反复多次（图 4-48）。

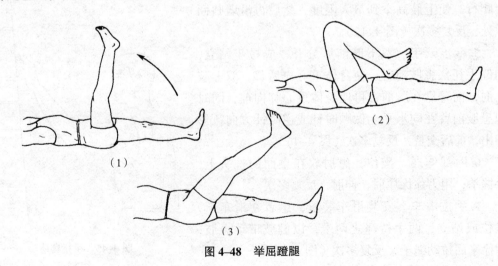

（1）

（2）

（3）

图 4-48　举屈蹬腿

2. 股肌舒缩　又称股四头肌舒缩活动。患者卧位，膝部伸直，做股四头肌收缩与放松练习，当股四头肌用力收缩时，髌骨向上提拉，股四头肌放松时，髌骨恢复原位，反复多次。

3. 旋转摇膝　两足并拢站立，两膝稍屈曲成半蹲状，两手分别放在膝上，膝关节做顺、逆时针方向旋转活动，由伸直到屈曲，再由屈曲到伸直，反复多次（图 4-49）。

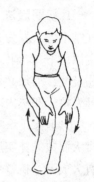

4. 踝部屈伸　卧位、坐位均可，足部背伸至最大限度，然后跖屈到最大限度，反复多次。

5. 足踝旋转　卧位、坐位均可，足按顺、逆时针方向旋转，互相交替，反复多次。

6. 搓搽舒筋　坐位，患足蹬踏圆棒，做前后滚动，使膝及踝关节做屈伸活动，反复多次（图 4-50）。

图 4-49　旋转摇膝

7. 蹬车活动　坐在一特制的练功车上，用足练习踏车，使下肢肌肉及各个关节均得到锻炼，反复多次（图 4-51）。

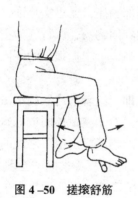

图 4-50　搓搽舒筋

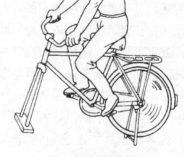

图 4-51　蹬车活动

第四节　药物治疗

药物治疗是治疗骨伤科疾病的一种重要方法，它是在辨证施治的基础上具体贯彻内外兼治、局部与整体兼顾治疗原则的重要手段。

一、内治法

骨伤科内治法根据疾病种类不同可分为骨伤内治法与骨病内治法两类。

（一）骨伤内治法

人体一旦遭受损伤，则络脉受损，气机凝滞，营卫离经，瘀滞于肌肤腠理。"不通则痛"；无论气滞还是血瘀，都能引起疼痛，因此必须疏通气血。唐容川的《血证论》、钱秀昌的《伤科补要》等一些古典论著内以"损伤之症，专从血论"为内治法辨证施治的基础。

根据损伤的发展过程，一般分为初、中、后三期。

1. 初期治法　损伤后1~2周内，因筋骨损伤，气滞血瘀，脉道壅塞，气机阻滞，气结不行，发为肿胀、疼痛。因此，对损伤初期有气滞血瘀者，用药需消瘀退肿，临床主以"下""消"法为主进行攻利。气为血帅，血随气行。所以伤气必伤及血、伤血必伤及气，治疗必须活血与理气兼顾，常以攻下逐瘀法、行气活血法为主。但伤后症见瘀肿发热，邪热内攻，血热错经妄行者，又当急治其标，宜用清热凉血法。

（1）攻下逐瘀法　本法适用于损伤早期瘀血滞留，大便不通，腹胀拒按，苔黄，脉洪大而数的体实患者。临床多应用于胸、腰、腹部损伤蓄瘀而致阳明腑实证，常用方剂有大成汤、桃核承气汤、鸡鸣散加减等。

攻下逐瘀属于"下"法，常用苦寒泻下药以攻逐瘀血，通泻大便，排除积滞。由于药效峻猛，对年老体弱、气血虚衰、妇女妊娠、经期及产后失血过多者，应当禁用或慎用该法，而宜采用润下通便或攻补兼施的方法，方剂可选用大成汤加减且药后得下即停。

（2）行气活血法　适用于损伤后有气滞血瘀，局部肿痛，无里实热证，或有某种禁忌而不能猛攻急下者。常用的方剂有以活血为主的桃红四物汤，以行气为主的复元通气散，以及活血祛瘀、行气止痛并重的膈下逐瘀汤等。临证可根据损伤的不同，或重于活血化瘀，或重于行气，或活血与行气并重而灵活选用。

行气活血属于"消"法，具有消散瘀血的作用。即"结者散之"的治法。行气活血方剂一般并不峻猛，如需逐瘀通下，可与攻下药配合。对于禀赋体弱或妊娠、月经期间不宜使用破散者，可依据王好古"虚人不宜下者，宜四物汤穿山甲"之法的主张用药。

（3）清热凉血法　本法包括清热解毒与凉血止血两法。《素问·至真要大论》有"治热以寒"和"热者寒之，温者清之"的说法。适用于跌仆损伤后热毒蕴结于内，引起血液错经妄行，或创伤感染、邪毒侵袭、火毒内攻等。常用的清热解毒方剂有五味消毒饮、龙胆泻肝汤、普济消毒饮；凉血止血方剂有四生丸、小蓟饮子、十灰散、犀角地黄汤等。

清热凉血法是用性味寒凉药物以清泄邪热而止血的一种治法。清法须量人虚实而用，凡身体壮实之人患实热之证可予以清热凉血。若身体素虚，脏腑虚寒，饮食素少，胃肠虚滑，或妇女分娩后有热证者，清热不可过用，并不可过用寒凉药物，以防气血凝滞而不行。在治疗一般出血不多的疾病时，常与消瘀和营之药同用。如出血太多时需辅以补气摄血之法，以防气随血脱，可选独参汤、当归补血汤。

2. 中期治法　损伤后3~6周期间，经初期治疗，虽损伤症状改善，肿胀瘀阻渐趋消退，疼痛逐步减轻，但经脉尚不畅通，瘀阻去而未净，疼痛减而未止，仍应以活血化瘀、和营生新、接骨续筋为主，故以"和""续"两法为基础。

（1）和营止痛法　为和营止痛、祛瘀生新之法。适用于损伤中期，虽经初期治疗，但仍有气滞血瘀，肿痛尚未尽除，继续运用攻下之法又恐伤正气，故应用较平和的和营止痛之法。常用方剂有和营止痛汤。

（2）接骨续筋法　为祛瘀生新、接骨续筋之法。适用于损伤中期，骨位已正、筋位已顺、脱位已复，但筋骨尚未连接坚实者。常用的方剂有续骨活血汤等。

（3）舒筋活络法　为行气活血、舒筋通络之法。适于伤病中期仍有瘀血凝滞，组织粘连，或兼风湿，或受伤之处筋络发生挛缩、强直、关节屈伸不利者。常用方剂有舒筋活血汤等。

3. 后期治法　受伤 7 周以后，瘀肿已消，根据气血、脏腑损衰情况，进行补养气血、肝肾、脾胃。而筋肉拘挛、风寒湿痹、关节不利者则予以舒筋活络。故后期多用"补""舒"两法。

（1）补气养血法　凡外伤筋骨、内伤气血及长期卧床而出现气血亏损、筋骨痿弱等证候，均可应用本法。气虚为主用四君子汤，血虚为主用四物汤，气血两虚用八珍汤。

（2）补养脾胃法　适用于损伤后期，因耗伤正气，气血亏损，脏腑功能失调或长期卧床缺少活动，而导致脾胃气虚、运化失职、饮食不消、四肢疲乏无力、肌肉萎缩者。常用方剂有健脾养胃汤等。

（3）补益肝肾法　凡骨折、脱位、筋伤的后期，年老体虚，筋骨痿弱、肢体关节屈伸不利、骨折迟缓愈合、骨质疏松等肝肾亏虚者，均可使用本法加强肝肾功能，以利损伤的修复。肝肾虚弱用壮筋养血汤、生血补髓汤；肾阴虚用左归丸；肾阳虚用右归丸；筋骨痿软、疲乏衰弱者用健步虎潜丸等。

应用补法必须有适宜进补的虚证，否则易致留邪损正，积瘀为患；脾胃不能运化，应健脾醒胃，方能进补，否则虚不受补。

（4）温筋通络法　适用于损伤后期，腠理空虚，复感风寒湿邪，遇气候变化则局部症状加重的痹证。寒湿入络者用大活络丹、小活络丹、麻桂温经汤；损伤血虚兼风寒侵袭者，用疏风养血汤；肢节痹痛者，用蠲痹汤、舒筋活血汤；腰痹痛者，用独活寄生汤。

祛风寒湿药，药性多辛燥，易损伤阴血，故阴虚者慎用，或配合养血滋阴药同用。

（二）骨病内治法

骨病的发生可能与损伤有关，但其病理变化、临床表现与损伤并不相同，故治疗有其特殊性。《素问·至真要大论》说："寒者热之，热者寒之……客者除之，劳者温之，结者散之。"骨病的用药基本遵循上述原则。如骨痈疽多属热证，"热者寒之"，宜用清热解毒法；骨痨多属寒证，"寒者热之"，宜用温阳驱寒法；痹证因风寒湿邪侵袭，"客者除之"，故以祛邪通络为主；骨软骨病者气血凝滞，"结者散之"，宜用祛痰散结法。

二、外治法

外治法是运用药物直接作用于病变部位以达到治疗目的的一种方法，在骨伤科治疗中占有重要的地位。

在骨伤科临床工作中，一向比较重视对外用药的应用，并积累了很多外治经验，研制了许多行之有效的外治方法和药物。由于这种方法疗效卓著、易于掌握、简便、价廉，所以经久不衰。

（一）敷贴药

将药物制剂直接敷贴在损伤局部，使药物发挥作用。常用的剂型有药膏、膏药和药散 3 种。

1. 药膏（又称敷药或软膏）

（1）药膏的配制　将药碾成细末，然后选加饴糖、蜜、油、水、鲜草药汁、酒、醋或医用凡士林等，调匀如厚糊状，涂敷伤处。

（2）药膏的种类

①消瘀退肿止痛类　适用于骨折、筋伤初期，伤处充血肿胀、疼痛剧烈者。可选用定痛膏、双柏膏外敷。

②舒筋活血类　适用于扭挫伤筋的中期患者，伤处血肿机化、经久不散者。可选用七厘散、活血散外敷。

③接骨续筋类　适用于骨折、脱位及伤筋，经复位与固定后，位置良好，肿痛消退之中期患者。可选用接骨散、驳骨散外敷。

④温经通络、祛风散寒利湿类　适用于损伤日久，复感风寒湿邪，致伤处冷痛麻木、酸胀、遇气候变化时加重者，可用温筋通络膏等。

⑤清热解毒类　适用于伤后感染邪毒，局部红、肿、热、痛者。可选用金黄膏、四黄膏。

⑥生肌拔毒长肉类　适用于局部红肿已消，但创口尚未愈合者，可选用橡皮膏、生肌玉红膏等。

（3）药膏临床应用注意事项

①在临床应用时，药膏摊在棉垫或纱布上的大小根据敷贴范围而定，摊妥后还可以在敷药上加叠一张极薄的棉纸，然后敷于患处。棉纸极薄，药力可渗透，不影响药物疗效的发挥，又可减少对皮肤的刺激，也便于换药。摊涂时敷料四周留边，以防药膏烊化污染衣服。

②药膏的换药时间，根据伤情的变化、肿胀的消退程度及天气的冷热来决定，一般 2～4 天换 1 次。凡用水、酒、鲜药汁调敷药时，需随调随用勤换，一般每天换药 1 次。古人的经验是"春三、夏二、秋三、冬四"。生肌拔毒类药物也应根据创面情况而勤换药，以免脓水浸淫皮肤。

③药膏一般随调随用，一次调制不宜太多。寒冬气温低时可酌加开水稀释，以便于调制拌匀。

④对于药膏过敏者，外用六一散，严重者可同时给予抗过敏治疗。

2. 膏药　古称为薄贴。是中医学外用药中的一种特有剂型。晋代葛洪《肘后备急方》中就有关于膏药制法的记载。后世广泛应用于内、外科的治疗上，骨伤科临床应用更为普遍。

膏药是按配方用若干药物，浸于植物油中，煎熬去渣，再加入铅丹（又称黄丹或东丹），经过"下丹收膏"，制成的一种富有黏性、烊化后能固定于伤处的成药，称为膏或膏药肉，用竹签将药肉摊在纸或布上而成。

常用的膏药有以下几类：

（1）治寒湿类　适用于风湿者，有狗皮膏；适用于损伤与风湿兼证者，有万灵膏。

（2）提腐拔毒生肌类　适用于创伤而有创面溃疡者，有太乙膏。一般常在创面另加药散，如九一丹。

新伤初期有明显肿胀者，不宜使用膏药。骨折伤筋类、治损伤与寒湿类局部有创口者，以及祛腐拔毒生肌类创口感染初期者忌用膏药。有丹类药物的膏药，多含四氧化三铅或一氧化铅，X线不能穿透，进行X线检查时应取下。少数患者对膏药过敏，应注意及时停药。

3. 药散　又称药粉、掺药、散药、丹药。

（1）药散的配制及用法　将药物碾成极细的粉末，收贮瓶内备用。使用时可将药散直接掺于伤口处，或置于膏药上，将膏药烘热后贴患处。

（2）药散的种类

①止血收口类　适用于一般创伤出血撒敷用，常用的有桃花散、花蕊石散、云南白药等。

②祛腐拔毒类　适用于创面腐脓未净，腐肉未去，窦道形成或肉芽过长的患者。常用九一丹、七三丹、红升丹、白降丹。红升丹药性峻猛，临床常加入熟石膏使用。常用的九一丹即指熟石膏与红升丹之比为9∶1，七三丹两者之比为7∶3。红升丹过敏的患者，可用不含红升丹的祛腐拔毒药，如黑虎丹等。白降丹专主腐蚀，只可暂用而不可久用，因它纯粹成分是氧化汞，故也需加赋形药使用。

③生肌长肉类　适用于脓水稀少，新肉难长的创面，常用的有生肌散、生肌八宝散（丹）等，也与祛腐拔毒类散剂掺合在一起应用，具有促进新肉生长、创面收敛、创口迅速愈合的作用。

④温经散寒类　适用于损伤后期，气血凝滞疼痛或局部寒湿侵袭患者，常用的有丁桂散、桂麝散等。

⑤活血止痛类　适用于损伤后局部瘀血结聚肿痛者，常用的有四生散、消毒定痛散等。四生散对皮肤刺激性较大，使用时要注意预防皮肤药疹的发生。

（二）搽擦药

搽擦药可直接涂擦于伤处，或在施行理筋手法时配合外用，或在热敷熏洗后进行自我按摩时涂搽。

1. 酒剂　又称为外用药酒或外用伤药水，是用药与白酒、醋浸制而成，一般酒、醋之比为8∶2，也有单用酒浸者。近年来还有用乙醇溶液浸泡加工炼制的酒剂。常用的有红花酒精、正骨水等，具有活血止痛、舒筋通络、追风祛寒的作用。

2. 油膏与油剂　用香油把药物熬煎去渣后制成油剂，或加黄蜡或白蜡收膏炼制而成油膏。适用于关节筋络寒湿冷痛等。也可配合手法及练功前后做局部搽擦，常用的有跌打万花油。

（三）熏洗湿敷药

1. 热敷熏洗 《仙授理伤续断秘方》中就有记述热敷熏洗的方法，古称"淋拓""淋渫""淋洗"或"淋浴"，是将药物置于锅或盆中加水煮沸后熏洗患处的一种方法。先用热气熏蒸患处，待水温稍减后用药水浸洗患处。冬季气温低，可在患处加盖棉垫，以保持热度，每日2次，每次15～30分钟，每贴药可熏洗数次。药水因蒸发而减少时，可酌加适量水再煮沸熏洗。具有舒松关节筋络、疏导腠理、流通气血、活血止痛的作用。适用于关节强直拘挛、酸痛麻木或损伤兼夹风湿者。多用于四肢关节的损伤，腰背部也可熏洗，常用的方药有海桐皮汤、上肢洗方、下肢洗方等。陈伤风湿冷痛、瘀血已初步消散者用海桐皮汤熏洗患处。

2. 湿敷洗涤 古称"溻渍""洗伤"等，在《外科精义》中有"其在四肢者溻渍之，其在腰腹背者淋射之，其在下部者浴渍之"的记载，多用于创伤，使用方法是"以净帛或新棉蘸药水"，"渍其患处"。即将药物用水浸渍或煎煮成药水，供冲洗污染、感染伤口，或瘀积化热，红肿灼痛之闭合性损伤。现临床上把药制成水溶液，供创伤伤口湿敷洗涤用，常用的有金银花煎水、野菊花煎水、2%～20%黄柏溶液及蒲公英等鲜药煎汁。

（四）热熨药

热熨法是一种热疗方法。本法选用温经祛寒、行气活血止痛的药物，加热后用布包裹，热熨患处，借助其热力作用于局部，适用于不宜外洗的腰脊躯体之新伤、陈伤。

1. 坎离砂 又称风寒砂。用铁砂加热后与醋水煎成药汁搅拌制成，临用时加醋少许拌匀置布袋中，数分钟内会自然发热，热熨患处，适用于陈伤兼有风湿证者。现工艺革新，采用还原铁粉加上活性炭（药用炭）及中药，制成各种热敷袋，用手轻轻摩擦，即能自然发热，使用更为方便。

2. 熨药 俗称"腾药"。将药置于布袋中，扎好袋口放在蒸锅中蒸汽加热后熨患处，能舒筋活络、消瘀退肿，适用于各种风寒湿肿痛证。常用的有熨风散等。

3. 其他 如用粗盐、黄沙、米糠、麸皮、吴茱萸等炒热后装入布袋中热熨患处。这些方法，简便有效，适用于各种风寒湿型筋骨痹痛、腹胀痛及尿潴留等。

第五节　其他治疗方法

骨伤科疾病的治疗除采用整复、固定、练功和药物这四种主要治疗方法外，还有一些其他的治疗方法，例如针灸、局部药物注射、小针刀治疗、理疗等。

一、针灸疗法

详见《针灸推拿学》。

二、局部药物注射

局部药物注射是在损伤或病变的部位，注射局部麻醉药物或加适当的其他药物进行治疗的一种方法，是治疗各部位软组织损伤的有效方法。

（一）适应证

全身各部位的肌肉、韧带、筋膜、腱鞘、滑膜的急慢性损伤或退行性变，都可应用局部药物注射。有时也用于鉴别诊断，例如冈上肌肌腱炎与断裂的鉴别，两者肩外展均有疼痛，活动范围受限，若做痛点封闭后，活动范围增加为冈上肌肌腱炎，活动范围仍受限为断裂伤。

（二）禁忌证

骨与关节结核、化脓性关节炎及骨髓炎、骨肿瘤患者禁忌使用。全身状况不佳，特别是心血管系统有严重病变者应慎用。

（三）常用药物

1. 1%～2%普鲁卡因或0.5%～1%利多卡因3～5mL加醋酸泼尼松12.5mg，醋酸确炎舒松–A 5～10mg，地塞米松5～10mg，每周1次。

2. 中药针剂复方当归注射液、复方丹参注射液、威灵仙注射液、夏天无注射液2～6mL，隔日1次，10次为1个疗程。

（四）作用机制

普鲁卡因（或利多卡因）可麻醉止痛，阻断疼痛刺激的传导，改善局部血液循环及营养状态；类固醇药物则促进无菌性炎症的吸收，软化瘢痕；中药针剂具有活血通络、化瘀止痛作用，能促进局部血液循环，消除损伤所致的炎性反应，改善局部的粘连、纤维化或瘢痕化等病理变化。

（五）注射部位

1. 痛点封闭　在体表压痛最明显处注射。

2. 鞘内封闭　将药物注入腱鞘内。有消炎、松解粘连、缓解疼痛的作用，常用于屈指肌腱炎、桡骨茎突狭窄性腱鞘炎等。

3. 硬膜外封闭　将药物注入椎管内硬膜外腔中。可消肿，减轻炎症反应，使疼痛缓解，常用于腰椎间盘突出症、椎管狭窄症等。

4. 神经根封闭　将药物注入神经根部，以缓解疼痛，可用于颈椎病等。

（六）操作方法

一般小的较表浅部位的封闭，如肱骨外上髁炎等，常用5mL注射器，6～7号针头抽好药物，找准压痛点后，以压痛点为圆心，常规消毒后，于圆心进针，注入药物，然后拔出针头用消毒棉签压迫针孔 1 分钟，用消毒敷料覆盖 1 天即可。较深部位的封闭，如第 3 腰椎横突部等，应行较大面积皮肤消毒，铺无菌巾，术者戴消毒手套。用 10～20mL 注射器，7 号长针头抽好药物，找准压痛点，刺入皮肤、皮下组织直达病变部位，经抽吸无回血后将药物注入，拔出针头后处理同前。

（七）注意事项

1. 诊断必须明确 掌握适应证和禁忌证。

2. 封闭部位应准确 腱鞘炎封闭时，应将药物注入鞘管内；肌腱炎时封闭压痛区的肌腱及其附着的骨骼处；筋膜炎只封闭有压痛的筋膜；滑囊炎应将药物注入囊内。

3. 严格无菌操作 因封闭部位多在肌肉、肌腱、韧带附着于骨骼处，一旦感染，后果极严重。

4. 合理用药 只要注射部位准确，少量药物就可生效。类固醇用量过多、用期过长，还可在后期引起骨质疏松、骨缺血坏死、肌腱变性等并发症。

5. 观察反应 一般封闭后，疼痛即刻消失。如果封闭在张力大的区域，或者封闭区出血，疼痛会加重。尤其是当天夜间，待消肿以后，疼痛才逐渐消失。

三、小针刀疗法

小针刀疗法是在中医针刺疗法和西医外科手术疗法的基础上发展起来的。它将针刺疗法的针和手术疗法的刀融为一体，把两种器械的治疗作用有机地结合到一起。具有简便经济、痛苦小、见效快等特点。

（一）适应证

1. 损伤后遗症：软组织因受到跌、仆、闪、坠、挤、压和牵拉而引起的闭合性或开放性损伤，以及运动系统病变、手术引起的损伤；四肢关节本身受损，经治疗或自我修复遗留下的功能障碍、肌肉萎缩或挛缩、酸、胀、痛、麻等疾患。

2. 腱鞘炎：尤其对狭窄性腱鞘炎、跗管综合征、腕管综合征等有较好效果。

3. 部分骨质增生。

4. 四肢陈旧性骨折后遗症。

（二）禁忌证

1. 凡一切有发热症状的患者。

2. 一切严重内脏病的发作期。

3. 施术部位有皮肤感染、肌肉坏死者。

4. 施术部位有红肿、灼热，或在深部有脓肿者。

5. 施术部位有重要神经、血管或重要脏器，施术时无法避开者。

6. 患有血友病者。

若有以上情况之一，不可施行小针刀手术。对于体质极度虚弱或有高血压病的患者应慎用。

四、物理治疗

应用各种物理因素作用于人体，并通过人体的神经、体液、内分泌等生理调节机制，治疗和预防疾病的方法称为物理疗法，简称理疗。

骨科临床应用的物理因素包括自然界的、人工的两类。自然界的物理因素有矿泉、气候、日光、空气、海水等；人工的物理因素有电、光、声、磁、温热、冷冻、运动及中医学（针灸、按摩）等。

物理疗法对骨科疾病的主要治疗作用：①加速骨痂形成，促进骨的生长修复；②镇静、安眠、脱敏及调节机体免疫功能；③加速创口的愈合，促进瘢痕软化及粘连的吸收，治疗各种软组织损伤；④消炎、镇痛、杀菌，治疗颈、肩、腰、肘、膝关节痛；⑤兴奋神经、肌肉组织及缓解肌肉痉挛，防止神经失用肌肉萎缩；⑥避免和减轻骨伤后并发症和后遗症。

在医学发展的过程中，物理疗法对各种骨折、骨与关节疾病及软组织损伤等的治疗与功能康复发挥着日益重要的作用。骨科常用理疗方法有电疗法、磁疗法、光疗法、超声疗法、传导热疗法等。

第五章 骨 折

第一节 概 述

一、定义

骨或软骨的完整性破坏或连续性中断，称为骨折。

二、病因病机

1. 外因

（1）直接暴力 指引起接触部位骨折的暴力。骨折发生在暴力直接作用的部位，多造成横断或粉碎性骨折，常合并严重的软组织损伤。若发生在前臂或小腿，两骨的骨折线多在同一平面。如汽车撞击、车轮碾压、枪弹伤等造成的骨折（图 5–1）。

（2）间接暴力 指引起接触部位以外骨折的暴力，包括传达暴力、扭转暴力及杠杆作用力等。骨折发生于远离暴力作用的部位，多造成斜形或螺旋形骨折，软组织损伤较轻。若发生在前臂或小腿，则两骨的骨折线多不在同一平面。如跌倒时用手掌触地，传导的间接暴力可造成桡骨远端或肱骨髁上等处骨折（图 5–2）。

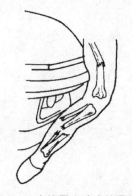

图 5–1 直接暴力造成的骨折

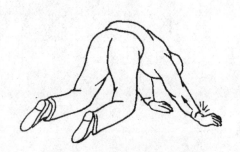

图 5–2 间接暴力造成的骨折

（3）肌肉牵拉暴力 指肌肉因突然、剧烈而不协调地收缩产生的暴力。多造成肌肉附着处的撕脱性骨折，好发部位为髌骨、尺骨鹰嘴、肱骨大结节、肱骨内上髁、髂前上棘、髂前下棘等处。如跌倒时股四头肌强烈收缩造成髌骨骨折（图5-3），运动员骤然起跑时，股直肌剧烈收缩导致髂前下棘撕脱性骨折。

（4）累积性暴力 指长期反复轻微的外力集中作用于某一部位，逐渐积累而成的暴力。此种暴力导致的骨折，称为疲劳骨折。骨折多无移位，骨折线不清晰，但愈合缓慢，骨折过程与修复过程同时存在。如长途跋涉、行军可导致第2、3跖骨疲劳骨折。

2. 内因

（1）骨骼疾病 骨髓炎、骨肿瘤、骨质疏松、营养不良等疾病是骨折的内在因素。因病变破坏了骨组织的

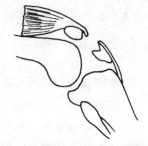

图5-3 肌肉牵拉暴力造成的骨折

正常结构，轻微外力即可导致骨折。如骨质疏松患者，剧烈咳嗽和喷嚏时可因胸肌强烈收缩而造成肋骨骨折。

（2）年龄 同一形式的致伤暴力，因年龄不同而伤情各异。如跌倒时手掌撑地，暴力沿上肢传导，老年人易出现桡骨下端或肱骨外科颈骨折，儿童则易出现肱骨髁上骨折或锁骨骨折，多为青枝骨折。中青年骨骼健壮，需要较大暴力才能造成骨折。老年人骨质疏松，较小暴力即可能导致骨折，且移位多见。

（3）体质 同一年龄段内，体健壮实者，不易骨折，体质弱者易骨折。

（4）解剖结构 在松质骨和皮质骨移行的干骺端易发生骨折。在脊柱静止节段与活动节段移行的胸腰段易于发生骨折。骨骺未闭合的少年儿童易发生骨骺损伤。

3. 骨折的移位 骨折移位方式有5种，临床上常合并存在（图5-4）。

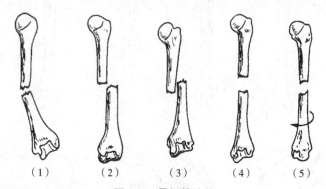

图5-4 骨折的移位

（1）成角移位；（2）侧方移位；（3）短缩移位；（4）分离移位；（5）旋转移位

（1）成角移位 两骨折段的轴线交叉成角，角顶突出的方向即为成角方向，如向前（掌侧）、向后（背侧）、向内（尺侧）、向外（桡侧）成角［图5-4（1）］。

（2）侧方移位 两骨折段发生侧向移位。四肢骨折时，一般以骨折近段为基准，以骨折远段的移位方向描述为向前、向后、向内、向外侧方移位。脊柱骨折则以下位椎体为基准，以上位椎体移位的方向进行描述［图5-4（2）］。

（3）短缩移位 两骨折断端发生重叠或嵌插，造成骨的缩短［图5-4（3）］。

（4）分离移位 两骨折段在同一轴线上发生分离，使骨的长度增加，多因肢体重力或过度牵引导致［图5-4（4）］。

（5）旋转移位 骨折远段围绕骨的纵轴发生旋转［图5-4（5）］。

三、分类

1. 依据骨折处是否与外界相通分类

（1）闭合性骨折 骨折处皮肤或黏膜未破裂，骨折断端不与外界相通。

（2）开放性骨折 骨折处皮肤或黏膜破裂，骨折断端通过破裂处与外界相通。如骨折端刺破皮肤而外露的股骨或胫骨骨折。有些开放性骨折容易被误认为闭合性骨折，如骨盆骨折造成的膀胱、尿道或直肠损伤，肋骨骨折造成气胸，等等。

2. 依据骨折线的形态分类

（1）横形骨折 骨折线与骨干纵轴线垂直或接近垂直［图5-5（1）］。

（2）斜形骨折 骨折线与骨干纵轴斜交成锐角［图5-5（2）］。

（3）螺旋形骨折 骨折线呈螺旋形［图5-5（3）］。

（4）粉碎性骨折 骨折碎片大于3块，其中骨折线呈Y形或T形时，又称Y形或T形骨折［图5-5（4）］。

（5）嵌插骨折 常发生在长管状骨皮质骨和松质骨的交界处，皮质骨嵌入松质骨内，如股骨颈嵌插骨折或肱骨外科颈嵌插骨折［图5-5（5）］。

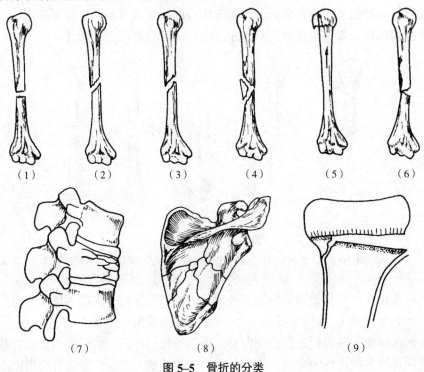

（1） （2） （3） （4） （5） （6）

（7） （8） （9）

图5-5 骨折的分类

（1）横形骨折；（2）斜形骨折；（3）螺旋骨折；（4）粉碎性骨折；（5）嵌插骨折；（6）青枝骨折；

（7）压缩骨折；（8）裂纹骨折；（9）骨骺分离

（6）青枝骨折　骨折处一侧骨质和骨膜被拉长、皱褶或破裂，另一侧相连，骨折处成角或弯曲如同青嫩的树枝被折断时情形，多见于儿童［图5–5（6）］。

（7）压缩骨折　骨质因压缩而变形，常发生于主要由松质骨构成的骨，如椎骨或跟骨［图5–5（7）］。

（8）裂纹骨折　骨折线呈裂纹或线状。多发生在颅骨、肩胛骨、髂骨等扁骨处［图5–5（8）］。

（9）骨骺分离　发生在骺板部位，使骨骺与骨干分离，常波及骨骺或干骺端。多见于骨骺未闭合的青少年［图5–5（9）］。

3. 依据骨折的损伤程度分类

（1）完全骨折　骨的完整性或连续性完全破坏或中断者，称为完全骨折。如横形骨折、螺旋形骨折、粉碎性骨折等。

（2）不完全骨折　骨的完整性或连续性仅有部分破坏或中断者，称为不完全骨折。如青枝骨折、裂纹骨折等。

4. 依据骨折复位后的稳定程度分类

（1）稳定性骨折　复位后经适当外固定不易发生再移位的骨折。如裂纹骨折、青枝骨折、嵌插骨折、横形骨折等。

（2）不稳定性骨折　复位后经适当外固定仍易发生再移位的骨折。如斜形骨折、螺旋形骨折、粉碎性骨折等。

5. 依据骨折后的就诊时间分类

（1）新鲜骨折　骨折2～3周内（儿童1～2周内）就诊者称为新鲜骨折。

（2）陈旧骨折　骨折2～3周后（儿童1～2周后）就诊者称为陈旧骨折。

6. 依据骨折前骨质是否正常分类

（1）创伤性骨折　骨折前骨质结构正常，完全是因外力作用而发生的骨折称为创伤性骨折。

（2）病理性骨折　有病变的骨质（如骨髓炎、骨肿瘤、严重的骨质疏松症等），受到轻微外力作用即发生骨折，称病理性骨折。

四、骨折的临床表现与诊断

（一）全身表现

轻微的骨折，全身表现不明显。较严重的骨折，可因剧烈疼痛或精神紧张出现面色苍白、烦躁不安、脉搏加快等症状。如伴有其他脏器损伤者，可出现相应的症状。

1. 发热　局部有较大血肿吸收时，体温略升高，一般不超过38.5℃，5～7天逐渐降至正常。开放性骨折体温较高时，要考虑感染可能。

2. 休克　严重创伤、多发性骨折、骨盆骨折、股骨干骨折、脊柱骨折等大量出血或并发内脏损伤等，可发生休克。外伤所引起的休克，多因失血、剧痛、重要器官如心、肝、肾损伤所致（图5–6）。

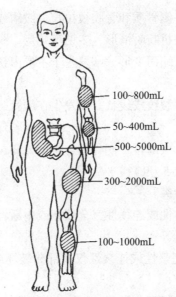

100~800mL

50~400mL

500~5000mL

300~2000mL

100~1000mL

图 5-6　各部位骨折的出血量

（二）局部表现

1. 一般表现

（1）疼痛　骨折后局部出现不同程度的疼痛，查体时局部有压痛和纵轴叩击痛。

（2）肿胀与瘀斑　骨折后局部因出血而出现肿胀和瘀斑，一般情况下肿胀、瘀斑与骨折的严重程度成正比。肿胀严重时还可出现张力性水疱。

（3）功能障碍　骨折后骨骼失去了支架和杠杆作用，同时因疼痛而引起的肌肉反射性痉挛，导致肢体出现不同程度的功能障碍。嵌插骨折、裂纹骨折、青枝骨折等常因功能障碍程度较轻，容易漏诊。

2. 特有体征

（1）畸形　骨折后由于暴力作用、肌肉收缩等因素造成骨折断端移位，使受伤肢体失去正常解剖形态，形成如短缩、成角、旋转、隆起等畸形。

（2）骨摩擦音（骨擦感）　无嵌插的完全性骨折，两断端相互摩擦时发出的声音为骨摩擦音，产生的碰撞感为骨擦感。

（3）异常活动（假关节活动）　指骨干部无嵌插的完全骨折，可使肢体在没有关节的部位出现类似关节屈伸、旋转等不正常的活动。又称假关节活动。

畸形、骨摩擦音和异常活动是骨折的三大特有体征，只要出现其中一种，即可初步诊断为骨折。但未出现以上体征，并不能排除骨折，如裂纹骨折和嵌插骨折。同时，在查体时禁止主动寻找骨摩擦音或异常活动，以免给患者造成痛苦或加重损伤。

3. 影像学检查　X 线检查不仅能对骨折存在与否加以确认，而且还能显示查体难以发现的骨折、明确骨折类型和移位方向，对指导治疗有重要的参考价值。X 线摄片时需拍正、侧位片，某些特殊部位如脊椎小关节、第二颈椎齿状突等，还应加拍斜位或其他特殊体位照片。对四肢骨干，应至少包括上下一个相邻关节，必要时拍摄健侧对比片。

前臂及小腿骨折，因两骨的折线常不在同一平面，最好整段拍摄，以免漏诊。如X线不能明确诊断，可进一步行CT或MRI检查，或暂时先按骨折进行处理，2周后再次摄片以明确诊断。

五、骨折的并发症

机体遭受暴力打击后，除发生骨折外，还可能出现全身和局部的并发症。有的并发症可以在短时间危及患者生命，必须紧急处理；有的需要与骨折同时处理；还有一些需待骨折愈合后处理。因此，接诊患者后必须进行全面的体格检查，及时发现并正确、妥善地处理各种并发症。

（一）早期并发症

1. 休克　多为创伤性休克，主要由严重创伤引起的急性大出血或重要脏器损伤所致。发展迅速，若不及时处理，将危及生命。凡遇到多发性骨折、骨盆骨折、股骨干骨折或骨折合并内脏损伤等，均应想到休克的可能。患者烦躁不安、出冷汗、心率加快、脉压缩小、尿量减少，须按创伤性休克的诊治规范进行抗休克处理，立即制动、监测生命体征、控制活动性出血、补充血容量、适时处理原发损伤。

2. 重要脏器损伤

（1）**肺损伤**　肋骨骨折时，骨折断端可刺破胸膜、肋间血管或肺实质，造成气胸、血胸或血气胸，影响呼吸和循环功能，需及时处理。

（2）**肝、脾破裂**　当暴力作用于胸壁下部或上腹部，在发生肋骨骨折的同时，也可发生肝、脾的破裂，导致严重内出血和休克。可通过腹腔穿刺、腹部B超等手段明确诊断。在纠正休克的同时，积极请相关科室会诊，参与救治。

（3）**膀胱、尿道、直肠损伤**　骨盆骨折时，因骨折尖端刺入、暴力挤压而引起膀胱、尿道、直肠的损伤，出现尿血、便血、排尿困难等症状。

3. 重要血管损伤　暴力的挤压、牵拉或骨折断端刺入可造成血管断裂、破裂或管腔内血栓形成，导致出血、休克、肢体远端缺血性坏死等严重后果。如肱骨髁上骨折伤及肱动脉（图5-7）、股骨髁上骨折伤及腘动脉、骨盆骨折伤及髂部大血管等。因此，骨折查体时应注意伤肢远端的血供情况。若肢体远端疼痛、麻木、苍白或紫绀、冰冷、脉搏减弱或消失，提示有重要动脉损伤。

4. 神经损伤

（1）**脊髓损伤**　脊柱骨折脱位时，可造成脊髓受压或断裂，造成损伤平面以下四肢瘫、截瘫等。一旦确诊，早期行切开复位、减压及内固定手术可减轻继发性损伤，利于神经功能恢复（图5-8）。

（2）**周围神经损伤**　早期可因挤压、牵拉、骨折断端的切割，后期可因外固定压迫、骨痂包裹或肢体畸形牵拉，造成附

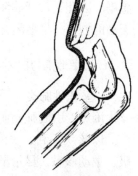

图5-7　肱骨髁上骨折损伤肱动脉

近神经挫伤、撕裂或断裂。如肱骨干中下 1/3 骨折伤及桡神经（图 5-9），腓骨小头骨折伤及腓总神经损伤。神经损伤后，其所支配的范围可出现运动、感觉功能障碍。

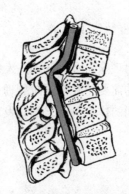

图 5-8　脊柱骨折脱位损伤脊髓

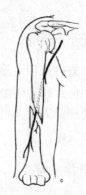

图 5-9　肱骨干骨折损伤桡神经

5.脂肪栓塞综合征　本病是骨折（特别是长管状骨骨折）引起的严重并发症。骨折后，断端处血肿压力过大，致髓腔中的脂肪滴进入循环系统，形成脂肪栓塞堵塞血管，引起肺、脑脂肪栓塞。多见于成人股骨干骨折，主要表现为胸闷、胸痛、进行性呼吸困难、发绀等呼吸系统症状和烦躁、头痛、昏迷等神经系统症状。典型患者肺部 X 光片呈"云雾状""暴风雪状"改变。目前最有效的治疗方法是激素治疗。

6.骨筋膜室综合征　由骨、骨间膜、肌间隔和深筋膜构成的骨筋膜室内的肌肉和神经因急性缺血而产生的一系列早期症状和体征，常发生在小腿和前臂。如救治不及时，导致肌肉、神经坏死，可发展为缺血性肌挛缩（图 5-10），短时间内造成肢体坏死或

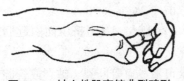

图 5-10　缺血性肌挛缩典型畸形

坏疽。在骨折的诊治过程中，必须高度重视，及早发现和处理，避免该并发症的出现。其临床表现主要为：①由疼痛转为无痛；②皮肤苍白或发绀、大理石花纹等；③感觉异常；④肌肉瘫痪；⑤动脉搏动消失。最有效的治疗方法是早期对筋膜充分切开减压。

7.感染　多见于开放性骨折，若清创不及时或不彻底，易发生化脓性感染或厌氧菌感染。因此，对开放性骨折应按清创术的要求及时彻底清创，使污染的创口转变为接近无菌的创口并早期闭合，从而为组织修复和骨折愈合创造有利条件。

（二）晚期并发症

1.坠积性肺炎　下肢和脊柱骨折患者，须长期卧床，致肺部功能减弱，痰液积聚，咳出困难，引起肺充血、水肿，利于细菌生长而引发炎症，老年、体弱患者甚至危及生命。以咳痰不利、痰液黏稠而致呛咳为主要特点。因此，患者在卧床期间应多做深呼吸，主动咳嗽，尽量早期起坐和功能锻炼，必要时应用敏感抗生素及促进排痰药物，老年患者尤应注意。

2.褥疮　褥疮是卧床患者因局部组织长期受压，缺血坏死而发生经久不愈的溃疡。

好发于骶尾部、足跟等骨突部位。多见于截瘫、严重创伤昏迷等患者。对此，应加强护理，早做预防。对褥疮好发部位应保持清洁、干燥，局部放置棉垫、气圈等，减轻压迫，定时翻身及按摩。

3. **泌尿系感染及结石** 骨折须长期卧床或截瘫患者，因长期留置导尿管、尿量减少等因素，易行成逆行性泌尿系感染及结石。应经常冲洗膀胱，定期更换导尿管，并鼓励患者多饮水，保持小便通畅，必要时使用敏感抗生素。

4. **下肢深静脉血栓** 骨折患者长期卧床，下肢静脉回流缓慢，易产生血栓。栓塞时患肢出现疼痛、压痛及明显肿胀。明确诊断后可应用抗凝血和溶栓疗法治疗。对本病应以预防为主，目前常采用药物方法（低分子量肝素、口服抗凝药等）和机械物理方法（压差性弹力袜、间歇性腿部充气压迫法等），并鼓励患者早期功能锻炼，促进血液回流，防止血栓形成。

5. **骨化性肌炎（损伤性骨化）** 损伤后软组织内出血、施行粗暴的复位手法和被动活动，致骨膜下血肿扩散渗入肌纤维之间，或与深部肌肉内的血肿彼此沟通，血肿机化后，通过附近骨膜化骨的诱导，逐渐变为软骨，然后再钙化、骨化，发生本病，多见于肘关节损伤。明确诊断后可在患者主动活动基础上进行理疗，效果不佳者，行手术治疗。

6. **创伤性关节炎** 关节内骨折未解剖复位或骨干骨折成角畸形愈合，导致关节面不平整或力学改变，引起软骨磨损而形成创伤性关节炎，出现关节疼痛和活动功能障碍。

7. **关节僵硬** 长时间的外固定或未及时进行功能锻炼，可引起关节囊及周围软组织粘连、肌腱挛缩等，导致关节活动功能障碍。因此，骨折患者应适时去除外固定并积极进行功能锻炼，并配合理疗、手法治疗等。

8. **缺血性骨坏死** 骨折段的血液供应被破坏，可造成骨的缺血性坏死。常见于股骨颈骨折后股骨头缺血性坏死（图 5–11）及腕舟骨腰部骨折后近端坏死。

9. **迟发性畸形** 少儿骨骺损伤，可影响骨的正常发育，日后逐渐出现的畸形，称迟发型畸形。如儿童肱骨髁上骨折后常出现肘内翻畸形（图 5–12）。

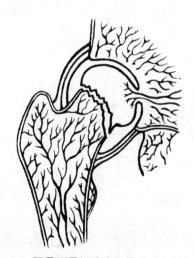

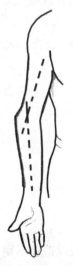

图 5–11 股骨颈骨折造成股骨头缺血性坏死　　**图 5–12 肱骨髁上骨折后出现肘内翻畸形**

六、骨折的愈合过程

骨折的愈合过程是"瘀去、新生、骨合"的过程。一般分为血肿机化期、原始骨痂形成期、骨痂改造塑形期三个阶段，各期依次出现，交织演化，不能截然分开。

1.血肿机化期　骨折后，骨折断端周围形成血肿，断端骨质因血液循环破坏出现数毫米长的坏死。伤后 6～8 小时血肿形成血凝块，随着成纤维细胞、吞噬细胞及新生的毛细血管侵入，血肿逐渐机化形成肉芽组织，进而再演变为纤维结缔组织，将骨折断端初步连接在一起，称为纤维性连接。该期在骨折后 2～3 周内完成。这一时期内如发现骨折复位不佳，尚可通过手法进行调整（图 5–13）。

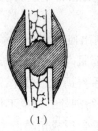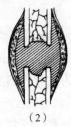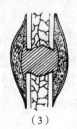

（1）　　　　　　（2）　　　　　　（3）

图 5–13　血肿机化期

2.原始骨痂形成期　骨折 24 小时内，断端骨外膜、骨内膜开始增生肥厚，成骨细胞大量增生，产生骨样组织并钙化形成新生骨，称为膜内化骨。新生骨紧贴在骨皮质表面，越靠近骨折线越多，呈斜坡式，称外骨痂和内骨痂。两骨痂不断生长，逐渐向骨折线会合。同时，填充于骨折断端间和髓腔内的纤维结缔组织逐渐转化为软骨组织并经过增生、钙化而成骨，称软骨内化骨。此过程复杂而缓慢，在断端处形成环形骨痂和髓腔内骨痂。当各部分骨痂完全融合时，标志着原始骨痂的形成。原始骨痂经不断钙化而加强，当其强度足以抵抗肌肉收缩、剪力和旋转力时，骨折已达到临床愈合，此期需 4～8 周。X 线片上可见骨折处有梭形骨痂包裹，骨折线模糊。此时，可解除外固定，在保护下进行患肢功能锻炼（图 5–14）。

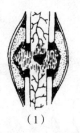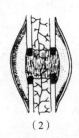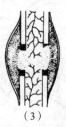

（1）　　　　　　（2）　　　　　　（3）

图 5–14　原始骨痂形成期

3.骨痂改造塑形期　原始骨痂由排列不规则的骨小梁构成，当患肢开始功能锻炼和负重，骨小梁在应力作用下逐渐增加，且排列规则和致密。骨折断端坏死部分经过死骨清除和新骨爬行替代后，骨折部位形成骨性连接［图 5–15（1）］。这一过程需 8～12 周。此后，随着肢体活动和负重增加，应力轴线上的骨痂不断得到加强，应力轴线以外的骨痂逐渐被清除，骨髓腔再通，骨的正常结构恢复，原始骨痂即被改造成为永久骨痂。最后，骨折痕迹在组织学和放射学上完全消失，成人需 2～4 年，少儿一般在 2 年以内［图 5–15（2）］。

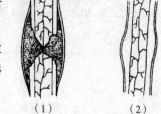

（1） （2）

图 5–15 骨痂改造塑形期

七、骨折的临床愈合标准和骨性愈合标准

（一）骨折的临床愈合标准

1. 局部无压痛，无纵轴叩击痛。
2. 局部无异常活动。
3. X 线片显示骨折线模糊，有连续性骨痂通过骨折线。
4. 功能测定：在解除外固定情况下，上肢能平举 1kg 重物达 1 分钟，下肢能徒手平地连续步行 3 分钟，且不少于 30 步。
5. 连续观察 2 周骨折处不变形，则观察的第一天即为临床愈合日期。
6. 第 4 点中 2 项的测定必须慎重，以不发生变形或再骨折为度。

（二）骨折的骨性愈合标准

1. 具备临床愈合标准的条件。
2. X 线片显示骨小梁通过骨折线。

成人常见骨折临床愈合所需时间必须依据临床愈合标准决定，表 5–1 仅供参考。

表 5–1 成人常见骨折临床愈合时间参考表

骨折名称	愈合时间（周）
锁骨骨折	4～6
肱骨外科颈骨折	4～6
肱骨干骨折	4～8
肱骨髁上骨折	3～6
尺、桡骨干骨折	6～8
桡骨下端骨折	3～6
掌、指骨骨折	3～4
股骨颈骨折	12～24
股骨粗隆间骨折	7～10
股骨干骨折	8～12

骨折名称	愈合时间（周）
髌骨骨折	4~6
胫、腓骨干骨折	7~10
踝部骨折	4~6
跖骨骨折	4~6

八、影响骨折愈合的因素

（一）全身因素

1. 年龄 骨折愈合速度和年龄关系密切，年龄越小，愈合速度越快。这是因为少儿组织再生和塑形能力强，而老人骨质疏松，代谢水平低。如股骨干骨折，新生儿2周即可愈合，小儿需要4周，成年人需8~12周，老年人时间更长。

2. 健康情况 身体健壮者，骨折愈合速度较快；体质虚弱、营养不良及糖尿病、恶性肿瘤等慢性消耗性疾病患者骨折愈合时间延长。

（二）局部因素

1. 损伤程度 有大块骨缺损或周围软组织损伤严重、断端形成巨大血肿或骨膜损伤者，骨折愈合较慢，如粉碎性骨折。

2. 骨折断面的接触 骨折断面接触大则愈合快，接触小则愈合慢，故骨折整复后对位良好者，骨折愈合较快。断面如有肌肉、骨膜等嵌入时，阻碍断面的接触，可造成骨折迟缓愈合甚至不愈合。

3. 骨折断端的血供 断端周围的血供是决定骨折愈合快慢的重要因素。血供越丰富，骨折愈合越快。故松质骨骨折和干骺端骨折愈合较快。而血供不良部位的骨折如腕舟骨、股骨颈、胫骨下1/3骨折则愈合缓慢，甚至发生迟缓愈合、不愈合及缺血性骨坏死。

4. 感染 感染可引起骨及软组织坏死，造成骨折延迟愈合或不愈合。

（三）治疗因素

1. 反复的手法复位 反复多次的手法复位可加重骨折周围软组织及骨外膜的损伤，影响骨折的愈合。

2. 切开复位 手术过程中可因损伤骨外周血管、广泛剥离骨膜而影响骨的血供，造成骨折延迟愈合或不愈合。

3. 过度牵引 过度牵引会造成骨折断端的分离移位，影响骨折愈合。所以在持续牵引过程中要严密监测患肢的长度变化和骨折断端的接触情况，避免过度牵引。

4. 固定不当　固定力度不够，骨折易发生再移位，造成断端接触不良及周围再生的毛细血管撕裂；固定太过则造成局部血运不佳，骨代谢减退，二者均可影响骨折的愈合。

5. 功能锻炼不当　过早或强度过大的功能锻炼，可使骨折断端产生扭转及剪切应力，干扰骨折的固定和骨痂生长，影响骨折的愈合。

九、骨折的治疗

治疗骨折时必须贯彻固定与活动统一（动静结合）、骨与软组织并重（筋骨并重）、局部与整体兼顾（内外兼治）、医疗措施与患者的主观能动性密切配合（医患合作）的治疗原则。治疗措施包括复位、固定、功能锻炼和药物治疗。要尽可能使骨折复位而不增加局部组织损伤，固定骨折而不妨碍肢体活动，达到骨折愈合和功能恢复的治疗目的。

（一）现场急救

急救处理的目的是用简单而有效的方法抢救患者生命、保护患肢、安全而迅速地转运，使患者得到及时有效的救治。实施步骤主要包括抢救生命、包扎创口、可靠固定、迅速转运。休克患者，首要任务是抗休克。对颅脑损伤所致的昏迷患者，应注意保持呼吸道通畅。开放性骨折创口用绷带加压包扎止血。合并大血管破裂者，应使用止血带止血，并准确记录开始使用时间，定时放松，避免肢体远端发生缺血性坏死。若骨折断端已戳出伤口并污染，但未压迫血管和神经者，不应将断端回纳，以免将污物带入伤口深处。包扎过程中骨折端自行滑回伤口者，需向接诊医师说明。再据条件选用夹板、绷带、树枝、木板等将患者妥善固定，必要时也可利用躯干和健肢捆绑固定。然后采用合理的方法，迅速把伤员运往就近医院治疗。

（二）复位

复位是指将移位的骨折段恢复正常或接近正常的解剖关系，重建骨骼的支架作用。

1. 复位方法　骨折的复位方法包括闭合复位和切开复位。闭合复位又包括手法复位和持续牵引。持续牵引可起到复位和固定两方面作用。

（1）手法复位　多数骨折可通过手法复位取得满意效果。复位时要遵循及时、稳妥、准确、轻巧的原则。尽量在伤后尽早实施手法复位，并将患肢置于肌肉松弛的体位，以骨折远端对近端，力争一次整复成功。

复位前准备：①麻醉。麻醉可以减轻疼痛，缓解肌痉挛，便于复位操作。对体质较好、骨折较轻的患者可不麻醉，但对患有心脑血管疾病的老年人必须在麻醉下进行手法复位，避免发生心脑血管意外。一般多采用局部麻醉如骨折血肿内麻醉、臂丛神经麻醉等。②固定材料的准备。手法复位前须将夹板、绷带、石膏等固定材料准备妥当，复位结束后立即将患肢妥善固定。

（2）切开复位　指通过手术切开患处，直视下将骨折断端复位。切开复位具有易于达到解剖复位、固定坚固、便于护理等优点，但同时也存在损伤局部软组织和骨膜、增加感染机会、大部分内固定材料需二次手术取出等缺点。因此，应严格掌握切开复位的适应证，如开放性骨折、移位的关节内骨折、骨折合并血管、神经及肌腱损伤等。

2. 复位标准

（1）**解剖复位** 指骨折断端恢复正常的解剖位置关系，对位（两骨折端的接触面）和对线（两骨折段在纵轴上的关系）完全良好。

（2）**功能复位** 骨折经最大努力整复，某些移位仍未完全纠正，但骨折就此愈合后，对肢体功能无明显妨碍者，称为功能复位。因患者的年龄、职业和骨折部位不同，功能复位的要求也不同。如老年人复位要求较青壮年低；从事精细行业操作者的复位要求较高。肱骨干稍有畸形对上肢功能影响不大，而尺桡骨畸形愈合则将影响前臂旋转功能。

功能复位的标准：①骨折部位的旋转及分离移位必须完全矫正。②短缩移位：成人下肢骨折不超过 1cm，儿童如无骨骺损伤，下肢短缩在 2cm 以内，生长发育过程中可自行矫正。③对线：与关节活动方向一致的轻度成角移位，日后可因骨痂改造自行矫正，但成人不宜超过 10°，儿童不宜超过 15°。与关节活动方向垂直的成角移位，日后不能自行矫正，必须完全矫正。④对位：骨折端对位至少达 1/3 以上，干骺端对位达 3/4 以上。

对所有的骨折都应争取达到解剖复位或接近解剖学位置的对位。对不能达到解剖复位者，应根据患者的年龄、职业特点及骨折部位的不同，力争达到功能复位。

（三）固定

固定是将骨折维持在复位后的位置，直至骨折愈合。目前常用的固定方式有外固定和内固定。其中外固定主要包括夹板固定、石膏固定、持续牵引固定、外固定器固定；内固定主要包括钢板、螺钉、髓内针、骨圆针（克氏针、斯氏针等）、不锈钢丝等。每种固定方法各有优缺点和适应证，应根据骨折的实际情况合理选择。

（四）功能锻炼

功能锻炼是恢复机体正常功能的最主要方法，具有消肿止痛、减轻肌肉萎缩、避免关节粘连僵硬、促进骨折愈合等作用。由于患者对功能锻炼认识不足，临床不乏见到骨折愈合良好而患肢功能恢复不足的病例，某些甚至造成永久性功能障碍。因此，医生应高度重视功能锻炼，指导并督促患者正确进行功能锻炼，真正做到"动静结合""医患合作"，将功能锻炼贯穿于骨折治疗的始终。功能锻炼应根据患者的实际情况，主动运动为主，被动运动为辅，并遵循循序渐进的原则，动作频率由慢到快，活动范围由小到大，时间由短到长，次数由少到多。

1. 骨折初期（骨折后 1～2 周） 本期功能锻炼的目的是促进患肢血液循环，消除肿胀，防止肌肉萎缩。主要做肌肉的收缩锻炼，骨折部位邻近的关节不活动。如肱骨干骨折后，进行手指的屈伸活动，而肩、肘关节不活动；股骨干骨折行踝关节的屈伸活动及股四头肌的等长运动，而髋、膝关节不活动。同时也应进行健肢和身体其他部位锻炼，减少骨折并发症的发生。

2. 骨折中期（骨折后 3 ~ 6 周） 本期功能锻炼的目的是防止肌肉萎缩和关节僵硬，促进骨折愈合。在骨折良好固定的情况下，患者主动进行骨折部上下关节的活动。如上臂骨折在外固定保护的情况下进行肩、肘关节的功能锻炼；大腿骨折在持续牵引及夹板固定的情况下进行髋、膝关节的主动活动；胸腰椎骨折进行飞燕点水、五点支撑等锻炼。

3. 骨折后期（骨折 7 周以后） 本期功能锻炼的目的是促进关节活动范围的增加和肌力的恢复，早日恢复患肢的正常功能。重点加强肌肉力量和患肢各关节运动功能的锻炼。可鼓励患者做一些力所能及的轻微工作，上肢主要进行日常生活自理动作的锻炼，如进食、洗漱、更衣的训练，下肢主要进行行走和负重功能的锻炼。

（五）药物治疗

药物治疗以中医基础理论为依据，遵循整体观和辨证施治原则，并结合骨折的发生、发展及其愈合情况分期用药，以"祛瘀、生新、骨合"为治疗原则，贯彻内外兼治，是骨折治疗的重要组成部分。用药包括内服药和外用药。

1. 内服药物

（1）初期 以活血化瘀、消肿止痛为主。选用复元活血汤、血府逐瘀汤、桃红四物汤等。

（2）中期 以和营止痛、接骨续筋为主。选用和营止痛汤、接骨紫金丹等。

（3）后期 以壮筋骨、补肝肾、养气血为主。选用壮筋续骨丹、健步虎潜丸、八珍汤等。

2. 外用药物

（1）初期 主要使用活血化瘀、消肿止痛的药膏，如消瘀止痛膏、双柏散膏等。

（2）中期 主要使用接骨续筋类药物，如接骨续筋药膏、驳骨散等。

（3）后期 主要使用舒筋活络类药物，如舒筋活络药膏、海桐皮汤、正骨水等。

十、骨折延迟愈合、不愈合、畸形愈合的处理原则

1. 延迟愈合 骨折经过治疗，超过同类骨折临床愈合的最长时限，骨折部仍有疼痛和纵向叩击痛，X 线照片显示断端骨痂较少，骨折线依旧明显，但断端无硬化现象，骨髓腔通畅，称为骨折迟缓愈合。主要原因包括固定不当、牵引过度或软组织嵌入致骨端分离、手术过度剥离骨膜等，患者体质虚弱、营养不良或全身性疾病也可造成骨折延迟愈合。虽然其主要表现为愈合速度缓慢，但仍有愈合可能。若能针对病因采取适当措施，去除妨碍骨折愈合的相关因素，骨折仍可愈合。

2. 不愈合 超过正常愈合时间较长，骨折断端仍有异常活动，X 线照片显示骨折线清晰，骨痂稀少，骨断端硬化或萎缩疏松，髓腔封闭，称为骨折不愈合。主要原因包括大块骨缺损、软组织损伤严重、感染等。骨折不愈合时不能通过延长治疗时间而达到愈

合，必须通过手术切除硬化骨和纤维瘢痕组织、再通髓腔、清除感染灶、植骨、内固定或外固定支架固定治疗。

需要注意，骨折延迟愈合和不愈合，主要依据临床表现和 X 线照片，并视其发展而确定，不能单纯以时间的长短作为判断依据。

3. 畸形愈合　骨折愈合后未达到功能复位的要求，断端存在旋转、成角、重叠畸形者，称骨折畸形愈合。多因骨折复位未达要求、固定不当、去除固定过早等原因造成。对年龄小于 13 岁或畸形较轻、未明显影响肢体功能者可继续观察，不予处理；但对畸形明显，影响肢体功能者，不论年龄大小，均应及早处理。骨折愈合时间短，骨痂尚不坚实者，可在麻醉下手法折骨，重新复位与固定；骨折愈合坚实者，应行截骨矫形、植骨、内固定术治疗。

注意，手术的主要目的是改善骨折畸形愈合所致的肢体功能障碍，而非外观。

第二节　上肢骨折

一、锁骨骨折

【概述】

锁骨为上肢带骨，呈"～"形浅居于皮下，全段皆可摸到，架于胸骨和肩峰之间，是上肢与躯干的唯一骨关节联系。内侧 2/3 凸向前方，有胸锁乳突肌和胸大肌附着；外侧 1/3 凸向后方，有三角肌和斜方肌附着。锁骨有保护后方臂丛神经及下方的锁骨下动脉、静脉的作用。锁骨骨折多发生中 1/3 和外 1/3 交界处，以青壮年和幼儿多见。

【病因病机】

锁骨骨折多由间接暴力所致，跌倒时手掌部、肘部或肩外侧先着地，外力自下而上传达经肩锁关节传至锁骨而发生骨折，骨折多为短斜形或横形骨折。骨折近端（内侧）因胸锁乳突肌的牵拉移向后上方，远端（外侧）受上肢重力作用及胸大肌等牵拉而移向前下方（图 5-16）。幼儿患者骨质柔嫩，多形成青枝骨折，骨折端向上成角。由直接暴力引起者多为横断或粉碎性骨折。骨折移位严重时，可伤及锁骨下动脉、静脉或臂丛神经，甚至刺破胸膜或肺尖而造成气胸、血胸。

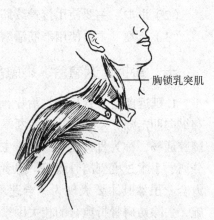

胸锁乳突肌

图 5-16　锁骨骨折的移位特点

【临床表现与诊断】

骨折后局部疼痛、肿胀、畸形，压痛，可摸到移位的骨折端。患肩功能受限，下垂并向前、内倾斜，锁骨上、下窝变浅甚至丰满。患者常以健手托住患侧肘部，头向患侧倾斜，下颌转向健侧而缓解疼痛。幼儿多为青枝骨折，症状、体征不明显，且常表述不清，容易漏诊或误诊，应详细询问其家长有无受伤史，牵拉上肢如穿衣等动作或压迫锁骨时有无哭闹表现，以此协助诊断。X线片可显示骨折类型和移位特点。根据受伤史、临床表现和X线检查即可诊断。

锁骨远段骨折时，须判断喙锁韧带是否损伤。诊断骨折的同时，应详细检查患侧血液循环、肌肉活动及皮肤感觉，若患肢桡动脉搏动减弱或消失，感觉减退、麻木感，提示锁骨下血管、神经损伤。

【治疗】

无移位骨折或青枝骨折无需整复，以三角巾悬吊患肢 1～3 周即可。有移位骨折，应及时复位，一般需固定 4 周，粉碎性骨折可延长固定至 6 周。固定期间，卧床休息时应仰卧位，两肩胛骨之间垫一个窄枕，保持两肩后伸。

1.手法复位 患者取端坐位，抬头挺胸，双手叉腰，双肩后展。助手用膝部顶住患者背部两肩胛骨之间，双手握其两肩外侧，向背侧缓慢牵拉，使之向后伸展。待重叠移位矫正后，术者于患者前方，以捺正手法矫正侧方移位（图 5-17）。

2.固定

（1）"∞"字绷带固定法 两腋下分别用棉垫保护，将绷带从患侧肩后经腋下，绕过肩前上方，向后斜过背部至健侧腋下，然后绕过肩前上方，再经背部至患侧腋下，如此反复包绕 8～12 层（图 5-18）。用三角巾将患肢悬吊于胸前。

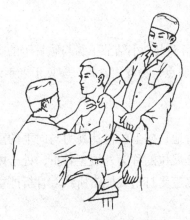

图 5-17 锁骨骨折手法复位

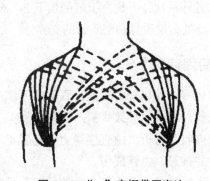

图 5-18 "∞"字绷带固定法

（2）双圈固定法 两腋下放置棉垫，用 2 个大小合适的棉圈分别套于双肩，并从肩背后拉紧，并用 2 条短布带捆扎固定。双圈前方用 1 条布带捆扎固定，防止固定圈滑脱。注意捆扎带前方稍松，后方要紧，保持双肩后伸（图5-19）。

3.功能锻炼 固定后即可开始手指、腕及肘关节的屈伸活动；中期可逐渐增加肩关节屈伸活动和扩胸活动；后期做肩关节的各种活动，尤其是肩外展和外旋活动。

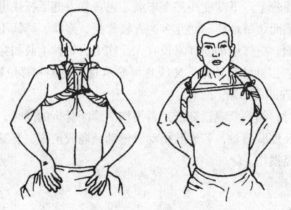

图 5-19 双圈固定法

4.药物治疗

（1）内治 按骨折三期辨证用药。儿童愈合迅速，可不必用药。

（2）外治 初期外敷消瘀止痛药膏或双柏散，中期外用接骨续筋药膏，解除固定后可用海桐皮汤或温经通络膏熏洗患处。

5.手术治疗 锁骨开放性骨折或骨折合并臂丛神经、锁骨下动脉、静脉损伤者，可采用切开复位内固定术。迅速探明并修补损伤之血管或神经，骨折复位后用克氏针或钢板螺丝钉固定，有较大骨质缺损者应植骨。喙锁韧带断裂者，应及时修补。

二、肱骨外科颈骨折

【概述】

肱骨外科颈骨折是位于解剖颈下2～3cm，相当于大、小结节下缘与肱骨干的交界处骨折。此处为松质骨和密质骨的交界处，是力学薄弱点，易发生骨折，多见于老年人。

【病因病机】

本病多由间接暴力所致，跌倒时手掌或肘部着地，向上的传达暴力与向下的重力汇集在肱骨外科颈而导致骨折。受伤时肩关节处于外展位的称为外展型骨折，处于内收位的称为内收型骨折。由直接暴力引起者见于肩外侧遭受打击或撞击所致。骨折严重移位时可合并神经、血管损伤。

1.裂纹骨折 较小暴力所致，引起骨膜下骨裂，多无明显移位。

2.外展型骨折 患肢处于外展位受伤，骨折端外侧嵌插而内侧分离。暴力较大时，骨折端重叠移位，并向内、向前成角，常伴有肱骨大结节撕脱骨折［图5-20（1）］。此型较多。

3. **内收型骨折** 患肢处于内收位受伤，骨折端外侧分离而内侧嵌插。暴力较大时，骨折端重叠移位，向外成角［图5-20（2）］。

4. **骨折合并肩关节脱位** 由较大的外展外旋传达暴力所致，先造成外展型嵌插骨折，暴力继续作用于骨折近端，使肱骨头冲破关节囊而形成肩关节前脱位。严重时表现为关节面向内下，骨折面向外上，位于骨折远端内侧。此型较少见，但如果处理不当，可造成患肩严重功能障碍［图5-20（3）］。

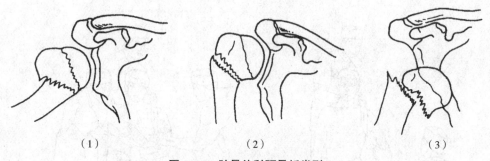

（1） （2） （3）

图5-20 肱骨外科颈骨折类型

（1）外展型骨折；（2）内收型骨折；（3）合并肩关节脱位

由于肱骨上端解剖特点，骨折后局部出血较明显，易与周围软组织发生粘连，或造成结节间沟粗糙，多出现并发症，如肱二头肌长头肌腱炎、肩关节周围炎等。

【临床表现与诊断】

伤后局部肿胀、疼痛，外科颈处环形压痛和纵向叩击痛，患肩功能障碍，上臂内侧可见瘀斑（外展型）。除裂纹骨折外均有骨折的特殊体征。X线片可明确骨折的类型和移位情况。根据外伤史、临床表现和X线检查可明确诊断。

本病需与肩关节脱位相鉴别。肩关节脱位时，肩峰下有空虚感，上臂弹性固定，无骨摩擦音，"方肩"畸形，搭肩试验阳性。

【治疗】

无移位的骨折，用三角巾悬吊患肢1~2周即可开始活动。有移位的骨折应进行复位，一般固定4~6周。

1. **手法复位** 可选择适当的麻醉方法，减轻疼痛并利于复位。患者坐卧或仰卧位，屈肘90°，前臂中立位，一助手用布带绕过腋窝向上提拉，另一助手握其肘部，沿肱骨纵轴方向顺势拔伸牵引（外展型骨折以上臂外展位牵引，内收型骨折以上臂稍内收位牵引），矫正重叠移位［图5-21（1）］，再根据骨折类型，施行不同的手法。

（1）**外展型骨折** 术者双手握骨折部，两拇指置于骨折近端外侧向内按压，其余各指环抱骨折远端的内侧向外拉，同时，远端助手在牵引下缓缓内收患者上臂即可复位［图5-21（2）］。

（2）内收型骨折　术者双手握骨折部，两拇指按于骨折成角处向内推，其余各指环抱骨折远端内侧向外拉，远端助手在牵引下将其上臂缓慢外展即可复位［图5-21（3）］。

以上两型若还有向前成角移位，术者立于患者前外侧，双手拇指置于成角处顶点向后按压，其余各指环抱骨折远端后侧向前提拉，远端助手在牵引下缓缓上抬上臂则可矫正向前成角畸形［图5-21（3）］。如向前成角畸形过大，术者可改用两拇指按压骨折远端向前，其余各指环抱成角顶点处并向后按压，远端助手继续将其上臂上举过头顶。如有骨擦感，断端相互抵触，则表示成角畸形矫正。

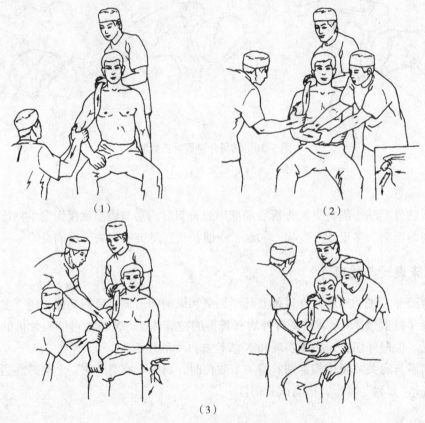

（1）　　　　　　　　　　　（2）

（3）

图5-21　肱骨外科颈骨折整复法

（1）纵向牵引；（2）外展型的整复；（3）内收型的整复

（3）骨折合并肩关节脱位　先持续牵引，使盂肱间隙加大，纳入肱骨头后再整复骨折。

2.固定　维持牵引下，用四块夹板超肩关节固定。对外展型骨折，蘑菇头应顶住腋窝部，并在外侧肩峰下骨折近端处放一平垫；对内收型骨折，蘑菇头应置于肱骨内上髁上部，在外侧夹板下相当于成角顶点处置一平垫。有向前成角者，在前侧夹板相当于成角顶点处放置一平垫。用3条扎带将夹板捆紧，然后用长布带固定3块超关节夹板的顶端，并绕至对侧腋下，用棉垫垫好后打结，再用三角巾将患肢屈肘90°悬吊于胸前（图5-22）。

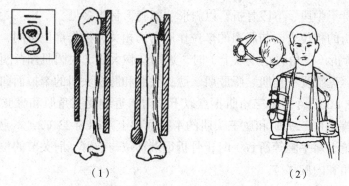

图 5-22 肱骨外科颈骨折的夹板固定
（1）加垫部位；（2）固定

内收型骨折，夹板固定后，还应将患肢置于外展支架上固定，保持肩关节处于外展位，防止骨折再移位。

3.功能锻炼 固定完成后即可进行屈伸掌、指、腕、肘关节及舒缩上肢肌肉等活动。2~3周内，外展型骨折应限制肩关节做外展活动，内收型骨折及骨折合并脱位则限制肩关节做内收活动。3周后逐步开始肩关节各方向活动，每日10多次。4周后可解除外固定，加强肩关节功能活动。

4.药物治疗

（1）内治 按骨折三期辨证用药。老年患者，中后期应注意用补肝肾、强筋骨及补气血的药物，同时加用舒筋活络、通利关节的药物。

（2）外治 初期外敷双柏散或消瘀止痛药膏，中期外用接骨续筋药膏，解除固定后可用海桐皮汤或温经通络膏熏洗患处。

5.手术治疗 对于手法复位失败，特别是青壮年患者复位不成功，或骨折移位严重合并血管、神经损伤者，应在麻醉下行切开复位、交叉克氏针或钢板螺丝钉内固定手术。

三、肱骨干骨折

【概述】

肱骨干骨折是指肱骨外科颈下 1cm 至肱骨内外髁上 2cm 处的骨折。肱骨干分上、中、下 3 段，中上段为圆形，上 1/3 段较粗，自中 1/3 段开始逐渐变细，到下 1/3 段向下逐渐变成扁平三角状，并稍向前倾。肱骨干中、下 1/3 交界处后外侧有桡神经沟，桡神经在此紧贴骨干斜行而下。当中、下段骨折移位较多时易损伤桡神经。肱骨干的滋养动脉在中段偏下内处进入骨内，故此处骨折可伤及滋养动脉而造成骨折延迟愈合或不愈合。肱骨干骨折以中 1/3 最常见，下 1/3 次之，上 1/3 最少。骨折多见于成年人。

【病因病机】

直接暴力多引起肱骨干横形、粉碎性骨折，或开放性骨折，有时为多段骨折；间接暴力多引起肱骨干中段、下段骨折，以斜形、螺旋形骨折多见。

肱骨干骨折的移位方向与肌肉的牵拉作用密切相关，损伤部位不同，移位方向也不同。上 1/3 段骨折（三角肌止点以上）时，近端受胸大肌、大圆肌和背阔肌的牵拉而向前、向内移位，远端受三角肌、喙肱肌、肱二头肌和肱三头肌的牵拉而向上、向外［图 5-23（1）］。中 1/3 段骨折（三角肌止点以下）时，近端受三角肌和喙肱肌的牵拉而向前、向外，远端因肱二头肌和肱三头肌的牵拉而向上［图 5-23（2）］。肱骨干下 1/3 段骨折（如投标枪、掰手腕等所致）时，骨折远端移位与前臂、肘关节的位置和暴力方向相关，多有成角和内旋移位。

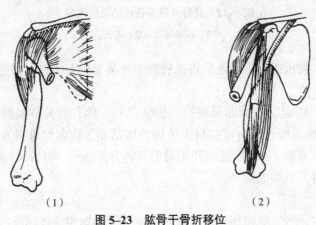

图 5-23　肱骨干骨折移位

（1）三角肌止点以上骨折；（2）三角肌止点以下骨折

【临床表现与诊断】

伤后局部疼痛、肿胀、功能障碍和明显的压痛、纵轴叩击痛。移位明显者常出现上臂短缩或成角畸形，有异常活动和骨摩擦音。患者多用健手托住患肢并依附于胸壁以减轻疼痛。检查时要注意是否合并桡神经损伤。X 线片可明确骨折的部位、类型和移位情况。

【治疗】

1. 手法复位　患者取坐卧或仰卧位。一助手用布带绕过腋窝向上提拉，另一助手握其前臂，在中立位下沿上臂纵轴作对抗牵引，牵引力不宜过大，以免造成骨折断端分离移位。待重叠移位矫正后，再根据骨折的移位情况进行复位。

（1）上 1/3 段骨折　在助手维持牵引下，术者两拇指抵住骨折远端外侧，其余四指环抱近端内侧，先用腕力将近端托起向外，使断端稍向外成角，然后两拇指由外向内推挤远端，即可使骨折复位［图 5-24（1）］。

（2）中 1/3 段骨折　在助手维持牵引下，术者以两拇指抵住骨折近端外侧向内按压，其余四指环抱骨折远端内侧向外端提［图 5-24（2）］。如果还有残余移位，术者可用双手捏住骨折部，助手缓缓放松牵拉，微微摇摆骨折远端，可感到断端摩擦音逐渐减小，直至消失，表示骨折复位。

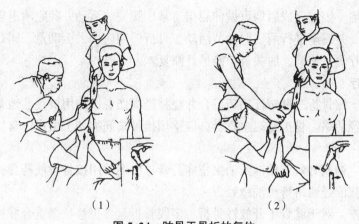

（1）　　　　　　　　　　　（2）

图 5-24　肱骨干骨折的复位

（1）上 1/3 骨折复位法；（2）中 1/3 骨折复位法

（3）下 1/3 段骨折　多为斜形或螺旋骨折，仅需轻微力量牵引即可。对于成角畸形，可将两骨折面挤按复正；对于旋转畸形，可握住骨折远端做与旋转暴力方向相反的旋转手法使之矫正。

2. 固定　上 1/3 段骨折用超肩关节夹板固定，下 1/3 段骨折用超肘关节夹板固定。根据骨折移位情况，选用不同的固定垫加压法。如有残余侧方移位，采用固定垫两点加压；如有轻度成角，采用固定垫三点加压。复位不满意的碎骨片，也可用固定垫将其逐渐压回。放固定垫时应避开桡神经沟，以免桡神经受压而麻痹。前、后、内、外 4 块夹板放置妥当后，用 4 条布带扎紧。然后屈肘 90°，以木托板将前臂置于中立位固定，并悬吊于胸前（图 5-25）。成人 6~8 周，儿童 3~4 周，待 X 线复查有足够骨痂形成时可解除固定。

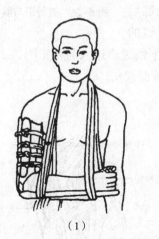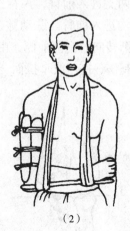

（1）　　　　　　　　　　　　　　　（2）

图 5-25　肱骨外科颈骨折的夹板固定

（1）中段骨折固定法；（2）下段骨折固定法

3. 功能锻炼 固定完成后即可做伸屈指、掌、腕关节活动。肿胀消退后，患肢上臂肌肉舒缩活动，并逐渐进行肩、肘关节活动。骨折后期应加大运动量。同时配合中药熏洗、按摩、理疗等，使肩、肘关节功能早日恢复。

4. 药物治疗

（1）内治 按骨折三期辨证用药。合并桡神经损伤者，加用黄芪、地龙、威灵仙等益气活血、通经活络。骨折延迟愈合者，应重用接骨续筋类如土鳖虫、自然铜、骨碎补等药物。

（2）外治 初期外敷双柏散或消瘀止痛药膏；中期外用接骨续筋药膏；解除固定后可用海桐皮汤或温经通络膏熏洗患处。

5. 手术治疗 对于肱骨干开放性骨折、多段骨折、骨折移位严重合并神经、血管损伤者等，应在适当麻醉下行切开复位内固定手术，常见的固定方式有髓内钉固定、钢板螺丝钉固定或外固定支架固定等。

四、肱骨髁上骨折

【概述】

肱骨髁上骨折是指肱骨内外髁上方2cm以内的骨折。肱骨下端较扁薄，髁上部处于松质骨和密质骨交界处，前有冠状窝，后有鹰嘴窝，两窝之间仅为一层极薄的骨片，力学结构薄弱，易发生骨折。内、外两髁稍前屈，与肱骨纵轴形成向前30°～50°的前倾角（图5-26）。肘关节伸直时，上臂与前臂的纵轴呈10°～15°的携带角（图5-27）。桡神经通过肘窝前外方并分成深浅两支进入前臂，尺神经紧贴肱骨内上髁后方的尺神经沟进入前臂。肱动脉、正中神经从上臂的

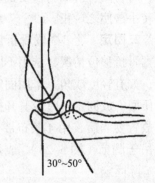

图5-26 肱骨干与肱骨髁的前倾角

下段内侧逐渐转向肘窝部前侧，由肱二头肌腱膜下通过而进入前臂（图2-28）。故骨折发生时可因刺伤、挤压或牵拉而合并周围血管、神经损伤。

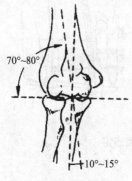

图5-27 携带角

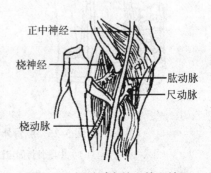

图5-28 经过肘窝的血管和神经

肱骨髁上骨折多见于儿童，此处血供良好，骨折容易愈合，但后期常出现肘内翻或肘外翻畸形，以肘内翻最常见。

【病因病机】

本病多由间接暴力所致。根据受伤机理的不同，肱骨髁上骨折分为伸直型和屈曲型两类，其中伸直型多见。跌倒时，如肘关节处于半屈曲、伸直或过伸位，手掌先触地，自下而上的传达暴力和自上而下的重力在肱骨髁上形成剪切力而造成伸直型骨折。传达暴力将肱骨髁推向后上方，由上而下的重力将肱骨干推向前方，骨折线多由前下方斜向后上方。骨折远端向后、向上而近端向前、向下移位，骨折处向前成角畸形，易伤及正中神经和肱动脉［图 5–29（1）］。跌倒时，如肘关节处于屈曲位，肘尖先触地，则形成屈曲型骨折。传达暴力把肱骨髁推向前上方，骨折线多由后下方斜向前上方，此时骨折远端向前、向上而近端向后、向下移位。骨折处形成向后成角，很少并发血管神经损伤［图 5–29（2）］。

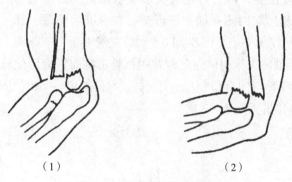

（1）　　　　　　　　（2）

图 5–29　肱骨髁上骨折类型

（1）伸直型；（2）屈曲型

骨折远端常同时发生侧方和旋转移位。根据骨折远端侧方移位的不同，伸直型和屈曲型分为尺偏型和桡偏型。

【临床表现与诊断】

伤后肘部疼痛、肿胀及功能障碍，肱骨髁部环形压痛和叩击痛。骨折移位明显时，症状较重，甚至出现张力性水疱。伸直型骨折肘部呈"靴样"畸形。查体时需注意是否合并血管、神经损伤。血管损伤如不及时处理，可引起最严重并发症——前臂缺血性肌挛缩。神经损伤多为挫伤，以正中神经多见，桡神经次之，尺神经少见。X 线片可明确骨折的类型和移位情况。

伸直型骨折需与肘关节后脱位相鉴别。二者均可出现肘部"靴样"畸形，但肘关节后脱位时肘后三角（屈肘 90°时肱骨内、外上髁和尺骨鹰嘴三点构成等腰三角形）消失，肱骨髁上骨折时肘后三角保持不变。

【治疗】

无移位骨折可将患肢置于屈肘 90°位，超肘关节夹板或石膏托固定 2～3 周即可。有移位骨折应按以下方法处理。

1. 手法复位　患者仰卧，患肩外展 90°，第一助手握住上臂，如远段旋前移位，第二助手握住前臂将其旋后。如远段旋后移位，则将其旋前，做顺势拔伸牵引，纠正重叠移位。伸直型骨折，术者两拇指按住肘后将远端向前推，其余四指重叠环抱骨折近段向后提拉，再用端挤手法矫正侧方移位，同时第二助手徐徐屈曲肘关节，有时复位中有骨擦感。屈曲型骨折，手法与上述相反，应在牵引后将远端向背侧压下，并徐徐伸直肘关节（图 5–30）。

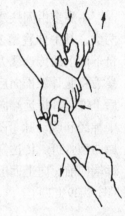

图 5–30　伸直型肱骨髁上骨折整复方法

在整复肱骨髁上骨折时，应特别注意矫正尺偏畸形，以防止伸直型远折端向后移位发生肘内翻。

2. 固定　骨折复位后，以上臂超肘关节夹板固定。对伸直型骨折，在近端外侧及远端内侧各加一塔形垫，在鹰嘴后侧置一梯形垫，近端前侧置一较薄平垫（图 5–31）。然后放置夹板，三条布带捆扎。于肘关节屈曲 90°～110°固定，并用颈腕带将前臂旋后位悬吊 3 周（图 5–32）。屈曲型骨折前后垫放置与伸直型相反，于肘关节屈曲 40°～60°位固定 2 周，以后逐渐将肘关节屈曲至 90°位置固定 1～2 周。

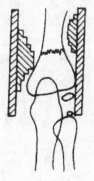

图 5–31　伸直型骨折加垫位置

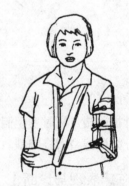

图 5–32　伸直型骨折夹板固定法

3. 功能锻炼　固定完成后即可开始功能锻炼，初期做手指、手掌及腕关节的屈伸活动。2 周后逐渐开始肘关节的屈伸练习，以患者耐受为度。解除固定后，应积极主动锻炼肘关节屈伸活动。要严禁暴力被动活动，以免发生损伤性骨化，影响肘关节功能。

4. 药物治疗

（1）内治　成人骨折按三期辨证用药。儿童早期重在活血祛瘀，消肿止痛，可选用复元活血汤，若肿胀严重、血运障碍者加三七、丹参，并重用祛瘀、利水、消肿药物，如白茅根、木通之类。中、后期可不用内服药。

（2）外治　初期外敷双柏散或消瘀止痛药膏。局部水疱较大者可用注射器针头刺破，将疱内液体放出并用无菌棉球挤压干净，外涂紫药水。解除固定后可用中药熏洗患肘，助其功能恢复。

5. 手术治疗　对于骨折移位严重合并血管、神经损伤者，应行血管、神经探查及修补手术。对于手法复位失败可行切开复位、交叉克氏针内固定手术。后遗肘内翻畸形，年龄在 14 岁以上者，在肘关节功能恢复后，可采用肱骨髁上楔形截骨术加以矫正。

附：肱骨外髁骨折

【概述】

肱骨外髁骨折是指包括整个肱骨外髁、肱骨小头骨骺、滑车外侧部分及部分干骺端的骨折。多见于 5 ~ 10 岁的儿童，成年人少见。由于生理因素，儿童时期肘关节有 6 个骨骺，即肱骨内上髁骨骺、肱骨外上髁骨骺、肱骨滑车骨骺、肱骨小头骨骺、尺骨鹰嘴骨骺和桡骨小头骨骺。各骨骺的出现和融合年龄不同（图 5–33），以肱骨小头出现最早（1 ~ 2 岁），外上髁最晚（11 ~ 13 岁），各骨骺在 16 ~ 19 岁才逐渐融合。在 15 岁以前由于附近多个骨骺存在，坚固性差，且肱骨外髁处于骺软骨阶段，故容易发生骨折。肱骨外髁主要包括非关节面（外上髁）和关节面（肱骨小头）两部分，后外侧有前臂伸肌群附着。肱骨外髁骨折是关节内骨折，且断端易受肌肉牵拉而发生移位，整复较为困难。后期易出现肘外翻畸形，并可出现牵拉性尺神经麻痹。

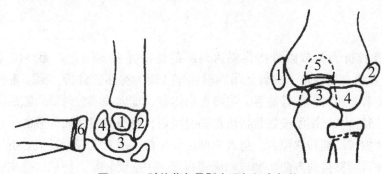

图 5–33　肘关节各骨骺出现与闭合年龄

（1）肱骨内上髁（3~20 岁）；（2）肱骨外上髁（11~17 岁）；（3）肱骨内髁（11~18 岁）；（4）肱骨小头（1~17 岁）；

（5）尺骨鹰嘴（8~18 岁）；（6）桡骨小头（3~18 岁）

【病因病机】

本病多由间接暴力所致，直接暴力少见。跌倒时，若肘部处于轻度屈曲外展位，手掌先触地，暴力沿前臂向上传达至桡骨头，并撞击肱骨外髁而发生骨折，骨折块被推向后、外、上方。或肘部处于伸直位且过度内收，前臂伸肌群猛烈收缩而造成肱骨外髁撕脱骨折，骨折块向前、下移位。骨折后，由于前臂伸肌群的牵拉，骨折块可发生翻转移位，甚至可达 180°。根据骨折块移位不同，可分为无移位骨折、轻度移位骨折和翻转移位骨折 3 种（图 5-34）。

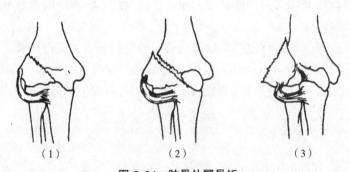

图 5-34　肱骨外髁骨折
（1）无移位骨折；（2）轻度移位骨折；（3）翻转移位骨折

【临床表现与诊断】

伤后肘部外侧明显肿胀、疼痛，肘关节呈半屈曲位，活动功能障碍，肱骨外髁部压痛，骨折移位时，在肘外侧可摸到活动的骨折块及骨擦感，掌指活动困难。X 线片可明确骨折类型和移位方向。但幼儿患者，骨折块的大部分属于骨骺软骨，在 X 线下不显影，故 X 线检查所见要比实际的骨折块小很多。应仔细查体，防止漏诊。根据受伤史、临床表现和 X 线检查可明确诊断。

【治疗】

肱骨外髁骨折为关节内骨折，要达到解剖复位并妥善固定。无移位骨折，屈肘 90°，用上肢直角夹板固定，前臂悬吊胸前固定 3 周。有移位骨折，则需手法复位。如单纯向外移位者，屈肘，前臂旋后，先将患肘内翻，加大关节腔外侧间隙后将骨折块向内推挤，使其复位。再用手按住骨折块作临时固定，将患肘轻微屈伸数次，直至骨折块稳定且无骨摩擦音。翻转移位者，患者取仰卧或坐位，术者先仔细摸清骨折块的关节面和骨折面，并辨清移位的方向、翻转和旋转程度。手法要轻柔，切忌搓捻皮肤。如有前移翻转，先将骨折块向后推按使其成为后移翻转。然后将患肘置于半屈曲位，前臂旋后，将前臂内收以增大关节腔外侧间隙，同时令助手将患腕背伸以松弛前臂伸肌群，术者用手指分别扣住骨折块的滑车部和外上髁部，先矫正旋转移位，再把骨折块向内挤压，使其复位，再将患肘屈伸、内收、外展活动数次，以矫正残余移位。复位成功后，将患肘屈曲 30°~60°，前臂旋后，4 块夹板超肘关节固定 3~4 周。药物治疗与肱骨髁上骨折相同。固定后即可开始手指轻微活动，暂不做前臂旋转、握拳及腕关节屈伸活动，以免牵拉骨折块而再次移位。1 周后，逐渐加大指、掌、腕关节的活动范围。解除固定后，进行肘关节屈伸及前臂旋转活动，并配合中药熏洗或理疗，促进肘关节功能恢复。手法复位失败者，采用切开复位交叉克氏针内固定术。

五、尺骨鹰嘴骨折

【概述】

尺骨鹰嘴属于松质骨，后上方有肱三头肌附着。鹰嘴突与冠状突相连部构成的半月切迹关节面，围绕肱骨滑车运动，构成肱尺关节，是肘关节屈伸的枢纽。骨折造成肘关节失稳而致关节活动障碍。尺骨鹰嘴骨折多见于成年人，儿童少见。

【病因病机】

直接暴力和肌肉牵拉暴力均可造成尺骨鹰嘴骨折，以后者多见。若肘关节处于半屈曲位跌倒，手掌着地，肱三头肌反射性骤然猛烈收缩，强大的肌肉牵拉力导致尺骨鹰嘴撕脱骨折，近端骨折块不同程度的向上移位，骨折线多为横形（图5-35）。如肘关节在屈曲位跌倒，肘后方着地。或尺骨鹰嘴遭受棍棒、石块等打击多造成鹰嘴粉碎性骨折，此时因肱三头肌肌腱及其周围的软组织的保护，骨折移位不大，但常致皮肤损伤，可形成开放性骨折。若肘部后方遭受严重暴力，造成尺骨鹰嘴骨折的同时，可并发肘关节前脱位。尺骨鹰嘴骨折多数为关节内骨折，若处理不当，可发生创伤性关节炎而影响肘关节功能。

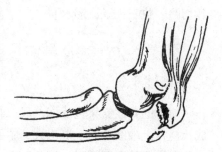

图5-35 尺骨鹰嘴骨折移位

【临床表现与诊断】

伤后肘部后侧疼痛，局限性肿胀，肘关节功能障碍，压痛明显。肘关节多为半屈曲位，患者常以健侧手掌托住患侧前臂。有关节腔内积血者，鹰嘴两侧凹陷处消失甚至隆起。有移位的骨折，可在肘后触到断端间隙的存在或骨擦感。X线片可明确骨折的类型和移位情况。

本骨折需与肘关节脱位相鉴别。二者均可出现疼痛、肘部功能障碍、肘后三角异常等，但肘关节脱位时存在弹性固定，无骨擦感，再根据X线检查可明确诊断。

【治疗】

对关节内骨折，要达到解剖复位，以恢复肘关节正常功能，避免发生创伤性关节炎。

1.手法复位 若肘关节内积血较多，先穿刺抽出关节腔内的积血，再进行手法复位。

患者坐位或仰卧位，助手扶持前臂，肘关节微屈20°~30°，术者站在患肢外侧，两手环抱患肢，以两拇指置于鹰嘴近端的内、外侧，用力向远端推挤，使其向远端靠拢，同时令助手徐徐伸直肘关节，两骨折端即可紧密嵌合。再令助手将肘部缓慢轻微的屈伸数次，使半月切迹的关节面恢复平滑后，将患肘屈曲0°~20°。

2.固定 无移位骨折或轻度移位的粉碎性骨折，用石膏托板或夹板固定于屈肘

20°～60°位 3 周。有移位骨折手法复位后，在尺骨鹰嘴上端放置一半月形抱骨垫，缺口朝下，并用前、后侧超肘夹板固定于屈肘 0°～20°位 3 周，再逐渐改为屈肘 90°固定 1～2 周。

3. 功能锻炼　固定后即可开始功能锻炼。初期进行手指、腕、肩关节的屈伸活动。3 周后逐步开始肘关节小幅度的屈伸活动。解除外固定后，应积极进行主动屈伸锻炼，促进肘关节功能恢复，严禁暴力被动屈肘，避免损伤性骨化。

4. 药物治疗

（1）内治　按骨折三期辨证用药。

（2）外治　初期外敷双柏散或消瘀止痛药膏，解除固定后中药熏洗。

5. 手术治疗　对于手法复位后尺骨半月切迹关节面仍不平滑或难以固定者，可切开复位、克氏针钢丝张力带或拉力螺丝钉内固定。移位明显的粉碎性骨折，可行部分骨碎片切除、肱三头肌成形术。

六、桡、尺骨干双骨折

【概述】

前臂的骨性支架包括桡、尺二骨，尺骨上端粗大而下端细小，主要参与肘关节的构成；桡骨上端细小而下端粗大，主要参与腕关节的组成。从正面看，尺骨较直，桡骨干有凸向桡侧的生理弧度；从侧面看，两骨干均凸向背侧。尺骨是前臂旋转的轴心，桡骨围绕尺骨旋转。自旋后位至旋前位，回旋幅度可达 150°。骨间膜是致密的纤维膜，其松紧度随前臂的旋转而发生改变。前臂中立位时，两骨间隙最大，骨干接近平行，骨间膜全部紧张且上下松紧度均匀一致，有稳定桡、尺骨的作用；处于其他位置时，两骨干间隙缩小，骨间膜上下松紧不一致而使两骨稳定性减低，故骨折复位后应将前臂固定在中立位。前臂肌肉较多，包括屈肌群、伸肌群、旋前肌群和旋后肌群等，主要位于上 2/3 段，下 1/3 多为肌腱。骨折后因肌肉的牵拉，常出现重叠、成角、旋转及侧方移位，故整复较难。桡、尺骨干骨折部位多发生于前臂中 1/3 和下 1/3 段，损伤严重时可合并骨筋膜间室综合征。

【病因病机】

1. 直接暴力　多因重物打击、机器或车轮压轧或利器砍伤所致，造成横形、粉碎性骨折或多段骨折，常合并严重软组织损伤，两骨折线多在同一平面［图 5-36（1）］。

2. 传达暴力　跌倒时手掌着地，暴力通过腕关节沿桡骨向上传导，至桡骨中、上段发生骨折，骨折线呈横形或锯齿状，残余暴力通过骨间膜纤维向内下传递给尺骨，造成尺骨斜形骨折。两骨折线多不在同一平面上，尺骨低于桡骨［图 5-36（2）］。

3. 扭转暴力　多为机器绞伤，或跌倒时手掌着地，前臂极度旋前或旋后位扭转，造成两骨螺旋形骨折，骨折线不在同一平面，尺骨高于桡骨，但方向趋于一致，由尺骨内上方斜向桡骨外下方［图 5-36（3）］。

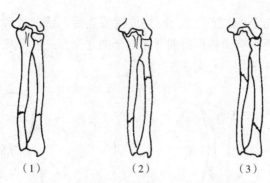

图 5-36 不同暴力所致桡、尺骨干双骨折
（1）直接暴力；（2）传达暴力；（3）扭转暴力

【临床表现与诊断】

伤后局部疼痛、肿胀，前臂活动功能丧失，压痛明显，完全骨折时可有缩短、成角或旋转畸形，有骨摩擦音或异常活动，儿童青枝骨折可仅有成角畸形或畸形不明显。X线检查可确定骨折类型及移位方向。若患肢剧烈疼痛，肿胀严重，手指麻木发凉，被动活动手指时疼痛加重，应考虑合并前臂骨筋膜间室综合征。

【治疗】

无移位骨折可外敷药物，用夹板及前臂托板将前臂固定于中立位。有移位的闭合骨折，可手法整复再夹板固定。骨折的各种移位都必须得到矫正，要求解剖复位或接近解剖复位，否则将影响前臂的旋转功能。

1. **手法复位** 先根据骨折的不同部位及类型，以决定先整复尺骨还是整复桡骨。上 1/3 骨折时因尺骨较粗，且全段均位于皮下，容易摸清，先整复尺骨；下 1/3 骨折时因桡骨较粗大，中下段位于皮下，先整复桡骨；中 1/3 骨折时，根据骨折后两骨干的相对稳定性决定整复顺序，先整复稳定性好的那根。

患者取坐位或仰卧位，患肩外展 70°～90°，肘屈曲 90°。上 1/3 骨折取前臂旋后位，中、下 1/3 骨折取前臂中立位，先由两助手拔伸牵引，矫正重叠、旋转和成角畸形。前臂肌肉发达，经牵引后重叠移位未能完全矫正者，如为横形骨折，可用成角折顶手法；如为长斜行骨折背向侧方移位，可用回绕手法矫正。再用提按端挤手法矫正剩余侧方移位。如桡、尺骨的骨折断端相互靠拢形成成角畸形时，助手适当放松牵引，术者用夹挤分骨手法，两手拇指及食、中、环三指分别置于骨折部的掌、背侧，用力向桡、尺两侧提拉，使向中间靠拢的桡、尺骨断端各自分开，将桡、尺骨间隙分到最大，恢复骨间膜的紧张度。对于横断、锯齿形骨折，可用摇摆触碰手法恢复残余侧方移位并使骨折断端互相嵌插而紧密接触，利于恢复。

2. **固定** 维持牵引，复位前桡、尺骨相互靠拢者，需在掌侧、背侧各放置一个分骨垫。两骨折线在同一平面时，分骨垫中点与骨折线相平；两骨折线不在同一平面时，分骨垫放于两骨折线之间（图 5-37）。若骨折原有成角移位，采用三点法放置平垫；如原有侧方移位，采用二点法放置平垫。压垫放置妥当后，依次放置4块夹板，4条固定带捆扎，屈肘90°，再用有柄托板将前臂固定于中立位，三角巾悬吊，固定至临床愈合（图5-38），成人需6~8周，儿童需3~4周。

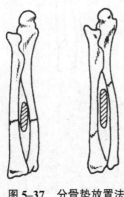 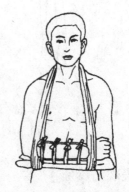

图5-37　分骨垫放置法　　　　图5-38　桡、尺骨干双骨折夹板固定外观

3.功能锻炼　固定后即可开始功能锻炼。初期鼓励患者进行手指、腕关节的屈伸活动及上肢肌肉收缩活动，以促进肿胀消退。2周后开始做肩、肘关节活动，但在骨折临床愈合前，禁止前臂旋转活动。后期解除固定后，加大肩、肘关节活动，并加强前臂旋转活动，以促进前臂旋转功能的恢复。

4.药物治疗

（1）内治　按骨折三期辨证用药。若尺骨下1/3骨折愈合缓慢时，应重用接骨续筋及补肝肾类药物以促进愈合。

（2）外治　初期外敷双柏散或消瘀止痛药膏，解除固定后加强中药熏洗。

5.手术治疗　对于手法复位失败的少年儿童，可采用闭合复位、骨圆针髓内固定。对成人患者，可采用切开复位、钢板螺丝钉内固定或髓内钉内固定术。对开放性骨折、软组织损伤严重者，可采用外固定支架固定。

七、尺骨上1/3骨折合并桡骨头脱位

【概述】

尺骨上1/3骨折合并桡骨头脱位是指尺骨半月切迹以下的上1/3骨折，同时伴有肱桡关节、上桡尺关节脱位，而肱尺关节无脱位。又称孟特吉亚（Monteggia）骨折，简称孟氏骨折。可见于各年龄段，但以儿童多见。

【病因病机】

本病多由间接暴力引起，直接暴力少见。根据暴力的作用方向及骨折的移位情况，临床上可分为伸直、屈曲、内收3型。

1.伸直型　最常见，多见于儿童。跌倒时，肘关节处于伸直或过伸位，前臂旋后，手掌着地，传达暴力由掌心通过尺、桡骨传向前上方，先造成尺骨上1/3斜形骨折，继

而迫使桡骨头冲破或滑出环状韧带，向前（掌）外（桡）方脱出，骨折端随之向掌侧、桡侧成角，成角方向与桡骨头脱位方向一致。成人在外力直接打击尺骨上段背侧，亦可造成伸直型骨折，多为横断或粉碎性骨折［图5-39（1）］。

2. 屈曲型 多见于成人。跌倒时，肘关节处于屈曲位，前臂旋前，手掌着地，传达暴力由掌心传向后上方，先造成尺骨上 1/3 横断或短斜形骨折，骨折端向背侧、桡侧凸出，继而迫使桡骨头向后（背）外（桡）方脱出，骨折端随之向背侧、桡侧成角，尺骨断端成角方向与桡骨头脱位方向一致［图5-39（2）］。

3. 内收型 多见于幼儿。跌倒时，身体向患侧倾斜，肘关节处于内收位，手掌着地，传达暴力由掌心传向外上方，造成尺骨冠状突下方骨折并向桡侧成角，暴力继续作用于桡骨使桡骨头向桡侧脱出。此型骨折，尺骨多呈纵行劈裂、皱褶或横形劈裂，骨折端移位较少或仅向桡侧成角，容易漏诊［图5-39（3）］。

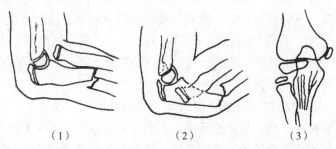

图 5-39 尺骨上 1/3 骨折合并桡骨头脱位的类型

（1）伸直型；（2）屈曲型；（3）内收型

【临床表现与诊断】

伤后肘部和前臂上段疼痛，肿胀，前臂旋转及肘关节功能障碍，移位明显者可见尺骨成角畸形。在肘关节前外、后外或外侧可以摸到脱出的桡骨头，压痛明显，在尺骨上 1/3 处可触及骨擦感。不完全骨折，无骨摩擦音和异常活动，前臂旋转功能稍差。检查时应注意有无桡神经损伤的表现。对疑有孟氏骨折的小儿，必须仔细查体和阅读 X 线片。儿童 X 线片上，桡骨头与肱骨小头相对，桡骨的纵轴线向上延长，一定通过肱骨小头的中心，否则表示桡骨头有脱位。肱骨小头骨骺一般在 1~2 岁时出现，因此对 1 岁以内的患儿，同时加拍健侧 X 线片对照。

本病应和尺骨鹰嘴骨折伴肘关节前脱位相鉴别，后者表现为肘关节过伸，屈曲受限，肘窝部隆起，前方可触及尺、桡骨上端，在肘后方可触及肱骨滑车及游离的尺骨鹰嘴骨折片等，通过 X 线检查可明确诊断。

【治疗】

1. 手法复位 一般原则是先整复桡骨头脱位，后整复尺骨骨折。患者取仰卧或坐位，肩外展 70°~90°，前臂中立位。两助手顺势拔伸牵引，矫正重叠移位。对伸直型，伸肘位牵引，术者两拇指置于桡骨头的掌、桡侧，向背、尺侧按压，同时嘱远端助手将肘关节缓慢屈曲至90°并来回旋转前臂，使桡骨头复位，嘱近端助手以拇指固定桡骨头，术者再分别采用夹挤分骨、提按端挤、反折等手法复位尺骨；对屈曲型，半屈肘位牵引，术者两拇指置于桡骨头的背、桡侧，并向掌、尺侧推按，同时远端助手将肘关节缓慢伸直并来回旋转前臂，使桡骨头复位后，术者再使用分骨、反折、端挤等方法使尺骨复位；对内收型，术者两拇置于桡骨头桡侧，向尺侧按压，远端助手在牵引下外展患者肘关节，使桡骨头复位，同时尺骨向桡侧的成角亦随之矫正；对于特殊型，用与伸直型骨折相同手法先复位桡骨头，再按桡、尺骨干双骨折处理，应用分骨、反折、端挤等手法，使两骨干骨折得到复位。

2. 固定　在维持牵引下，先以尺骨骨折平面为中心，在前臂的掌侧与背侧各置一分骨垫，在骨折的掌侧（伸直型）或背侧（屈曲型）置一平垫；在桡骨头的掌、桡侧（伸直型，特殊型）或背、桡侧（屈曲型）或桡侧（内收型）放置葫芦垫；在尺骨尺侧的上、下端分别放一平垫。然后在前臂掌、背侧与桡、尺侧分别放上长度适宜的夹板，用4根捆扎带固定。伸直型、特殊型应固定于屈肘90°位4~5周；屈曲型、内收型宜先固定于肘关节半屈曲位2~3周后，再改为屈肘90°位固定2周。X线检查显示尺骨骨折线模糊，有连续性骨痂生长后拆除夹板。

3. 功能锻炼　固定后即可开始功能锻炼。早期做手指、腕关节和肩关节的功能锻炼。3周内伸直型和特殊型禁止伸肘活动，屈曲型禁止屈肘活动，3周后逐步做肘关节伸屈活动。当骨折临床愈合拆除夹板固定后，才能开始前臂旋转功能的锻炼并加强肘关节伸屈活动。

4. 药物治疗

（1）内治　按骨折三期辨证用药。

（2）外治　初期外敷双柏散或消瘀止痛药膏，中后期加强中药熏洗。

5. 手术治疗　手法整复失败或固定不稳固者，可行切开复位、钢板螺丝钉或髓内钉内固定术，对环状韧带撕裂者可进行修复。陈旧骨折畸形愈合者，成人可行桡骨头切除，儿童则需将桡骨头复位，重建环状韧带，尺骨斜形截骨内固定。

八、桡骨下 1/3 骨折合并下桡尺关节脱位

【概述】

桡骨下 1/3 骨折合并下桡尺关节脱位又称盖里阿奇（Galeazzi）骨折，简称盖氏骨折。多见于成年人，儿童少见。

【病因病机】

直接暴力和间接暴力均可引起盖氏骨折，以间接暴力所致者多见。跌倒时，手掌着地，地面反作用力沿桡腕关节向上传达至桡骨应力薄弱点即下 1/3 处，造成该处骨折，骨折线为横形或短斜形，螺旋形少见。桡骨远端向上、向背侧或掌侧移位，同时将三角

纤维软骨及尺侧腕韧带或尺骨茎突撕脱或撕裂，导致下桡尺关节脱位。脱位方向可在三个方位同时存在，即纵向上的桡骨远端向近侧移位，横向上的下桡尺关节分离移位，前后位上的尺骨小头向掌或背侧移位，以背侧移位为多见。骨折远端受拇长展肌和拇短伸肌的挤压而向尺侧成角和向掌侧、尺侧移位，被旋前方肌牵拉而旋前。拇长展肌和拇短伸肌有时可嵌入两骨折端之间，导致骨折不愈合。直接暴力多因前臂受重物打击或机器绞伤，桡骨多为横断或粉碎骨折，还常合并尺骨下1/3骨折。

临床上根据骨折的稳定程度和移位方向分为3型：

1. 稳定型 多见于儿童，桡骨下1/3青枝骨折合并尺骨下端骨骺分离；成人为桡骨下1/3横形骨折，无移位或轻度移位，向尺侧成角合并下桡尺关节脱位。

2. 不稳定型 此型最常见，多见于成人。桡骨下1/3短斜形或螺旋形骨折，移位较重，下尺桡关节脱位明显。

3. 特殊型 此型少见，桡、尺骨下段双骨折合并下桡尺关节脱位。骨折与脱位均严重，有时尺骨呈弯曲畸形，多为机器绞伤。

【临床表现与诊断】

伤后前臂和腕部肿胀、疼痛，前臂活动受限，桡骨下1/3向掌侧或背侧成角，压痛及纵轴叩击痛明显，有骨摩擦音，尺骨小头向尺侧、背侧突起，下桡尺关节松弛并有明显的挤压痛。查体时如果桡骨下端有骨摩擦音而尺骨尚完整，即应考虑本病。X线检查时必须包括腕关节，以观察下桡尺关节的分离程度和是否伴有尺骨茎突骨折。

【治疗】

盖氏骨折需达到解剖复位或近于解剖复位，成角和旋转畸形必须矫正，否则将影响前臂旋转功能。稳定型骨折可按桡骨下端骨折处理。不稳定型骨折，先整复下桡尺关节脱位，再整复桡骨骨折，按前臂骨折处理。特殊型，先整下桡尺关节，再按桡、尺骨干双骨折处理。对尺骨仅有弯曲而无骨折线者，必须先矫正尺骨的弯曲畸形后，桡骨骨折和下桡尺关节才能复位。现将不稳定型的整复及固定方法分述如下：

1. 手法复位 患者取仰卧或坐位，患肩外展，屈肘90°，前臂中立位。两助手拔伸牵引3~5分钟，矫正骨折重叠移位，同时使上移的下桡尺关节的关节面回到正常位置。若关节面还有掌、背侧移位，术者用两手拇指与食、中二指分别置于桡、尺骨下端做提按使之平复［图5-40（1）］。有横向分离者，再用两拇指分别从尺、桡两侧向中心扣紧下桡尺关节［图5-40（2）］。复位关节脱位后，将合骨垫置于腕部背侧，用绷带缠绕4~5圈固定，让远端助手环抱腕部持续牵引。桡骨远端向尺侧、掌侧移位时，术者一手做分骨，另一手拇指按骨折近端背侧向掌侧，食、中、环三指提远端掌侧向背侧，对向用力使之复位［图5-40（3）］。桡骨远端向尺侧、背侧移位时，术者一手做分骨，另一手拇指按骨折远端背侧向掌侧，食、中、环三指提近端掌侧向背侧，对向用力使之复位［图5-40（4）］。若残余向掌侧或背侧成角，可用反折手法予以矫正。如果是斜行或螺旋形骨折背向移位者，用回绕手法予以矫正。

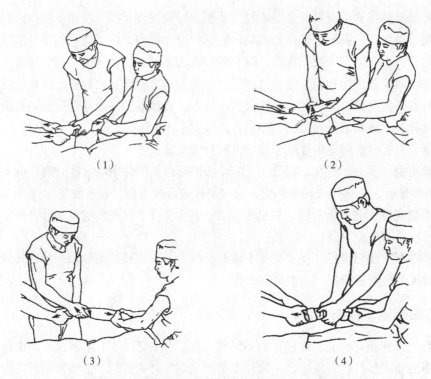

（1）　　　　　　　　　　　　　（2）

（3）　　　　　　　　　　　　　（4）

图 5–40　桡骨下 1/3 骨折合并下桡尺关节脱位的整复

（1）整复下桡尺关节脱位；（2）扣紧下桡尺关节；（3）矫正远折段向掌侧移位；（4）矫正远折段向背侧移位

2. 固定　维持牵引和分骨下，在掌、背侧骨间隙处各放置一个分骨垫（图 5–41），在骨折近端桡侧放一薄平垫，在桡骨茎突桡侧、尺骨小头尺侧各放一平垫，再根据骨折远端移位方向适当放置压垫，4块夹板固定，注意桡侧夹板需超过腕关节，以限制手腕桡偏，4 条捆扎带固定。

3. 功能锻炼　固定后，即可做手指的屈伸及握拳运动，待前臂远端肿胀消退后，开始肩、肘关节伸屈运动，禁止前臂旋转和手腕桡偏运动。解除固定后，开始前臂旋转并加强手腕的功能锻炼。

4. 药物治疗　与桡、尺骨干双骨折大致相同。

5. 手术治疗　手法整复失败、骨折端嵌入软组织或骨折畸形愈合者，可行切开复位、钢板螺钉或髓内钉内固定术。

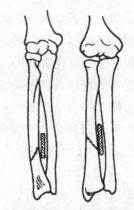

图 5–41　分骨垫放置法

九、桡骨下端骨折

【概述】

桡骨下端骨折是指距桡骨下端关节面 3cm 以内的骨折，又称桡骨远端骨折。桡骨下端粗大，由松质骨构成，与骨干密质骨交界处是应力上的薄弱点，易发生骨折。桡骨下端具有掌、背、桡、尺 4 个面，下端远侧为凹陷的桡腕关节面，容纳月骨与舟骨。桡骨下端背侧缘长于掌侧缘，故此关节面向掌侧倾斜 10°～15°（掌倾角）；桡侧缘比尺侧缘长 1～1.5cm，故此关节面向尺侧倾斜 20°～25°（尺偏角）。桡骨下端骨折时，上述关节面的角度发生改变，若复位不当，可致手腕与手指功能障碍。桡骨下端尺侧缘除与尺骨头形成下桡尺关节外，还有三角纤维软骨附着。桡骨下端骨折是临床上最常见的骨折之一，多见于青壮年和老年人，亦可见于儿童。

【病因病机】

本病多因间接暴力所致。根据受伤时手部着地姿势不同，临床上将桡骨下端骨折主要分为伸直型和屈曲型 2 种。

1.伸直型骨折 又称科氏（Colles）骨折。跌倒时，腕关节呈背伸位，手掌着地，躯体重力和地面的反作用力在桡骨下端相交而致骨折。骨折部向掌侧成角，远端向背侧与桡侧移位。移位严重时多合并三角纤维软骨附着点破裂或尺骨茎突骨折。

2.屈曲型骨折 又称史密斯（Smith）骨折、反科勒骨折。跌倒时手背着地，腕关节急剧掌屈，传达暴力作用于桡骨下端背侧而造成骨折。骨折远端向掌侧和桡侧移位，桡骨下端关节面向掌侧倾斜（掌倾角加大）。若暴力较大，可使骨折端向背侧成角。屈曲型较伸直型少见。

【临床表现与诊断】

伤后腕部疼痛、肿胀、畸形及功能障碍，桡骨下端压痛明显，纵向叩击痛，移位明显者，可触及骨擦感。伸直型骨折远端向背侧移位时，形成"餐叉样"畸形（图 5–42）；远端向桡侧移位且有缩短移位时，呈"枪刺状"畸形。无移位骨折者，畸形不明显，仅见局部疼痛，有环形压痛和纵向叩击痛。X 线片可明确骨折类型和移位方向。

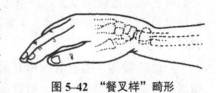

图 5–42 "餐叉样"畸形

【治疗】

无移位骨折，仅用掌、背侧夹板固定 2～3 周即可；有移位骨折必须整复后固定。

1.手法复位

患者坐位或仰卧位，屈肘 90°，前臂中立位。

（1）伸直型骨折 牵抖复位法：助手环抱患肢前臂近端，术者两手握持患肢手掌，两拇指并列置于桡骨远端背侧，其余四指置于腕部，紧扣大小鱼际肌，先顺势拔伸牵引 2～3 分钟，待重叠移位完全矫正后，将远端旋前，利用牵引力，顺前臂纵轴方向骤然猛抖，同时迅速掌屈尺偏，使之复位（图 5–43）。若骨折复位不满意，由两助手持续牵引，术者用两拇指并列置于远端背侧并向掌侧按压，其余手指环抱近端掌侧，向上端提，同时令远端助手将患腕掌屈，再把两拇指置于远端桡侧向尺侧按压，同时令远端助手将患腕尺偏，即可使骨折复位。

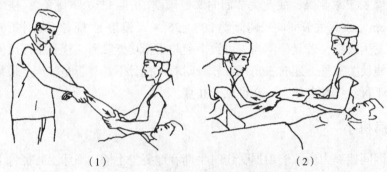

（1） （2）

图 5-43 桡骨下端伸直型骨折复位法

（2）屈曲型骨折 两助手相对顺势拔伸牵引，矫正重叠移位后，术者用两手环抱骨折近端，两拇指将骨折远端由掌侧向背侧推挤，同时令远端助手将腕关节缓缓背伸，再将两拇指置于远端桡侧，将其由桡侧向尺侧推挤，同时令远端助手将腕关节尺偏，使之复位。

2.固定 维持牵引下，伸直型骨折在骨折远端背侧和近端掌侧分别放置一平垫，远端桡侧放一平垫。再用4块夹板固定，夹板上端达前臂中、上段，桡侧板和背侧板的下端超过腕关节，限制患腕桡偏和背伸活动；尺侧板与掌侧板平腕关节，使患腕掌屈尺偏。屈曲型骨折，在近端的背侧和远端的掌侧各放一平垫，远端桡侧放一平垫。桡侧板与掌侧板下端超过腕关节，限制患腕桡偏和掌屈活动，背侧板与尺侧板平腕关节，使患腕背伸尺偏。夹板放置妥当后，3条扎带固定，将前臂置于中立位，屈肘90°悬吊于胸前，固定4~5周。

3.功能锻炼 固定后即可开始功能锻炼。初期积极进行指间关节、掌指关节的屈伸活动及肩、肘关节活动。解除固定后，应加强腕关节的屈伸、旋转和前臂旋转功能锻炼。

4.药物治疗

（1）内治 按骨折三期辨证用药。老年患者中后期应注意用补肝肾、强筋骨及补气血的药物，同时加用舒筋活络、通利关节的药物。

（2）外治 初期外敷双柏散或消瘀止痛药膏，解除固定后加强熏洗。

5.手术治疗 手法复位失败者或固定后再移位的不稳定骨折，可切开复位钢板螺丝钉内固定。

十、腕舟骨骨折

【概述】

腕舟骨是构成桡腕关节的腕骨之一，是近排腕骨中最长最大的一块，位于腕部桡侧。腕舟骨分结节（远端）、腰部和体部（近端）3部分，其腰部位于两排腕骨间关节的平面。若此处发生骨折，骨折断端所受的剪力很大，两骨折端难以固定在一起，以致骨折延迟愈合或不愈合。血供不良和剪力大，是造成腕舟骨骨折迟缓愈合或不愈合的主要原因。

腕舟骨骨折是最常见的腕骨骨折，多见于青壮年。

【病因病机】

本病多由间接暴力所致。跌倒时，手掌着地，腕关节极度背伸桡偏，腕舟骨抵于桡骨下端背侧，被锐利的关节面背侧缘或桡骨茎突缘切断而发生骨折。根据骨折部位的不同，腕舟骨骨折分为结节部骨折、腰部骨折、体部骨折3型（图5-44）。

1. 结节部骨折（远端骨折） 骨折两端血运丰富，骨折愈合快，很少发生坏死［图5-44（1）］。

2. 腰部骨折 最常见，暴力太大时远端向桡、背侧移位，骨折断端剪力大，固定不稳，且近端血供较差，骨折多发生延迟愈合或不愈合［图5-44（2）］。

3. 近端骨折（体部骨折） 骨折远端血运较好，但近端血运大部分丧失，骨折预后差，发生骨折不愈合或缺血性坏死率较高［图5-44（3）］。

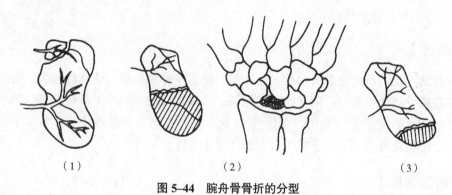

（1）　　　　　　　　（2）　　　　　　　　（3）

图 5-44　腕舟骨骨折的分型

（1）结节部骨折；（2）腰部骨折；（3）近端骨折

【临床表现与诊断】

伤后患腕桡侧疼痛，腕关节活动障碍，鼻烟窝（阳溪穴）处肿胀、压痛，将腕关节桡偏，被动屈拇指和食指而叩击其掌指关节时可引起腕部疼痛加剧。腕部正位、斜位和尺偏斜位X线照片可协助诊断。根据外伤史、临床表现和X线检查可明确诊断。对疑有腕舟骨骨折而首次X线检查未见骨折线者，先按骨折处理。可行CT检查或在2~3周后再次拍片，即可确诊。

【治疗】

无移位骨折，以前臂超腕夹板固定。有移位骨折，必须手法复位，结合稳妥的固定与合理功能锻炼，腕舟骨近端骨折应注意有坏死可能。

1. 手法复位 患者取坐位，前臂轻度旋前，术者一手握患腕上部，另一手拇指置于鼻烟窝处，其余四指环握拇指，在牵引下使患腕尺偏，然后拇指向掌侧、尺侧按压骨折远端，即可复位。

2. 固定　可在鼻烟窝处放置棉花球作为固定垫，然后用短臂石膏管型或超腕夹板将腕关节固定于背伸 25°~30°、尺偏 10°、拇指对掌和前臂中立位。结节部骨折愈合较快，固定 4~6 周一般可愈合；腰部及近端骨折需固定 3 个月左右，甚至更长时间。

3. 功能锻炼　固定后即可开始手指的屈伸活动和肩、肘关节活动，禁止腕部桡偏。中期以主动握拳为主。后期解除固定后应加强腕部的屈伸、旋转活动。骨折迟缓愈合者不宜做过多的腕部活动。

4. 药物治疗

（1）内治　按骨折三期辨证用药。中后期应加强接骨续筋、补益肝肾药物内服。

（2）外治　解除固定后加强中药熏洗以舒筋活络、通利关节。

5. 手术治疗　对骨折端有轻度硬化的年轻患者，可行钻孔自体骨植骨术，以促进骨折愈合。对于近端骨折块已经坏死，可采用腕舟骨近端切除、单纯桡骨茎突切除、腕关节融合术等方式治疗。

十一、掌、指骨骨折

【概述】

掌骨共 5 块，每块分为头、颈、底 3 部。第 1 掌骨短而粗，活动性较大，骨折常发生于基底部，临床上多见；第 2、3 掌骨细长，且较突出；第 4、5 掌骨短细，第 5 掌骨易遭受打击而发生掌骨颈骨折。指骨共 14 块，拇指 2 节，其他各指为 3 节。掌、指骨骨折为手部常见骨折，多见于成年人，男性多于女性。

【病因病机】

直接暴力和间接暴力均可造成掌、指骨骨折，掌骨骨折对手的功能影响较小，而指骨骨折对手的功能影响大。

1. 第 1 掌骨基底部骨折　多由纵向的传达暴力所致，骨折远端受拇短屈肌、拇长屈肌和拇内收肌的牵拉向掌、尺侧移位，骨折近端受拇长展肌的牵拉向背、桡侧移位，骨折向桡、背侧成角畸形。

2. 第 1 掌骨基底部骨折脱位　又称本奈（Bennett）骨折，因累及第 1 掌腕关节，属关节内骨折。多由传达暴力引起，骨折线为斜形，骨折近端为基底部内侧三角形骨块，因有掌侧韧带连接而无移位，骨折远端因拇长展肌和大鱼际肌的牵拉从大多角骨关节面上脱位并向桡侧和背侧移位［图 5-45（1）］。

3. 掌骨颈骨折　间接暴力或直接暴力均可，多因握拳击物时掌骨头受到冲击，暴力传达造成掌骨颈骨折。第 5 掌骨颈最为多见，第 2、3 掌骨颈次之，多发生于打架或拳击运动中，又称"拳击骨折"。骨折后断端受骨间肌和蚓状肌的牵拉向背侧成角，掌骨头向掌侧翻转，掌指关节过伸，甚至使近节指骨向背侧脱位（图 5-46）。

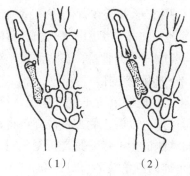
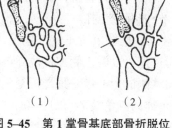

图 5-45　第 1 掌骨基底部骨折脱位

（1）移位方向；（2）整复方向

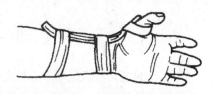

图 5-46　掌骨颈骨折畸形

4. 掌骨干骨折　可为单根骨折或多根骨折。由直接暴力所致者，多为横断或粉碎骨折；由传达暴力或扭转暴力所致者，多为斜形或螺旋形骨折。骨折后因骨间肌及屈指肌的牵拉向背侧成角。单根骨折移位较轻，多根骨折则移位较明显，且常伴有严重的局部软组织损伤。

5. 近节指骨骨折　多由间接暴力所致，以骨干骨折多见，骨折近端受骨间肌、蚓状肌的牵拉向掌侧移位，骨折远端受伸指肌腱的牵拉而向背侧移位，形成向掌侧成角畸形。

6. 中节指骨骨折　骨折部位不同，发生的畸形也不同。骨折部位如在指浅屈肌腱止点的近侧，骨折远端因指浅屈肌腱的牵拉形成向背侧成角畸形；骨折部位若在指浅屈肌腱止点的远侧，则骨折近端受指浅屈肌腱的牵拉形成向掌侧成角畸形。

7. 末节指骨基底背侧骨折　末节指骨基底背侧为指伸肌腱的止点，常因强力伸指时，暴力作用于指端，使末节指骨突然屈曲，末节指骨基底部背侧发生撕脱骨折。骨折后末节手指屈曲，不能主动伸直，呈典型的"锤状指"畸形。

【临床表现与诊断】

　　掌、指骨位置表浅，伤后局部疼痛、肿胀、功能障碍，压痛明显，骨折移位时有骨擦感和畸形。手部 X 线片可明确骨折的部位、类型和移位情况。

【治疗】

1. 手法复位与固定　第 1 掌骨基底部骨折与第 1 掌骨基底部骨折脱位：术者一手握患腕，拇指置于第 1 掌骨基底部骨折突起处，另一手握患肢拇指将其向远侧和桡侧牵引，然后用拇指将骨折成角处向尺、掌侧按压以矫正向桡、背侧的成角［图 5-45（2）］，再用外展弧形夹板固定（图 5-47），保持第 1 掌骨于外展 30°位，轻度背伸，拇指屈曲在对掌位，4 周后拆除。掌骨颈骨折复位时，术者先将患侧掌指关节屈曲 90°，使近节指骨基底部托住掌骨头，沿指骨的纵轴将掌骨头

图 5-47　第 1 掌骨基底部骨折固定法

推向背侧，同时用拇指将掌骨干向掌侧按压，整复后用 L 形夹板在背侧将掌指关节和近节指间关节固定于屈曲 90°位。掌骨干骨折复位时，先在拔伸牵引下矫正成角移位，再用分骨挤压矫正侧方移位，在骨折部背侧两骨之间各放一个分骨垫，在掌侧放一小平垫并用胶布固定，然后在掌侧与背侧各放一块夹板，外加绷带包扎。

整复指骨干骨折时，在拔伸牵引下，先挤压断端尺、桡侧以矫正侧方移位，然后，术者用拇指和食指，分别捏住骨折处的内、外侧进行挤捏，以矫正侧方移位，再将远端掌屈，同时以拇指将近端掌侧向背侧顶住，以矫正向掌侧成角。指骨颈骨折复位时，先将骨折远端呈 90°向背侧牵引矫正重叠，使骨折形成单纯的成角畸形［图 5-48（1）］，再用反折手法迅速屈曲手指，屈曲时应将近端的掌侧顶向背侧，使之复位［图 5-48（2）］。指骨颈、干骨折时，根据成角情况放置小压垫，小夹板局部固定，再令患指握一小圆柱状固定物（小木棒或玻璃瓶），使手指屈向舟状骨结节，绷带包扎。末节指骨基底背侧撕脱骨折整复时，将近节指间关节屈曲、远侧指间关节过伸，即可使指骨基底向被撕脱的骨片靠近，以塑形夹板或石膏固定于相同体位 6 周左右。

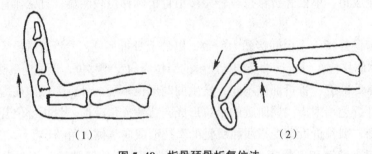

（1）　　　　　　　　　　　　　　（2）

图 5-48　指骨颈骨折复位法

（1）指骨颈骨折的整复；（2）整复后的固定方法

2. 功能锻炼　骨折固定后，应避免患指活动，可做其他部位的轻微运动。3～6 周骨折临床愈合，解除外固定后，逐步加强患指和腕关节的功能锻炼，以主动活动为主，禁止做被动扳拉活动。

3. 药物治疗

（1）内治　按骨折三期辨证用药。

（2）外治　初期外敷双柏散或消瘀止痛药膏，解除固定后熏洗患手。

4. 手术治疗　掌、指骨骨折手法复位困难、开放性骨折或多根骨折时，可采用切开复位、微型钢板或交叉克氏针内固定术。

第三节　下肢骨折

下肢的主要功能是负重和行走，需要有良好的稳定性，两下肢要等长。因此，下肢骨折的整复要求较高，不仅需要双下肢的长度相等，而且要求对位对线良好。若患肢成角畸形或两骨折端接触面积太少，将会影响肢体的承重力；若患肢短缩在 2cm 以上者，则会出现跛行；若涉及关节内骨折，关节面不平整光滑，则会引起创伤性关节炎而影响功能。

下肢肌肉发达，骨折经手法整复后，单纯夹板固定难以维持整复后的位置，特别是股骨干骨折及不稳定的胫腓骨骨折，常需要配合持续牵引，固定时间也应相应延长，以防止过早负重而发生畸形或再骨折。在手法整复达不到功能复位的最低要求时，应该考虑切开复位内固定。

一、股骨颈骨折

【概述】

股骨颈位于股骨头到大小粗隆连线之间，该处发生的骨折即为股骨颈骨折。髋关节囊起于髋臼边缘，前方止于粗隆间线，后方止于股骨颈中下 1/3 交界处，所以股骨颈前侧全部位于关节囊内，后侧下 1/3 位于关节囊外。

股骨颈和股骨干纵轴线之间形成的角度称内倾角，或称颈干角，正常值在110°～140°之间，颈干角随年龄的增加而减小，成年人在 127°～132°之间。颈干角大于正常值为髋外翻，小于正常值为髋内翻（图 5-49）。股骨颈的中轴线与股骨两髁中点间的连线形成的角度，称前倾角或扭转角，正常在 12°～15°之间（图 5-50）。在治疗股骨颈骨折时，必须注意保持正常的颈干角和前倾角，特别是前倾角，否则会遗留髋关节畸形，影响髋关节的功能。

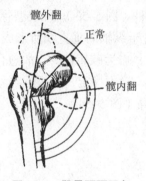

图 5-49　股骨颈颈干角

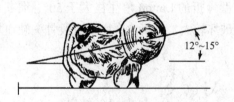

图 5-50　股骨颈前倾角

股骨头、颈部的血运主要来自 3 个途径（图 5-51）：①关节囊的小动脉来源于旋股内动脉、旋股外动脉、臀下动脉和闭孔动脉的吻合部到关节囊附着部，分为骺外动脉、上干骺端动脉和下干骺端动脉，进入股骨颈，是股骨颈和股骨头的主要血供来源。②股骨干滋养动脉仅达股骨颈基底部，小部分与关节囊的小动脉有吻合支。③圆韧带的小动脉较细，形成内骺动脉，仅供应股骨头内下部分的，与关节囊小

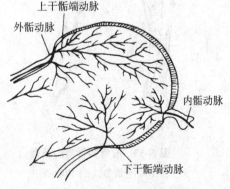

图 5-51　股骨头、颈部的血液供应

动脉之间有吻合支。此 3 条血管均比较细小，因此股骨头、颈的血运较差，一旦发生骨折，容易导致骨折不愈合和股骨头缺血坏死，进一步引起创伤性关节炎。

【病因病机】

股骨颈骨折常发生于 50 岁以上老年人，女性略多于男性。由于股骨颈部细小，处于疏松骨质和致密骨质交界处，负重量大。老年人肝肾不足，筋骨萎弱，骨质疏松，即使受轻微的外力，便可引起骨折。青壮年、儿童股骨颈骨折较少见，多由车祸、高处跌落等强大暴力所致。

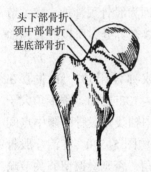

头下部骨折
颈中部骨折
基底部骨折

图 5–52　股骨颈骨折的部位

股骨颈骨折按其部位之不同，可分为头下部、颈中部和基底部骨折（图 5–52）。头下部和颈中部骨折线位于关节囊内，故又称囊内骨折；基底部骨折线后部在关节囊外，故又称囊外骨折。移位大的囊内骨折，股骨头来自关节囊及股骨干的血液供应破坏中断，导致缺血，容易引起骨折不愈合，甚至股骨头缺血性坏死。股骨颈的骨折线越高，越容易破坏颈部的血液供应，骨折不愈合、股骨头缺血性坏死的发生率就越高。基底部骨折对股骨头的血运破坏较少，骨折近端血液供应良好，因此骨折不愈合和股骨头缺血性坏死的发生率较低。

股骨颈骨折按 X 线表现可分为外展型和内收型 2 种（图 5–53）。外展型骨折常在髋关节外展时发生，骨折端常互相嵌插，骨折线与股骨干纵轴的垂直线所形成的倾斜角（Linton 角）往往小于 30°，骨折局部剪力小，较稳定，血运破坏较少，故愈合率较高。内收型骨折的 Linton 角往往大于 50°，骨折处剪力大，极不稳定，骨折远端移位明显，血运破坏较大，骨折愈合率低，股骨头缺血坏死率较高（图 5–54）。

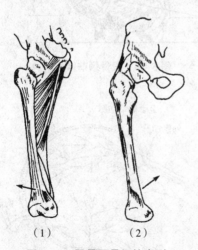

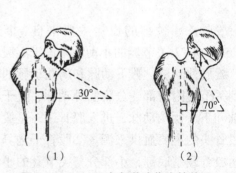

（1）　　　　　（2）　　　　　　　（1）　　　　　（2）

图 5–53　股骨颈骨折的类型　　　　**图 5–54　Linton 角与剪式伤力的关系**

（1）外展型；（2）内收型

【临床表现与诊断】

受伤后髋部疼痛，各方向主动、被动活动均引起局部剧烈疼痛，不敢站立和行走，有移位的骨折伤肢外旋、缩短，髋、膝关节轻度屈曲畸形。腹股沟中点附近有压痛，在患肢足跟部或大粗隆部有纵轴叩击痛，可扪及大粗隆上移。囊内骨折由于有关节囊包裹，出血量少，故肿胀瘀斑常不明显。部分嵌插骨折仍可站立或跛行，检查时要特别注意，防止遗漏。骨折后长期卧床容易引起褥疮、泌尿系感染或结石、坠积性肺炎等并发症。拍摄髋关节正侧位X线片可明确骨折部位、类型和移位情况，对决定治疗及预后均有帮助。

根据外伤史、临床表现及放射检查可做出诊断。

【治疗】

新鲜无移位或嵌插骨折不需复位，但患肢应制动；移位骨折应尽早给予复位和固定。

1.手法复位 多采用屈髋屈膝法复位（图5-55）。患者仰卧，助手固定骨盆，术者一手握其腘窝，另一手握其踝关节上方，并使膝、髋均屈曲90°，向上牵引，纠正缩短畸形，然后髋内旋以纠正成角畸形，并外展使折面紧密接触，最后伸直下肢。复位后可做手掌试验（图5-56），如患肢外旋畸形消失，表示已复位。为了减少对软组织的损伤，保护股骨头的血运，目前多采用骨牵引逐步复位法。若经骨牵引后仍未完全复位，可配合手法整复残余的轻度移位。

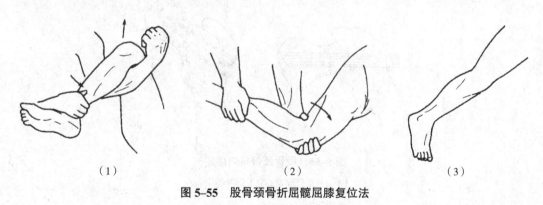

图5-55 股骨颈骨折屈髋屈膝复位法
（1）牵引；（2）外展内旋；（3）伸直下肢

2.固定 无移位或嵌插型骨折，可将患肢置于外展、膝关节轻度屈曲、足中立位，穿丁字鞋（图5-57）防止患肢外旋。亦可用皮肤牵引固定6~8周。在固定期间应嘱咐患者做到"三不"：不盘腿，不侧卧，不下地负重。有移位的新鲜骨折，可在患肢外展中立位采用持续骨牵引，维持固定3~6个月。

3.药物治疗

（1）内治 按骨折三期辨证用药。老年患者尽早使用补气血、益肝肾、强筋骨药物。

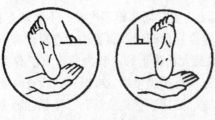

图 5-56　手掌实验

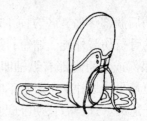

图 5-57　"丁"字鞋

（2）外治　初期外敷消瘀止痛药膏或双柏散，中期外用接骨续筋药膏，后期用海桐皮汤熏洗患处。

4. 功能锻炼　卧床期间应注意预防并发症，加强护理，防止发生褥疮，并经常按胸、叩背，鼓励患者咳嗽排痰，以防发生坠积性肺炎。应积极进行患肢股四头肌的舒缩活动，以及踝关节和足趾关节的屈伸功能锻炼，以防止肌肉萎缩、关节僵硬及骨质脱钙现象。解除固定和牵引后，逐渐加强患肢髋、膝关节的屈伸活动，并可扶双拐不负重下床活动。根据 X 线片显示骨折愈合情况，考虑逐步负重锻炼。

5. 手术治疗　手法整复失败的患者，可采用手术治疗。可采用多根钢针内固定或三翼钉内固定（图 5-58）治疗。股骨颈骨折不愈合或发生股骨头缺血性坏死者，可根据患者不同情况，选用截骨术、股骨头切除或人工股骨头置换术等手术。

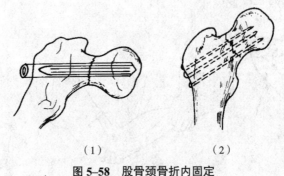

（1）　　　　　　（2）

图 5-58　股骨颈骨折内固定

（1）三翼钉固定;（2）钢针固定

二、股骨粗隆间骨折

【概述】

股骨粗隆间骨折又称股骨转子间骨折，指发生在股骨大小粗隆间的骨折。股骨粗隆部位的主要结构为松质骨，血运丰富，很少发生骨折不愈合或股骨头缺血性坏死，预后良好。患者多是为老年人，男性多于女性，青壮年发病者较少。

【病因病机】

受伤原因及机制与股骨颈骨折相同。因粗隆部骨质松脆，且老年患者多骨质疏松，故多为粉碎性骨折。根据骨折线的方向和位置，临床上可分为3型：顺粗隆间型、反粗隆间型、粗隆下型（图5-59）。

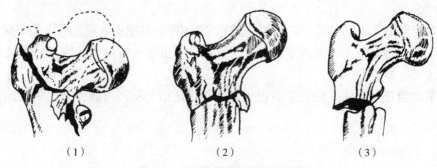

（1）   （2）   （3）

图5-59　股骨粗隆间骨折的类型

（1）顺粗隆间型；（2）反粗隆间型；（3）粗隆下型

1. 顺粗隆间型　骨折线自大粗隆顶点开始，斜向内下方走行，达小粗隆部。根据暴力的情况不同，小粗隆或保持完整，或成为游离骨片，但股骨上端内侧的骨支柱保持完整，骨的支撑作用还比较好，髋内翻不严重，移位较少，骨折远端因下肢重力作用而轻度外旋。粉碎型则小粗隆变为游离骨块，大粗隆及其内侧骨支柱亦破碎，髋内翻严重，远端明显上移，患肢呈外旋短缩畸形。

2. 反粗隆间骨折　骨折线自大粗隆下方斜向内上方走行，达小粗隆的上方。骨折线的走向与粗隆间线或粗隆间嵴大体垂直。骨折近端因外展肌与外旋肌的收缩而外展、外旋，远端因内收肌与髂腰肌的牵引而向内、向上移位。

3. 粗隆下骨折　骨折线经过大小粗隆的下方2～5cm以内。骨折近端因髂腰肌、臀中肌、臀小肌及外旋肌的牵拉而屈曲、外展、外旋，远端受内收肌群牵拉内移并外旋。

顺粗隆间粉碎型、反粗隆间骨折及粗隆下骨折者，均属不稳定型骨折。顺粗隆间骨折最常见，约占85%。

【临床表现与诊断】

伤后局部疼痛、肿胀明显，患者不能站立或行走，患肢明显短缩、内收、外旋畸形。股骨粗隆间骨折和股骨颈骨折的受伤机制、临床表现和全身并发症大致相仿。但股骨粗隆部血运丰富，肿胀明显，有广泛的瘀斑，压痛点多在大粗隆处，预后良好。X线片可明确骨折类型和移位情况。

【治疗】

1. 手法复位　无移位骨折无需整复，有移位骨折整复手法与股骨颈骨折相同。

2. 固定　无移位的骨折可采用丁字鞋固定或悬重3～5kg，皮肤牵引6～8周。有移位的骨折应采用持续牵引，悬重 6 ~ 8kg，固定患肢于外展中立位 8 ~ 10 周。

3. 药物治疗

（1）内治　与股骨颈骨折相似，根据骨折三期辨证用药。局部瘀肿明显者，早期注重活血化瘀、消肿止痛，因骨折愈合较快，晚期用药时间可适当缩短。

（2）外治　初期外敷消瘀止痛药膏或双柏散，中期外用接骨续筋药膏，后期用海桐皮汤熏洗患处。

4. 功能锻炼　固定期间，应注意不盘腿、不侧卧，鼓励患者经常做踝关节屈伸运动与股四头肌舒缩锻炼。解除固定后，可扶双拐做不负重步行锻炼，待 X 线片证实骨折愈合后才可逐步负重行走。

5. 手术治疗　手法复位效果不理想者或不稳定型骨折，可做钉板内固定或髓内针固定。

三、股骨干骨折

【概述】

股骨干骨折是指小粗隆下 2 ~ 5cm 至股骨髁上 2 ~ 4cm 处的骨折。股骨为人体最长的管状骨，由坚硬而厚的圆柱形皮质骨构成，股骨干中段略向前外侧有 5° ~ 7° 成角，有利于股四头肌发挥其伸膝作用，骨干表面光滑，后面有一条隆起的粗线，称为股骨嵴，是肌肉附着和骨干滋养动脉进入处。骨髓腔略呈圆形，上、中 1/3 的内径大体均匀一致，下 1/3 的内径逐渐变宽膨大。股骨干周围由前侧伸肌群（股四头肌）、后侧屈肌群（腘绳肌）和内侧内收肌群包围。股动静脉在股骨下 1/3 处紧贴股骨下行至腘窝部移行为腘动静脉，若此处发生骨折，向后移位的骨端可刺伤血管。股骨干骨折多见于儿童及青壮年，男性多于女性，约占全身骨折的 6%。

【病因病机】

股骨干骨折多由高处坠落、车祸撞击或受重物打击、挤压等强大的暴力所造成，直接暴力引起者多为横断或粉碎骨折；间接暴力引起者多为斜形或螺旋骨折，属不稳定性骨折。骨折后断端移位明显，软组织损伤常较重。儿童易发生青枝型骨折。

不同部位的骨折断端因受肢体重力和肌肉牵拉的影响，可产生典型的移位。

1. 股骨干上 1/3 骨折　骨折近端因受髂腰肌、臀中肌、臀小肌，以及其他外旋肌群的牵拉而产生屈曲、外展、外旋移位；骨折远端由于内收肌群和股四头肌的牵拉，则向后、向上、向内移位 [图 5–60（1）]。

2. 股骨干中 1/3 骨折　两骨折段除有重叠畸形外，移位方向因暴力而定，但多数骨折近端呈外展屈曲倾向，远端因内收肌的牵拉，向内上方移位。骨折断端多向前外侧成角畸形 [图 5–60（2）]。

3. 股骨干下 1/3 骨折　因膝关节后方的关节囊及小腿三头肌的牵拉，骨折远端向后侧移位，有损伤腘动脉、腘静脉及坐骨神经的危险 [图 5–60（3）]。

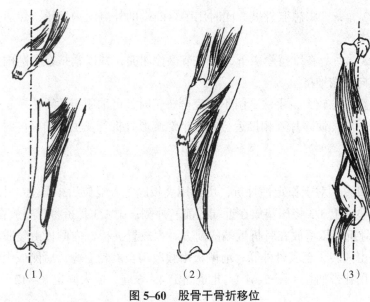

图 5–60　股骨干骨折移位

（1）上 1/3 骨折；（2）中 1/3 骨折；（3）下 1/3 骨折

【临床表现与诊断】

有明显外伤史，伤后局部肿胀、疼痛、压痛、功能丧失，下肢出现缩短、成角或旋转畸形，可扪及骨摩擦音及异常活动。成人股骨干骨折后内出血量可达 500～1000mL，加之剧烈疼痛，早期可能出现休克，重物挤压所致者可引起挤压综合征。严重挤压伤、粉碎性骨折或多发性骨折，还可并发脂肪栓塞。股骨下 1/3 骨折，在腘窝部有巨大的血肿，小腿感觉和运动障碍，足背、胫后动脉搏动减弱或消失，末梢血液循环障碍，应考虑有血管、神经的损伤。X 线检查可显示骨折的部位、类型及移位情况。

根据外伤史、临床表现和 X 线检查可做出诊断。

【治疗】

处理股骨干骨折，应注意患者全身情况，积极防治外伤性休克，重视对骨折的急救处理。现场应避免不适当的搬动和不必要的检查，以防引起严重的血管、神经或其他软组织损伤。应采用简单而有效的方法给予临时固定，急速送往医院。因大腿的肌肉丰厚，拉力较强，骨折移位的倾向力大，在采用手法复位、夹板固定的同时需配合短期的持续牵引治疗。必要时，还需切开复位内固定。

1. 手法复位　患者取仰卧位，一助手固定骨盆，另一助手用双手握小腿上段，顺势拔伸牵引，并徐徐将患肢屈髋、屈膝各 90°，沿股骨纵轴方向用力牵引，矫正重叠移位后，再按骨折的不同部位分别采用下列手法。

（1）上 1/3 骨折　将患肢外展，并略加外旋，然后助手按近端由前向后，术者握住远端由后向前端提，纠正前后侧方移位。最后术者一手按近端外侧向内，另一手拉远端内侧向外挤按，纠正左右侧方移位。

（2）中 1/3 骨折　将患肢外展，同时用手自断端的外侧向内挤压，然后用双手在断端前后、内外夹挤。

（3）下 1/3 骨折　在维持牵引下，膝关节徐徐屈曲，并以紧挤在腘窝内的双手作支点将骨折远端向近端推挤。

若骨折重叠移位较大，手法牵引不能完全矫正时，可采用折顶手法矫正。粉碎骨折可用对口捏合手法，使碎片互相接近。斜形、螺旋形骨折若发生背向移位时，可用回旋手法矫正。

2. 固定

（1）夹板固定　对于稳定性骨折，可选用夹板固定。复位后根据上、中、下 1/3 不同部位放置压垫。上 1/3 将压垫放在近端的前、外侧；中 1/3 骨折将压垫放在折端的前、外侧；下 1/3 骨折将压垫放在骨折近端的前方。再放置夹板，内侧板由腹股沟至股骨内髁；外侧夹板由大转子至股骨外髁；前侧板由腹股沟至髌骨上缘；后侧板由臀横纹至腘窝上缘。最后用扎带捆扎（图 5-61）。儿童固定 4～6 周，成人固定 8～12 周。

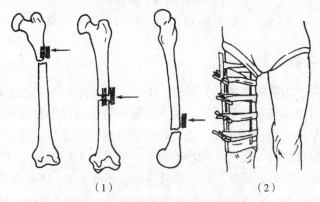

（1）　　　　　　　　　　　　　　　（2）

图 5-61　股骨干骨折压垫及夹板固定

（1）加垫位置；（2）夹板固定外观

（2）持续牵引　骨折复位及夹板固定后，应按照患者年龄、性别、肌力的强弱，分别采用不同的牵引方式，以维持复位后的良好位置。

①垂直悬吊皮肤牵引　适用于 3 岁以下的儿童。将患肢和健肢同时用皮肤牵引垂直向上悬吊，以臀部离开床面一拳之距为宜，依靠体重做对抗牵引（图 5-62）。牵引期间要注意双下肢血液循环情况。此法可避免患儿不合作而引起断端移位，治疗和护理都比较方便。一般持续牵引 3～4 周。

②皮肤牵引　适用于 4～8 岁的小儿或年老体弱的成人。患儿牵引重量为 2～3kg，时间 3～4 周；成人为 1/7～1/12 体重，一般以不超过 5kg，时间 8～10 周。

③骨骼牵引　适用于较大儿童及成人。股骨髁上牵引

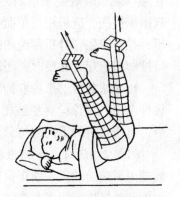

图 5-62　垂直悬吊皮肤牵引

适用于中 1/3 骨折或远折端向后移位的下 1/3 骨折；胫骨结节牵引适用于上 1/3 骨折和骨折远端向前移位的下 1/3 骨折。

儿童牵引重量约为 1/6 体重，时间 3～4 周；成人牵引重量约为 1/7 体重，时间 8～10 周。1 周后床边 X 线照片复查，如骨折对位良好，即可将牵引的重量逐渐减轻至维持重量，一般成人为 5kg 左右，儿童为 3kg 左右。

3. 药物治疗

（1）内治　根据骨折三期辨证用药。

（2）外治　早期用双柏散外敷，后期用海桐皮汤熏洗患处。

4. 功能锻炼　较大儿童、成人患者的功能锻炼应从复位后第 2 天起，开始练习股四头肌舒缩及踝关节、跖趾关节屈伸活动。如小腿及足出现肿胀可适当按摩。从第 3 周开始，直坐床上，用健足蹬床，以双手扶床练习抬臀，使身体离开床面，以达到使髋、膝关节开始活动的目的。从第 5 周开始，加大髋、膝关节活动范围。经照片或透视，骨折端无移位，可从第 7 周开始扶床架练习站立（图 5–63）。

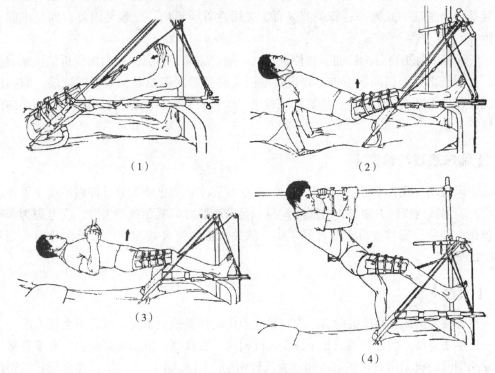

（1）　　　　　　　　　　　　（2）

（3）　　　　　　　　　　　　（4）

图 5–63　股骨干骨折的功能锻炼

（1）踝关节背伸及肌四头肌收缩；（2）锻炼膝、髋关节的屈伸功能；（3）加大髋、膝关节活动范围；（4）站立床上

解除固定后，对上 1/3 骨折加用外展夹板，以防止内收成角，在床上活动 1 周即可扶双拐下地做患肢不负重的步行锻炼。当骨折端有连续性骨痂时，患肢可循序渐进地增加负重。经观察证实骨折端稳定，可改用单拐，1～2 周后才弃拐行走。此时再进行 X 线检查骨折愈合良好，方可解除夹板固定。

5. 手术治疗　严重开放性骨折、合并有神经血管损伤者、多发性损伤、骨折断端间嵌夹有软组织导致手法复位失败者可行切开复位内固定术。常用的手术方法有钢板螺钉内固定术和髓内针固定术，上、中 1/3 骨折多采用髓内针，下 1/3 骨折多采用钢板。

四、股骨髁上骨折

【概述】

股骨髁上骨折是指发生于股骨髁上 2～4cm 范围内的骨折。此位置为皮质骨与松质骨交界处。股骨粗线内外唇在股骨内外髁后面围成的三角形腘平面，有胫神经和腘动、静脉通过，且贴近骨面，骨折后容易损伤。此骨折青壮年多见。

【病因病机】

本病多由间接暴力引起，如由高处坠落，足部或膝部着地。也可因打击、挤压等直接暴力所造成。此外，若膝关节强直、失用性骨质疏松，更容易因外力而发生髁上骨折。

股骨髁上骨折可分为屈曲型和伸直型，一般以屈曲型多见。屈曲型骨折呈横断或斜形，骨折线由后上斜向前下方，骨折远端因受腓肠肌的牵拉和关节囊的挛缩，而向后移位，容易压迫或损伤腘动、静脉和胫神经；伸直型骨折线从前上斜向后下，远端向前移位。

【临床表现与诊断】

临床表现与股骨干下 1/3 骨折类似。检查时应注意防止膝关节过伸而造成血管神经损伤。若局部出现较大血肿，且胫后动脉、足背动脉脉搏减弱或消失时，应考虑为腘动脉损伤，还应注意检查有无胫神经损伤。膝关节正侧位 X 线照片，可确定骨折类型和移位情况。

【治疗】

对青枝骨折或无移位的骨折，应将膝关节内的积血抽吸干净，然后用夹板固定。

1. 手法复位　整复与股骨干下 1/3 骨折相同，屈曲型骨折应屈膝牵引。有重叠移位的屈曲型骨折可采用股骨髁部冰钳或克氏针牵引［图 5-64（1）（2）］；伸直型骨折则采用胫骨结节牵引［图 5-64（3）（4）］。牵引中配合端提捺正手法即可矫正残余移位，整复时要注意保护腘窝神经、血管，用力不宜过猛。

2. 固定　夹板固定前侧板下端至髌骨上缘，后侧板的下端至腘窝中部，两侧用带轴活动夹板超膝关节固定，小腿部的固定方法与小腿骨折相同，膝上膝下各以 4 根布带固定 6～8 周。有移位的骨折对位后骨牵引配合夹板固定，两侧板的下端呈叉状，骑在冰钳或克氏针上。5～7 周后解除牵引，改用超膝关节夹板固定，直至骨折愈合。

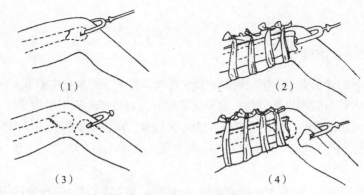

（1）　　　　　　　　　　（2）

（3）　　　　　　　　　　（4）

图 5-64　股骨髁上骨折及牵引法

3. 药物治疗

（1）内治　根据骨折三期辨证用药。对废用性骨质疏松患者，应注意早用补肝肾、强筋骨之品。

（2）外治　解除夹板固定后应用中药熏洗并结合按摩。

4. 功能锻炼　练功方法与股骨干骨折基本相同，但因骨折靠近关节，易发生膝关节功能受限，所以应尽早进行股四头肌舒缩锻炼和关节屈伸功能锻炼。

5. 手术治疗　若用上述方法仍不能复位或合并腘动、静脉损伤和压迫者，考虑手术探查、切开整复后用 L 形钢板螺钉内固定（图 5-65）。

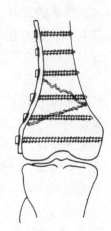

图 5-65　L 形钢板螺钉内固定

五、髌骨骨折

【概述】

髌骨是人体最大的籽骨，呈三角形，底边在上而尖端在下，后面是软骨关节面。股四头肌腱连接髌骨上部，并跨过其前面，移行为髌下韧带止于胫骨结节。髌骨有保护膝关节、增强股四头肌力量和维护膝关节稳定的作用，是伸直膝关节最后 10°~15° 的滑车。髌骨骨折多见于 30~50 岁的成年人，儿童极为少见。

【病因病机】

髌骨骨折多由直接暴力或肌肉强烈收缩力所造成，以后者多见。直接暴力所致者，多因髌骨直接碰撞地面导致，呈粉碎性骨折，髌骨两侧的股四头肌筋膜及关节囊一般尚完整，对伸膝功能影响较少。肌肉强烈收缩力所致者，多为膝关节在半屈曲位时跌倒，为避免倒地，股四头肌强力收缩，髌骨与股骨滑车顶点密切接触成为支点，髌骨受到肌肉强力牵拉而发生骨折，多为横形骨折，髌骨两旁的股四头肌筋膜和关节囊破裂，两骨块分离移位，伸膝装置受到破坏（图 5-66），如不正确治疗，可

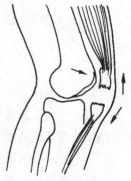

图 5-66　髌骨骨折分离移位情况

影响伸膝功能。

【临床表现与诊断】

本病有明显的外伤史，损伤后局部肿胀、疼痛，膝关节不能自主伸直，常有皮下瘀斑。直接暴力所致者可见膝部皮肤擦伤。有分离移位时，可以摸到凹下呈沟状的骨折断端，可扪有骨摩擦音或异常活动。膝关节侧位、轴位X线片，可以明确骨折的类型和移位情况。

【治疗】

治疗髌骨骨折时，要求恢复伸膝装置的功能，并保持关节面的完整光滑，防止创伤性关节炎的发生。应尽量保留髌骨。无移位的髌骨骨折，其关节面仍保持光滑完整，筋膜扩张部及关节囊均无损伤者，可在患肢后侧（臀横纹至足跟部）用单夹板固定膝关节于伸直位。有移位骨折可采用以下方法：

1.手法复位 适用于轻度分离移位（1.5cm以内）的骨折。患者平卧，先在无菌操作下将膝关节腔内积血抽吸干净后，注入局部麻醉药物，术者用两手拇、食、中指捏住断端对挤，使之相互接触。然后以一手拇、食指按住上下两端，维持复位后位置，另一手触摸髌骨，以确定是否完整，并纠正残余移位。

2.固定 分离移位较少者，可用抱膝圈固定（图5-67）；分离移位较多者，可用弹性抱膝兜固定（图5-68）。然后用后侧长夹板将膝关节固定在伸直位4周。

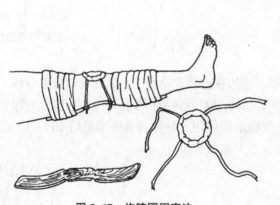

图5-67 抱膝圈固定法

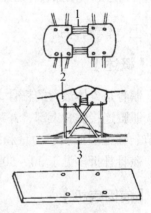

图5-68 弹性抱膝兜固定法

3.药物治疗

（1）内治 髌骨骨折早期瘀肿非常明显，应重用活血祛瘀、利水消肿的药物，中期应用接骨续筋、通利关节的药物，后期着重服用补肝肾、壮筋骨的药物。

（2）外治 解除固定后外用中药熏洗。

4.功能锻炼 在固定期间应逐步加强股四头肌舒缩活动及踝关节、跖趾关节屈伸锻炼，解除固定后，应逐步进行膝关节的屈伸锻炼。

5.手术治疗 髌骨横断形骨折，分离移位较大，手法复位困难时，可采用闭合穿针加压固定，配合石膏托外固定；分离移位较明显的新鲜闭合性髌骨骨折，可采用抓髌器固定；断端分离超过 1.5cm 及粉碎性骨折，可切开复位，行荷包缝合或钢丝张力带固定；难以复位及内固定的下极粉碎骨折，可做髌骨部分切除术；部分骨块无法保留者可做髌骨全切术。

六、胫腓骨干骨折

【概述】

胫腓骨干骨折很常见，尤以 10 岁以下儿童或青壮年为多。儿童多为胫骨干青枝骨折或无移位骨折；成人以胫腓骨干双骨干骨折多见。胫骨嵴前凸并向外弯曲，形成胫骨的生理弧度。胫骨干中上段横截面呈三角形，在中、下 1/3 交界处变成四方形。胫骨中下 1/3 交界处比较细弱，为骨折的好发部位。胫骨位于皮下，骨折断端容易刺破皮肤形成开放性骨折。胫骨的滋养动脉在中、下 1/3 段中段，加之周围软组织少，故此处骨折易发生延迟愈合或不愈合。小腿的肌群分为前侧群、后侧群和外侧群，肌群之间被深筋膜分隔，形成前、后、外侧 3 个筋膜间隔室。

【病因病机】

直接暴力多来自外侧或前外侧，造成横断、短斜形或粉碎性骨折。胫、腓骨两骨折线都在同一水平［图 5-69（1）］，软组织损伤较严重。间接暴力多由高处坠落时的传达暴力或扭伤时的扭转暴力所致，造成斜形或螺旋形骨折。胫腓骨双骨折时，腓骨的骨折线较胫骨为高［图 5-69（2）］，软组织损伤较轻。

影响骨折移位的因素，主要是暴力的方向、肌肉的牵拉、小腿和足部的重力。由于小腿外侧受暴力机会较多，故骨折断端常见向内成角；胫骨上端的前、内侧受股四头肌和腘绳肌牵拉，使骨折近段向前、向内移位；小腿的肌肉主要在胫骨的后面和外面，而使骨折远端向后、外移位；足的重力可使骨折远端向外旋转。小腿肌肉收缩，可使两骨折断端重叠。骨折发生成角和旋转移位，使膝关节和踝关节二轴心的平行关系破坏，既影响步行和负重功能，又可导致创伤性关节炎。腘动脉在进入比目鱼肌的腱弓后，分为胫前、后动脉，此二动脉都贴近胫骨下行，胫骨上端骨折移位时，有可能损伤血管。胫骨骨折可造成小腿筋膜间隔区内肿胀，压迫血管，而引起骨筋膜室综合征。

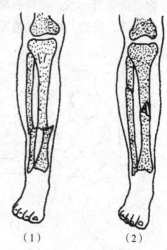

（1） （2）

图 5-69 胫腓骨干骨折

【临床表现与诊断】

有明显的外伤史，伤后患肢肿胀、疼痛、功能障碍，可扪及骨摩擦音及异常活动。严重者可有肢体短缩、成角及足外旋畸形。严重肿胀者，应观察有无骨筋膜室综合征发生。胫骨上 1/3 骨折应注意有无腘动脉的损伤。腓骨上端骨折时要注意有无腓总神经的损伤。小儿青枝骨折或裂纹骨折，临床症状不明显，但患儿拒绝站立和行走，则应警惕。X 线正侧位片，可以明确骨折类型、部位及移位方向。因胫、腓骨干不在同一平面骨折，故 X 线照片应包括胫、腓骨全长。

【治疗】

胫、腓骨干骨折的治疗原则是：恢复小腿的长度和负重功能，应重点处理胫骨骨折，必须完全纠正成角和旋转移位。

无移位骨折只需用夹板固定；有移位的稳定性骨折（如横断骨折），可用手法整复，夹板固定；不稳定性骨折（如粉碎性骨折、斜形骨折），可用手法整复，夹板固定，配合跟骨牵引；开放性骨折应彻底清创，尽快闭合伤口，将开放性骨折变为闭合性骨折；并发骨筋膜室综合征者，应切开深筋膜，彻底减压，创口缝合困难时，可在两侧做减张切口。

1.手法复位 患者平卧，膝关节屈曲呈 20°～30°，一助手用一手肘关节套住患者腘窝部，一手放在膝关节上方，另一助手握住足部，顺势做拔伸牵引，矫正重叠及成角畸形。若近端向前内移位，则术者双手环抱小腿远端并向前端提，一助手将近端向后按压，使之对位。如仍有左右侧方移位，可同时推挤近端向外、按压远端向内，一般即可复位。螺旋形、斜形骨折时，远端易向外侧旋转移位，术者可用拇指置于胫、腓骨间隙，将远端向内侧推挤，其余四指置于近端的内侧，向外用力提拉，并嘱助手将远端稍稍内旋，即可对位（图 5-70）。然后，在维持牵引下，术者双手握住骨折处，嘱助手徐徐摇摆骨折远段，使骨折端紧密相插。最后以拇指和食指沿胫骨前嵴及内侧面来回触摸骨折部，检查对位对线情况。

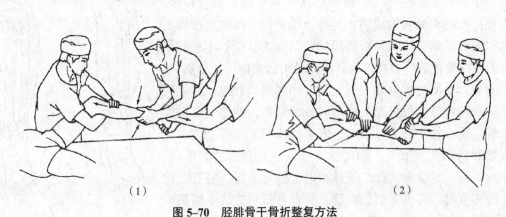

（1）　　　　　　　　　　　　　　（2）

图 5-70　胫腓骨干骨折整复方法

（1）矫正前后移位；（2）矫正侧方移位

2.固定 根据骨折断端复位前移位的方向放置适当的压垫，然后用 5 块夹板固定。上 1/3 部骨折时，膝关节置于屈曲 40°～80°位，夹板下达内、外踝上 4cm，内、外侧板上端超过膝关节 10cm，胫骨前嵴两侧放置 2 块前侧板，外前侧板正压在分骨垫上。2

块前侧板上端平胫骨内、外两髁，后侧板的上端超过腘窝部，在股骨下端做超膝关节固定［图5–71（1）］。中1/3部骨折时，外侧板下平外踝，上达胫骨外髁上缘；内侧板下平内踝，上达胫骨内髁上缘；后侧板下端抵于跟骨结节上缘，上达腘窝下2cm；两前侧板下达踝上，上平胫骨结节，不超上下关节固定，以利于膝、踝关节活动［图5–71（2）］。下1/3部骨折时，内、外侧板上达胫骨内、外侧髁平面，下平齐足底，后侧板上达腘窝下2cm，下抵跟骨结节上缘，两前侧板与中1/3部骨折相同，做超踝关节固定［图5–71（3）］。将夹板按部位放好后，用布带先捆中间两道，后捆两端。下1/3部骨折的内、外侧板在足跟下方做超踝关节捆扎固定；上1/3部骨折，内、外侧板在股骨下端做超膝关节捆扎固定，腓骨小头处应以棉垫保护，避免夹板压迫腓总神经而引起损伤。需配合跟骨牵引者，穿钢针时，跟骨外侧要比内侧高1cm（相当于15°斜角），牵引时足跟则轻度内翻，可恢复小腿的生理弧度，骨折对位更稳定。牵引重量一般3～5kg，牵引后48小时内做X线照片检查骨折对位情况。如果患肢严重肿胀或有大量水泡，则不宜采用夹板固定，应先单用跟骨牵引，待消肿后再夹板固定。运用夹板固定时，要注意抬高患肢，下肢在中立位置，膝关节屈曲呈20°～30°，每天注意调整布带的松紧度，检查夹板、纸垫有无移位，若骨折对位良好，则4～6周后做X线照片复查，如有骨痂生长，则可解除牵引，单用夹板固定，待骨折愈合后方可拆除夹板。

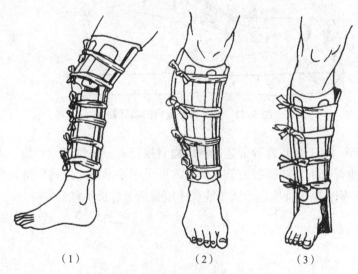

（1）　　　　　　　（2）　　　　　　　（3）

图5–71　胫腓骨干骨折的夹板固定

3. 药物治疗

（1）内治　按骨折三期辨证施治。开放性骨折早期在活血化瘀方药中加清热解毒之品，如金银花、连翘、蒲公英、紫花地丁等，并给予有效抗生素控制感染。胫骨中、下1/3骨折局部血运较差，陈旧骨折实行手法折骨或切开复位、植骨术后，都应着重补气血、益肝肾、壮筋骨。

（2）外治　外用中药熏洗。

4. 功能锻炼　整复固定后，即可做踝、足部关节屈伸活动及股四头肌舒缩锻炼。跟骨牵引者，还可用健腿和双手支持体重抬起臀部。稳定性骨折从第2周开始进行抬腿及屈膝关节活动，第4周开始扶双拐做不负重步行锻炼。不稳定性骨折解除牵引1周后，才可扶双拐做不负重步行锻炼。此时患肢虽不负重，但足底要放平，不要用足尖着地，以免致远折段受力引起骨折旋转或成角移位。如锻炼后骨折部仍无疼痛，自觉有力，即可改用单拐逐渐负重锻炼。在3~5周内，在床上休息时可用两枕法维持小腿的生理弧度，避免骨折段的向前成角。若解除跟骨牵引后，胫骨有轻度向内成角者，可令患者屈膝90°、髋屈曲外旋，将患足放于健肢的小腿上，呈盘腿姿势，利用肢体本身的重力来恢复胫骨的生理弧度（图5-72）。8~10周后根据X线片及临床检查，达到临床愈合标准即可去除外固定。

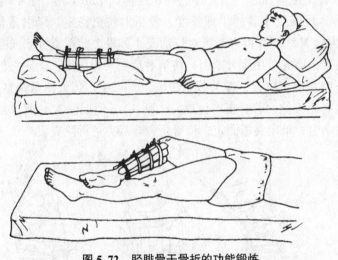

图5-72 胫腓骨干骨折的功能锻炼

5. 手术治疗 对于胫腓骨骨折合并神经血管损伤者、胫骨多段骨折、无法复位的胫腓骨骨折及胫腓骨骨折合并膝踝关节损伤者，可采用手术治疗。钢板螺钉内固定术的钢板应置于小腿外侧，髓内针固定术适于胫骨中段骨折，骨折不愈合者可行植骨术。

七、踝部骨折脱位

【概述】

踝关节由胫、腓骨下端和距骨组成。外踝比较窄而长，位于内踝后约1cm、下约0.5cm，内踝的三角韧带比外踝的腓距、腓跟韧带坚强，故踝关节不易外翻，容易内翻。内、外、后三踝构成踝穴，骑在距骨上，形成屈戌关节。胫、腓骨下端之间被坚强而有弹性的下胫腓韧带连接在一起。距骨分体、颈、头三部，其体前宽后窄，其上面为鞍状关节面，当作背伸运动时，距骨体之宽部进入踝穴，腓骨外踝稍向外后侧分开，而踝穴较跖屈时能增宽1.5~2mm，以容纳距骨体，此时下胫腓韧带紧张，关节面之间紧贴，关节稳定，不易扭伤，但暴力太大仍可造成骨折。而踝关节处于跖屈位时，下胫腓韧带松弛，关节不稳定，容易发生扭伤。

【病因病机】

踝部损伤原因复杂，类型多样。韧带损伤、骨折和脱位可单独或同时发生。根据受伤姿势可分为内翻、外翻、外旋、纵向挤压、侧方挤压、跖屈和背伸等不同类型的损伤，其中以内翻损伤最多见，外翻损伤次之。根据骨折损伤、脱位的程度，可分为三度：单踝骨折为一度，双踝骨折、距骨轻度脱位为二度，三踝骨折、距骨脱位为三度。

1. 内翻损伤 从高处坠落，足底外缘着地，或步行在平路上，足底内侧踏在凸处，使足强力内翻。骨折时，内踝多为斜形骨折，外踝多为横形骨折，严重时可合并后踝骨折、距骨脱位。

（1）一度 内踝被距骨强烈撞击，骨折线向上、外呈斜形，接近垂直，或外踝受到牵拉发生撕脱性横断骨折［图 5-73（1）］。

（2）二度 内外踝双骨折，常合并腓侧副韧带、下胫腓韧带撕裂［图 5-73（2）］。

（3）三度 双踝骨折后，强大暴力致使胫骨后踝亦发生骨折，距骨向后、内脱位［图 5-73（3）］。

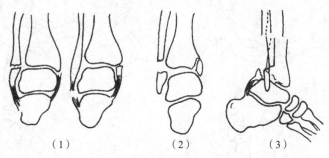

图 5-73 踝部内翻骨折脱位分度

2. 外翻损伤 从高处坠落，足底内缘着地，或外踝受暴力打击，可引起踝关节强力外翻。骨折时，外踝多为斜形骨折，内踝多为横形骨折，严重时可合并后踝骨折、距骨脱位。

（1）一度 内踝被撕脱，骨折线横形，平关节面［图 5-74（1）］。

（2）二度 内踝撕脱骨折或三角韧带、下胫腓韧带撕裂，外踝受挤压形成斜形骨折［图 5-74（2）］。

（3）三度 双踝骨折后，暴力使距骨撞击胫骨后缘导致后踝骨折，距骨向后、外脱位［图 5-74（3）］。

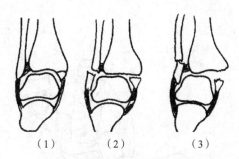

图 5-74 踝部外翻骨折脱位分度

【临床表现与诊断】

损伤后局部瘀肿、疼痛和压痛，功能障碍，可闻及骨摩擦音。外翻骨折多呈外翻畸形，内翻骨折多呈内翻畸形，距骨脱位时，则畸形更加明显。踝关节正、侧位 X 线照片可显示骨折脱位程度和损伤类型。

【治疗】

踝部骨折是涉及关节的骨折。无移位骨折仅将踝关节固定在 90°中立位 3 ~ 4 周即可；有移位的骨折脱位必须达到解剖复位。

1. 手法复位　患者平卧屈膝，一助手抱住其大腿，另一助手握其足跟和足背做顺势拔伸，外翻损伤使踝部内翻，内翻损伤使踝部外翻，纠正翻转。如有下胫腓关节分离，可在内外踝部加以挤压，然后术者在内外踝端提纠正残余移位；如后踝骨折合并距骨后脱位，夹板固定下一手握胫骨下段向后推，另一手握足尖向前提，以纠正距骨后脱位，然后徐徐将踝关节背伸。利用紧张的关节囊将后踝复位；若后踝骨折超过胫骨下关节面 1/3 以上，可用长袜套套住整个下肢，下端超过足尖 20cm，用绳结扎，做悬吊滑动牵引，利用肢体重量，使后踝逐渐复位（图 5–75）。

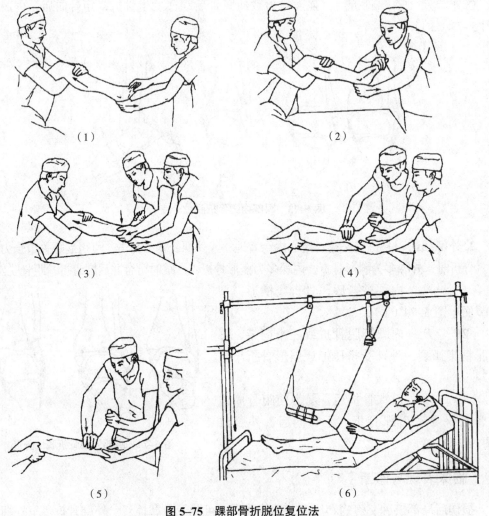

（1）　　　　　　　　　　　　　　　（2）

（3）　　　　　　　　　　　　　　　（4）

（5）　　　　　　　　　　　　　　　（6）

图 5–75　踝部骨折脱位复位法
（1）拉伸；（2）翻转；（3）挤压；（4）推提；（5）背伸；（6）袜套悬吊牵引

2. 固定 先在内外踝的上方各放一塔形垫,下方各放一梯形垫,用5块夹板进行固定。其中内、外、后板上自小腿上1/3,下平足跟,前内侧及前外侧夹板较窄,其长度上起胫骨结节,下至踝关节上。夹板必须塑形,使内翻骨折固定在外翻位,外翻骨折固定在内翻位。最后可加用踝关节活动夹板(铝制或木制),将踝关节固定于90°位置4~6周(图5-76)。兼有胫骨后踝骨折者,还应固定踝关节于稍背伸位,胫骨前唇骨折者,则固定在跖屈位。施行关节融合术者,固定3个月。

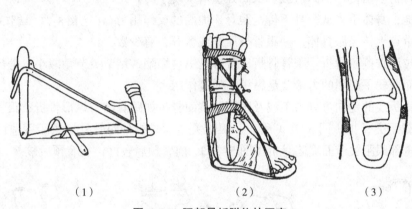

图5-76 踝部骨折脱位的固定
(1)踝关节活动夹板;(2)内翻损伤外翻位固定;(3)外翻固定后侧观

3. 药物治疗

(1)内治 按骨折三期辨证施治。中期以后应注意舒筋活络、通利关节,后期局部肿胀难消,应行气活血、健脾利湿,关节融合术后则应补肾壮骨,促进愈合。

(2)外治 早期应用双柏散外敷,后期用海桐皮汤熏洗患处。

4. 功能锻炼 整复固定后,鼓励患者主动背伸踝部和足趾。双踝骨折从第2周起,可在保持夹板固定的情况下加大踝关节的主动活动范围,并辅以被动活动。被动活动时,术者一手握紧内、外侧夹板,另一手握足前,只做背伸和跖屈,不做旋转或翻转活动。骨折临床愈合后可将外固定打开,对踝关节周围的软组织(尤其是肌腱经过处)进行按摩,理顺经络,点按商丘、解溪、丘墟、昆仑、太溪等穴,并配合中药熏洗。在袜套悬吊牵引期间亦应多做踝关节的伸屈活动。

5. 手术治疗 若手法整复失败或开放性骨折脱位,或后踝骨折超过1/3胫骨关节面的,可考虑切开复位,钢针(适用于下胫腓韧带完好者)或松质骨钉内固定。陈旧性骨折脱位则考虑切开复位植骨术或关节融合术。

八、跟骨骨折

【概述】

跟骨位于距骨下方,通过跟骨载距突形成跟距关节,两骨共同组成足纵弓的后臂,负担60%的重量。通过跟距关节可使足有内收、内翻或外展、外翻的作用,以适应在凹凸不平的道路上行走。跟骨结节为跟腱附着处，腓肠肌、比目鱼肌收缩，可做强有力的跖屈动作，跟骨结节上缘与跟距关节面成30°～45°的结节关节角（贝累氏角），是跟距关节的一个重要标志（图5-77）。

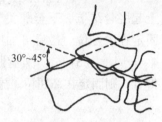

图5-77 结节关节角

【病因病机】

跟骨骨折多由传达暴力造成。从高处坠落或跳下时，足跟部先着地，身体重力从距骨下传至跟骨，地面的反作用力从跟骨负重点上传至跟骨体，使跟骨被压缩或劈开；有少数因跟腱牵拉而致撕脱骨折。跟骨骨折后常有足纵弓塌陷，结节关节角减小、消失甚至成负角，从而减弱了跖屈的力量及足纵弓的弹簧作用。

根据骨折线的走向可分为不波及跟距关节面骨折如跟骨结节纵形骨折、跟骨结节横形骨折、载距突骨折（图5-78）和波及跟距关节面骨折如跟骨外侧跟距关节面塌陷骨折、跟骨全部跟距关节面塌陷骨折（图5-79）。前者预后较好，后者预后较差。

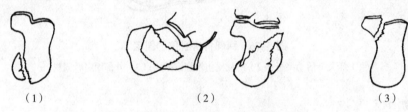

（1）　　　　　　　（2）　　　　　　　（3）

图5-78 不波及跟距关节面的跟骨骨折

（1）跟骨结节纵形骨折；（2）跟骨结节横形骨折；（3）载距突骨折

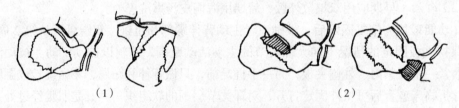

（1）　　　　　　　　　（2）

图5-79 波及跟距关节面的跟骨骨折

（1）跟骨外侧跟距关节面塌陷骨折；（2）跟骨全部跟距关节面塌陷骨折

【临床表现与诊断】

伤后跟部肿胀、瘀斑、疼痛、压痛明显，足跟部横径增宽，严重者足弓变平。跟骨X线侧位、轴位照片可明确骨折类型、程度和移位方向。轴位照片还能显示距骨下关节和载距突。关节面塌陷情况可做CT检查。

从高处坠落者，若冲击力量大，足跟部先着地，脊柱前屈，可引起脊椎压缩性骨折或脱位，甚至冲击力沿脊柱上传，引起颅底骨折和颅脑损伤，所以诊断跟骨骨折时，应常规询问和检查脊柱和颅脑的情况。

【治疗】

跟骨骨折治疗的原则是恢复结节关节角，恢复跟距关节面平整，纠正跟骨体增宽。

1. 手法复位

（1）不波及跟距关节面的跟骨骨折 跟骨结节纵形骨折的骨折块一般移位不大，予以挤按对位即可。跟骨结节横形骨折是一种撕脱性骨折，若骨折块大且向上移位者，可在麻醉后，患者取俯卧位，屈膝，助手尽量使足跖屈，术者以两手拇指在跟腱两侧用力推挤骨折块，使其复位。

骨折线不通过关节面的跟骨骨折，若跟骨体后部同跟骨结节向后向上移位，应予充分矫正。患者仰卧，屈膝90°，助手固定其小腿，术者两手指相交叉于足底，手掌紧扣跟骨两侧，用力矫正骨折的侧方移位和跟骨体的增宽，同时尽量向下牵引以恢复正常的结节关节角（图5-80）。

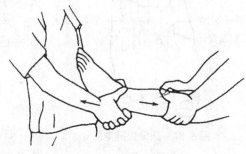

图5-80 跟骨骨折整复法

（2）波及跟距关节面的跟骨骨折 骨折移位不明显者，仅做适当固定6~8周。对有关节面塌陷、粉碎而移位较多者，可用手掌扣挤足跟，尽量矫正跟骨体增宽，手法宜稳，在摇晃足跟时，同时向下用力，以尽可能纠正结节关节角。关节面塌陷难以手法复位者，可在X线监视下，用骨圆针撬拨复位。

2. 固定 无移位骨折一般不做固定。对有明显移位的跟骨结节横形骨折复位后采用外固定患肢于屈膝、足跖屈30°位，一般固定4~6周。跟骨结节骨骺分离，骨折片明显上移，或跟骨体部冠状位骨折，后骨折段向上移位者可行跟骨牵引。

3. 药物治疗

（1）内治 按骨折三期辨证施治。早期肿胀较重，宜在活血祛瘀药中加利水消肿之品。

（2）外治 早期应用双柏散外敷，后期用海桐皮汤熏洗患处。

4. 功能锻炼 骨折经复位固定后，即可做足部跖屈背伸活动，肿胀稍消退后，可扶双拐下地不负重行走。涉及关节面的骨折可在夹板固定下进行足部活动，关节面可自行模造而恢复部分关节功能。6~8周后逐渐下地负重。

5. 手术治疗 手法整复后外固定不可靠者可行闭合穿针内固定术；难以手法复位的特别是涉及关节面的骨折，可行切开复位内固定术；陈旧性骨折已形成创伤性关节炎者，贝累氏角未恢复者，可行关节融合术。

九、跖骨骨折

【概述】

第1跖骨头与第5跖骨头是构成足内外侧纵弓前方的负重点，与后方的足跟形成整个足部主要的 3 个负重点。5 块跖骨之间又构成足的横弓，跖骨骨折后必须恢复横弓及纵弓关系。跖骨骨折是足部最常见的骨折。

【病因病机】

跖骨骨折多由压砸或重物打击等直接暴力引起，以第 2～4 跖骨较多见，可几根跖骨同时骨折。间接暴力如扭伤等，亦可引起跖骨骨折。长途跋涉或行军则可引起疲劳骨折。骨折的部位可发生于基底部、骨干及颈部。按骨折线可分为横断、斜形及粉碎性骨折（图 5-81）。

因跖骨相互支持，骨折移位多不明显。按骨折的原因和解剖部位，临床上跖骨骨折可分为下述 3 种类型：

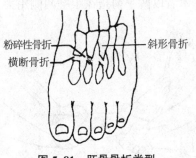

图 5-81　跖骨骨折类型

1. 跖骨干骨折（直接暴力）　多由重物压伤足背所致，多为开放性、多发性，有时还并发跖跗关节脱位，且足部皮肤血供较差，容易引起伤口边缘坏死或感染。

2. 第 5 跖骨基底部撕脱骨折（间接暴力）　因足内翻扭伤时附着于其上的腓骨短肌及第 3 腓骨肌的猛烈收缩所致，一般骨折片的移位不严重。

3. 跖骨颈疲劳骨折（持续性劳损）　好发于长途行军的战士，故又名行军骨折，多发于第 2、3 跖骨颈部，其中尤以第 2 跖骨颈多见。由于肌肉过度疲劳，足弓下陷，第 2、3 跖骨头负重增加，超过骨皮质及骨小梁的负担能力，即逐渐发生骨折，但一般骨折段不至完全断离，同时骨膜产生新骨。

【临床表现与诊断】

伤后局部疼痛、肿胀、功能障碍，有压痛和纵向叩击痛。跖骨颈疲劳骨折最初为前足痛，劳累后加剧，休息后减轻，2～3 周后在局部可摸到有骨性隆凸。第 5 跖骨基底部撕脱骨折的诊断应与跖骨基底骨骺未闭合或腓骨长肌腱的籽骨相鉴别，后两者压痛肿胀不明显，骨块光滑规则，且为双侧性。跖骨骨折应常规摄前半足正、斜位 X 线片，疲劳骨折由于没有明显的暴力外伤病史，诊断常被延误，X 线检查早期可能为阴性，2～3 周后可见跖骨颈部有球形骨痂，骨折线多不清楚，必要时可做 CT 检查，以免误诊。

根据受伤史、临床表现和 X 线检查、CT 检查可做出诊断。

【治疗】

1. 手法复位　有移位的跖骨干骨折、骨折脱位、多发性骨折可采用手法整复。在适当麻醉下，先牵引骨折部位对应的足趾，以矫正其重叠及成角畸形，以另一手的拇指从足底部推压断端，使其复位。如仍有残留的侧方移位，则继续在牵引下，从跖骨之间以拇食二指用夹挤分骨法迫使其复位（图 5-82）。跖骨骨折上下重叠移位或向足底突起成角必须纠正，否则会妨碍将来足行走功能，而侧方移位则对功能妨碍较少。

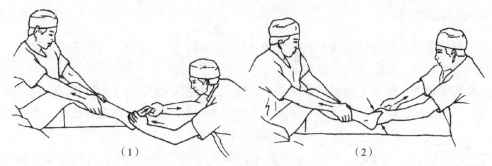

图 5–82 跖骨骨折整复法

（1）矫正重叠及成角；（2）矫正残留侧方移位

2. 固定 第 5 跖骨基底骨折、行军骨折或无移位的跖骨干骨折可局部敷药，外用夹板或胶布固定 6 周。有移位的骨折，将分骨垫放置于背侧跖骨间隙之间，上方再以压力垫加压包扎于足托板上，固定 4～6 周。

3. 药物治疗

（1）内治 按骨折三期辨证施治。疲劳骨折应加重补肝肾、强筋骨之品。

（2）外治 早期应用双柏散外敷，后期用海桐皮汤熏洗患处。

4. 功能锻炼 固定期间做踝关节屈伸活动；解除固定后，开始做不负重行走到逐步负重。第 5 跖骨基底骨折片常有软组织嵌入，骨折线消失时间一般比较长，只要症状消失，即可负重行走，不必待 X 线片示有骨性愈合才进行负重。

5. 手术治疗 手法复位失败、开放性骨折或粉碎性骨折，可采用切开复位，克氏针髓腔内固定，术后用石膏托固定 4～6 周。

第四节 躯干骨折

躯干骨由脊柱、肋骨和骨盆所组成，对胸腔、腹腔和盆腔脏器的保护和承重起着非常重要的作用。躯干骨损伤的致伤暴力强大，损伤机制复杂，往往合并内脏组织结构的破坏，产生严重并发症，可致终身残疾甚至死亡。因此，对于躯干骨折的诊断和治疗，应当特别重视并发的内脏损伤及其对全身和局部生理功能的影响。

一、肋骨骨折

【概述】

人体共有 12 对肋骨，呈弓形，左右对称排列，与胸椎和胸骨相连构成胸廓，对胸部脏器起保护作用。第 1～7 对肋骨借软骨直接附着于胸骨，第 8～10 肋骨借第 7 肋骨间接与胸骨相连，第 11～12 肋骨前端游离，称为浮肋。第 1～3 肋骨较短，且受锁骨、肩胛骨及上臂保护；第 8～12 肋弹性较大，故均不易骨折。第 4～7 肋较长且两端固定，较易骨折。

【病因病机】

1.直接暴力　棍棒打击或车祸撞击肋骨的某一部位发生骨折，骨折端向内移位，可穿破胸膜及肺脏，造成气胸和血胸。

2.间接暴力　胸廓受到前后挤压暴力，肋骨多在腋中线附近（曲线顶部）向外发生骨折，骨折多为斜形，刺破胸膜机会较少，可刺破皮肤引起开放性骨折。

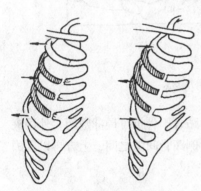

3.肌肉收缩　因咳嗽、喷嚏、大笑等造成肋间肌突然强烈收缩，发生肋骨骨折，多发生于体质虚弱、骨质疏松者。

骨折可发生于一根或数根肋骨。一根肋骨发生两处骨折时，称为双处骨折。多根肋骨双处骨折时，使该部胸廓失去支持，产生浮动胸壁，吸气时因胸腔负压增加而向内凹陷，呼气时因胸腔负压减低而向外凸出，恰与正常呼吸活动相反，故称为反常呼吸（图5-83）。

图5-83　浮动胸壁及反常呼吸

【临床表现与诊断】

本病多有交通事故、高处坠落、重物挤压或直接打击等胸部外伤史。伤后局部疼痛，说话、喷嚏、咳嗽、深呼吸和躯干转动时疼痛加剧，呼吸较浅而快，咳痰无力，易引起肺部感染和肺不张。局部可见血肿或瘀斑，骨折处有剧烈压痛点，胸廓挤压试验阳性。多根肋骨双处骨折时，该部胸廓失去支持而出现反常呼吸。第1、2肋骨骨折多由强大暴力引起，应检查有无锁骨下血管和臂丛神经的损伤。下部肋骨骨折，应注意有无肝、脾、肾脏损伤，还应注意气胸、血胸的诊断。胸部正侧位X线片可显示骨折部位、根数和移位情况。X线透视或摄片可以确定血胸、气胸及其程度。

【治疗】

1.手法复位　单纯肋骨骨折，因有肋间肌固定和其余肋骨支持，多无明显移位，一般不需整复。

患者正坐，助手在患者背后，将一膝顶住患者背部，双手握其肩，缓缓用力向后方拉开，使患者挺胸，医者一手扶健侧，一手按定患侧，用挤按手法将高凸部分按平。

2.固定

（1）胶布固定法　患者端坐，深呼气，然后屏气，用宽7～10cm的长胶布，自健侧肩胛中线绕过骨折处紧贴到健侧锁骨中线，下一条覆盖在前一条的上缘，互相重叠1/2，由后向前、由下至上地进行固定，固定范围包括骨折区和上下邻近肋骨，固定时间3～4周（图5-84）。对胶布过敏者禁用。

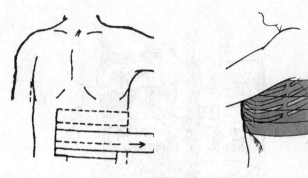

图 5-84　肋骨骨折胶布固定法

（2）弹力绷带固定法　适用于老年人、患肺部疾患或皮肤对胶布过敏者。嘱患者做深呼气，然后用宽弹力绷带环绕胸部固定骨折区及上下邻近肋骨，固定时间 3～4 周。

（3）胸壁牵引　多根多段肋骨骨折造成浮动胸壁，出现反常呼吸时，采用肋骨牵引法，可选择浮动胸壁中央一根肋骨，局麻后用无菌巾钳将肋骨夹住，系上牵引绳进行滑动牵引，牵引重量 2～3kg。

3. 药物治疗

（1）内治　初期应活血化瘀、理气止痛。伤气为主者，可选用柴胡疏肝散；伤血为主者，可选用复元活血汤加用款冬花、桔梗、杏仁、黄芩等，以宣肺化痰。后期宜化瘀和伤、行气止痛，可选用三棱和伤汤。

（2）外治　初期可选用消肿止痛膏，中期用接骨续筋膏，后期用狗皮膏。

4. 功能锻炼　鼓励患者扶住伤处进行咳痰，早期离床活动，减少肺部感染的发生。

5. 手术治疗　骨折端向外移位，刺破胸壁软组织和皮肤者用不锈钢丝固定肋骨断端，也可清创缝合术后用外固定。骨折合并闭合性气、血胸者可胸腔穿刺行闭式引流，骨折行外固定。骨折合并有内脏损伤者，视损伤情况行紧急手术处理。

二、脊柱骨折

【概述】

脊柱由椎骨、韧带、椎间盘、椎间小关节及脊髓构成，具有缓冲震荡、支撑身体、保护脊髓的功能。椎骨由椎体、椎弓根、椎板、上下关节突、横突和棘突构成。韧带包括前纵韧带、后纵韧带、黄韧带、棘间韧带、棘上韧带等。椎间盘由髓核、纤维环、软骨板构成。椎间小关节包括关节突关节和钩椎关节。

1983 年 Denis 提出脊柱"三柱"概念，前柱包括前纵韧带、椎体及椎间盘前 1/2；中柱包括后纵韧带、椎体及椎间盘后 1/2；后柱包括后弓（椎弓、椎板、关节突、横突、棘突）和后部韧带复合物（黄韧带、棘间韧带、棘上韧带、关节囊）（图 5-85）。"三柱"理论强调了韧带对脊柱稳定的作用，根据脊柱骨折分类判断脊柱稳定性，为确定脊柱损伤治疗方案提供依据。

前柱　中柱　后柱

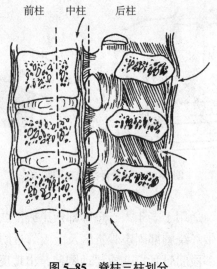

图 5-85　脊柱三柱划分

【病因病机】

1. 屈曲压缩型损伤　屈曲位脊柱的超重负荷通过前柱的压缩力和后柱的牵张力造成脊柱损伤。如从高处坠落时臀部触地躯干前屈，或头枕部触地颈椎前屈，使脊柱前柱受挤压而发生压缩性骨折，后柱受到牵拉而分离断裂。轻者椎体前缘压缩 <50%，后缘高度不变，中柱完整，属稳定性骨折。严重者椎体前缘压缩 >50%，后柱结构牵张损伤，关节突关节半脱位，属不稳定性骨折（图 5-86）。

2. 垂直压缩型损伤（爆裂型）　重物撞击头顶，高处坠落时臀部触地，由上向下或由下向上的传达暴力致使脊柱的前、中、后三柱均遭受压缩暴力损伤，椎体爆裂性骨折，骨折块向四周扩散移位，突入椎管，损伤脊髓（图 5-87）。

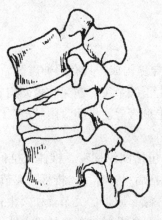

图 5-86　屈曲压缩型损伤

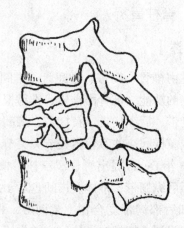

图 5-87　垂直压缩型损伤

3. 屈曲分离型损伤 又称安全带型损伤。高速行驶的汽车在撞车瞬间患者下半身被安全带固定，躯干上部由于惯性而急剧前移，以前柱为枢纽，后、中柱受到牵张力而破裂张开，造成经棘上韧带－棘间韧带－黄韧带－脊髓－后纵韧带－椎间盘水平断裂，或经棘突－椎板－椎体水平骨折（图5-88）。本型为三柱损伤，不稳定，脊髓损伤重。

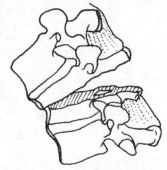

4. 屈曲旋转型损伤 脊柱在屈曲和旋转外力作用下，以一侧关节突关节为轴心，另一侧关节突关节发生旋转（向前向下）并脱位，关节囊撕裂，椎间盘及后柱的韧带结构撕裂损伤，脊神经受挤压。

图 5-88　屈曲分离型损伤

5. 分离过伸型损伤 当患者从高处仰面摔下，腰背部撞击脚手架，使脊柱骤然过伸，造成前纵韧带断裂，椎体前下或前上缘撕脱骨折，上位椎体向后移位，下位椎体向前移位。另外，急刹车头面部撞击挡风玻璃或椅背，使颈椎过度伸展也可致类似损伤。此型前、中柱损伤重，后柱损伤轻。

6. 侧屈型损伤 暴力使椎体偏心受压，椎体侧方压缩，牵张侧横突骨折，易引起神经根牵拉损伤。此型多与屈曲型同时出现。

【临床表现与诊断】

患者有车祸、高处坠落、重物砸伤等明确的外伤史。伤后局部疼痛，脊柱屈伸、旋转、侧屈功能障碍。屈曲型可见脊柱后突畸形，颈椎骨折可见头颈倾斜，常用双手托住头部，检查时棘突有明显压痛，棘突间距离改变，局部有肿胀、瘀斑。腰椎骨折可由于腹膜后血肿刺激，伴有腹满、胀、痛及便秘等症。伴脊髓神经损伤者，则出现截瘫等。

X线检查可拍正位、侧位、斜位及过伸过屈侧位片，寰枢椎检查需拍摄张口位片。根据X线片可了解椎体损伤情况。CT检查可进一步明确椎骨的骨折类型，骨折块移位方向和程度，椎管的形态，脊髓受伤情况。MRI也是脊髓损伤有效的影像学检查手段。

【治疗】

1. 急救处理 脊柱骨折和脱位的恰当急救处理，对患者的预后有重要意义。首先，要明确脊柱损伤的部位，初步检查是否并发截瘫及合并脑等内脏损伤。其次，搬运过程中，应使脊柱保持平直，避免屈曲和扭转。可采用数人动作一致地平托头、胸、腰、臀、腿的平卧式搬运，或同时扶住患者头肩、腰、髋部的滚动方式，将患者移至担架上（图5-89）。对颈椎损伤者，应由一人专门扶住头部或用沙袋挤住头部，以防颈椎转动。搬运用的担架应使用硬板担架，若用帆布担架抬运时，应采用俯卧位以保持脊柱平直。切忌用被单提拉两端或一人抬肩、另一人抬腿的搬运法，因其可能使脊椎移位加重，进一步损伤脊髓（图5-90）。在急救时应特别注意颅脑和重要脏器损伤、休克等的诊断并优先处理，维持呼吸道通畅及生命体征的稳定。

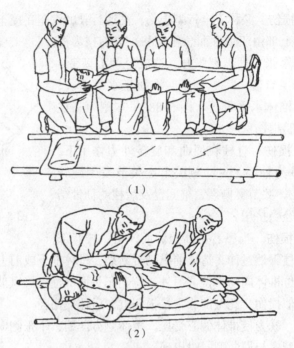

图 5-89　脊柱骨折正确搬运法

（1）平抬法；（2）滚动法

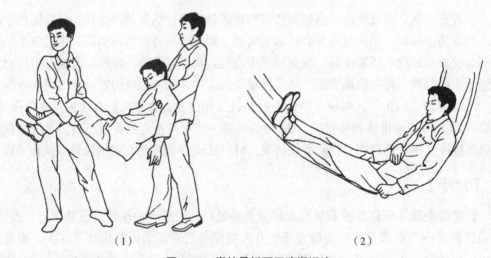

图 5-90　脊柱骨折不正确搬运法

（1）两人抬送；（2）软毯运送

2. 复位与固定　根据脊柱损伤的不同类型和程度，选择恰当的复位方法。屈曲型损伤应伸展位复位，过伸型损伤应屈曲位复位。在复位时应注意牵引力的作用方向和大小，防止骨折脱位加重或损伤脊髓。颈椎损伤伴关节交锁应首选颅骨牵引复位法，胸腰椎损伤则可选用下肢牵引复位法或垫枕腰背肌锻炼复位法。

（1）牵引复位法　轻度移位、压缩而无关节绞锁的颈椎骨折，一般采用枕颌带牵引

（图 5-91）。若颈椎骨折伴有关节绞锁者，需用颅骨牵引（图 5-92）。在牵引复位时先由屈曲位开始，当关节突脱位绞锁纠正后再改为伸展位。牵引重量从 2~3kg 开始，逐渐加大。增加牵引重量时，一定要注意观察脊髓损害是否加重及避免过度牵引。

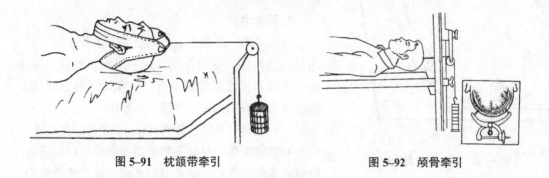

图 5-91 枕颌带牵引 　　　　　　　　　　图 5-92 颅骨牵引

（2）腰背部垫枕复位法　患者仰卧硬板床上，以骨折处为中心垫软枕，高 5~10cm，致腰椎呈过伸位牵拉（图 5-93），使因椎体压缩而皱折的前纵韧带重新恢复原有张力，并牵拉椎体前缘，使其部分甚至全部复位。

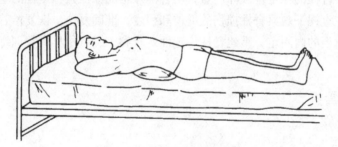

图 5-93 腰背部垫枕复位法

（3）二桌复位法　给予镇痛药或局部麻醉后，用 2 张高低差距 25~30cm 的桌子，桌上置软枕，患者俯卧于两张桌上，头端置于高桌上，足端置于低桌上（图 5-94）。两助手分别把持患者的两腋部和双侧小腿，以防止患者跌落，逐渐后撤低桌，直至患者胸骨柄和耻骨联合均悬空，利用患者体重使骨折牵张复位，悬垂时间约为 10 分钟。复位后在此体位行过伸位石膏背心固定。鼓励患者早期下床活动，固定时间为 3 个月。固定期间进行腰背肌功能锻炼。

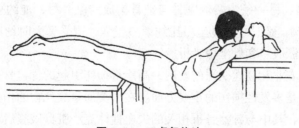

图 5-94 二桌复位法

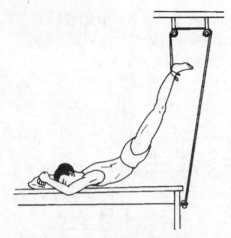

图 5-95 两踝悬吊复位法

（4）两踝悬吊复位法　患者俯卧于复位床上，将两踝悬空吊起（图 5-95），使胸腰段脊柱过伸复位。复位后使用过伸位石膏背心固定，并注意坚持腰背肌锻炼。

3. 药物治疗

（1）内治　早期治宜行气活血、消肿止痛，多用复元活血汤、血府逐瘀汤；中期治宜和营止痛、接骨续筋，方用接骨紫金丹；后期治宜补益肝肾，调养气血，方用六味地黄汤、八珍汤。

（2）外治　早期外敷消瘀膏，后期外贴狗皮膏。

4. 功能锻炼　早期腰背肌肌肉锻炼可以促进血肿吸收和骨折复位，防止肌肉萎缩，减轻骨质疏松和减少晚期脊柱关节僵硬挛缩的可能。锻炼应早期开始，循序渐进，从易到难增加锻炼的强度和时间。可采用飞燕点水式、五点支撑法、三点支撑法进行锻炼。

5. 手术治疗　对于骨折脱位移位明显，闭合复位失败；骨折块、椎间盘突入椎管压迫脊髓者；以及脊柱的稳定性破坏严重，闭合治疗不能保证其稳定性的应选择手术切开复位内固定。在直视下观察脊柱损伤的部位和程度，准确复位，恢复椎管管径，解除脊髓压迫，采取适当的内固定，重建脊柱稳定性，有利于患者尽早康复训练，并可预防并发症的发生。

三、骨盆骨折

【概述】

骨盆是由两侧髂骨和骶骨、尾骨连接而成，形如漏斗。两髂骨与骶骨的耳状面构成骶髂关节，关节面粗糙不平，结合紧密，有骶髂前韧带、骶髂后韧带和骶髂骨间韧带加强。两侧耻骨借纤维软骨性的耻骨盘相连，有耻骨上韧带和耻骨弓状韧带加强。骨盆上连脊柱，支撑上身的体重，是连接躯干与下肢的桥梁，同时还起到保护和支持盆腔内脏器的重要作用。

人体直立时，体重自第 5 腰椎、骶骨经两侧的骶髂关节、髋臼传导到两侧股骨头及下肢，此力传递线称为骶股弓。坐位时，重力由骶髂关节传导到两侧坐骨结节，此力的传递线称为骶坐弓。骨盆前部还有两条约束弓，一条通过耻骨联合联结两侧耻骨上支，防止骶股弓被分离，另一条为两侧耻骨与坐骨构成的耻骨弓，能约束骶坐弓不致散开（图 5-96，图 5-97）。骶股弓和骶坐弓比约束弓坚强，遭受暴力时约束弓先骨折，暴力继续作用才可导致骶股弓和骶坐弓骨折。

随着现代化工农业和高速交通的发展，高能量损伤引起的骨盆骨折的发生率也在迅速增高，而且往往是多发性损伤的重要方面。在因交通事故死亡的伤员中，骨盆骨折是第 3 位的死亡原因，其中与骨盆骨折相关的失血性休克、脏器破裂后严重感染、脂肪栓塞和 DIC 是其早期死亡的主要因素。

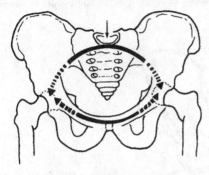

图 5-96 骶股弓及约束弓

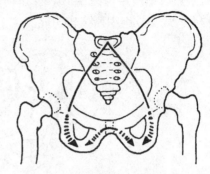

图 5-97 骶坐弓及约束弓

【病因病机】

骨盆骨折主要由强大暴力导致，如车祸伤、坠落伤等高速能损伤和塌方事故等重度压砸伤，此外肌肉收缩牵拉力等运动损伤也可导致骨盆的撕脱骨折。

根据骨折的创伤机制可分为以下 4 种类型：

1. 侧方挤压（压缩型） 侧方挤压、压砸等外力使前环的薄弱处（耻骨支、耻骨联合）发生骨折或分离，外力继续作用，伤侧髂骨翼内翻，骶髂关节后侧骶髂韧带受到牵张而断裂，骶髂关节后侧张开或其附近出现骨折，伤侧骨盆向对侧扭转倾斜（图 5-98）。

2. 前后挤压（分离型） 前后挤压的外力作用下，由于骨盆环前宽后窄，使髂骨翼外翻，耻骨联合、耻骨支及骶髂关节前侧韧带受到牵拉发生骨折或分离，骨盆环呈向外的翻转而相互损害（图 5-99）。

3. 垂直剪力 骶髂关节受到纵向传达暴力，导致骨折脱位，易造成神经损伤。分两种情况，一是骶髂关节脱位上移，可造成第 5 腰椎横突骨折；二是沿骶孔直线骨折，骶髂关节及骶骨外侧翼向上移位，第 5 腰椎、第 1 骶椎关节突骨折并向上移位（图 5-100）。

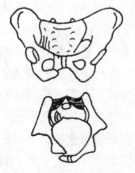

图 5-98 侧方挤压型损伤

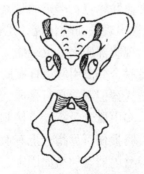

图 5-99 前后挤压型损伤

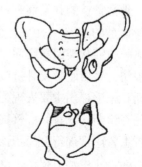

图 5-100 垂直剪力型损伤

4. 肌肉牵拉 剧烈运动过程中，由于肌肉猛烈收缩，造成骨盆边缘的肌肉附着点撕脱性骨折。常见有髂前上棘、髂前下棘、坐骨结节撕脱骨折，分别由缝匠肌、股直肌、腘绳肌猛烈收缩所致（图 5–101）。该损伤不影响骨盆环的完整和稳定，但骨折块往往移位较大，局部软组织撕裂较明显。

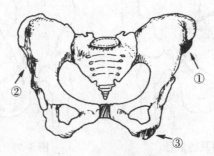

图 5–101　骨盆撕脱性骨折
①髂前上棘撕脱骨折；②髂前下棘撕脱骨折；③坐骨结节撕脱骨折

以上骨折中，撕脱骨折、前环耻骨支或坐骨支的骨折，以及单侧髂骨翼裂隙性骨折，骨盆环的稳定性未遭破坏，属于稳定性骨折；而骨盆后环骨折、骶髂关节脱位、骶孔直线骨折属于不稳定性骨折。

【临床表现与诊断】

骨盆骨折多由强大暴力引起，有明确外伤史。损伤后骨盆局部疼痛肿胀、皮下瘀血和皮肤挫擦伤痕，骨折处压痛明显。撕脱性骨折，常可触及移位的骨折块，压痛点局限。前后挤压损伤骨盆外旋并同侧下肢外旋；侧方挤压损伤骨盆内旋，移向中线；垂直剪力损伤多有肢体短缩。脐 - 棘距离（肚脐到髂前上棘的距离）不等长，若短于健侧，见于压缩型；长于健侧，见于分离型。骨盆分离试验和挤压试验阳性。骶髂关节损伤者"4"字试验阳性。

骨盆前后位 X 线片可判断骨盆位置及类型，必要时可拍摄闭孔斜位和髂骨斜位片。CT 可判断骶髂关节损伤、髋臼骨折等。

骨盆骨折的并发症有：①失血性休克：严重的骨盆骨折，出血量可在短时间内达到全身血量的 40% ~ 50%，而很快出现失血性休克，是骨盆骨折死亡的主要原因。腹膜后血肿的症状类似急腹症，可出现腹部压痛，反跳痛，腹肌紧张，恶心呕吐。②膀胱尿道损伤：多由耻骨支骨折或耻骨联合分离引起。怀疑膀胱破裂可行逆行性膀胱造影加以诊断。尿道损伤主要表现为膀胱充盈但不能自行排尿，试插导尿管受阻，尿道逆行造影可明确诊断。③直肠肛管损伤：多由骶骨骨折端直接刺伤，或骨折移位挤压所致。骨盆骨折患者应常规行肛门指诊，直肠损伤可见指套上有血迹，直肠前方饱满，并可触摸到骨折端。④生殖道损伤：女性骨盆内器官拥挤而固定，当直接暴力作用于骨盆，骨盆被碾压而成粉碎或严重变形时，易发生子宫、阴道破裂等损伤。⑤神经损伤：多因骨折移位牵拉或骨折块压迫所致，可引起腰丛、骶丛、闭孔神经或股神经损伤。伤后可出现相应神经损伤症状。

【治疗】

1. 急救 骨盆骨折后大量失血可导致失血性休克，甚至死亡，因此抢救重点是控制出血、纠正休克、快速补充血容量。应尽量少搬动患者，对骨折进行临时固定，以减少疼痛和出血，监测生命体征，迅速建立 2 个以上静脉通道，及时输血输液。

2. 手法复位 前后压缩型骨折，术者用双手从两侧向中心对挤髂骨翼，使之复位。侧方压缩型骨折，患者仰卧，术者用双手分别置于两侧髂前上棘向外推按，分离骨盆使之复位。髂前上、下棘撕脱骨折，患者仰卧，患侧膝下垫高，保持髋、膝关节呈半屈曲位，术者捏挤按压骨折块使之复位，可同时在局麻下，用钢针经皮交叉固定骨块。

3. 固定 前后压缩型骨折复位后，用骨盆兜悬吊固定牵引（图 4–32）；对垂直方向移位明显的骨盆骨折，须行股骨髁上骨牵引，牵引重量为体重的 1/7 ~ 1/5，牵引时间 8 ~ 10 周。不稳定性骨折多采用骨盆外固定器固定（图 5–102），外固定器品种多样，但均由针、针夹和连接棒三部分组成。在髂嵴内外板之间钻入固定针，用针夹将针尾与连接棒连成一体。通过调整连接棒并结合手法使骨折复位后，拧紧外固定器旋钮。外固定器固定简便易行，创伤小，尤其适用于急诊期，用于稳定骨盆，有利于控制出血，纠正休克。

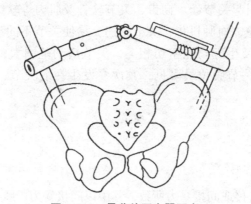

图 5–102　骨盆外固定器固定

4. 药物治疗

（1）内治 早期宜活血祛瘀、消肿止痛，内服复元活血汤，对于脱证，应急投独参汤加炮姜、附子以回阳固脱；中、后期应强筋壮骨、舒筋通络，内服舒筋汤或健步虎潜丸。

（2）外治 外用海桐皮汤熏洗。

5. 功能锻炼 骨盆骨质血运丰富，骨折后容易愈合。未损伤骨盆后部负重弓者，伤后第 1 周练习下肢肌肉收缩及踝关节屈伸活动，伤后第 2 周练习髋关节与膝关节的屈伸活动，伤后第 3 周可扶拐下地站立活动。骨盆后弓损伤者，牵引期间应加强下肢肌肉舒缩和关节屈伸活动，解除固定后即可下床开始扶拐站立与步行锻炼。

6. 手术治疗 撕脱性骨折可用交叉钢针或螺钉内固定，其他稳定性骨折不需内固定，耻骨联合分离严重者，可选择耻骨联合上方横弧形切口行钢板内固定。骶髂关节脱位和骶髂关节附近的髂骨骨折，可用拉力螺钉或钢板内固定。

第六章 脱 位

第一节 概 述

一、定义

组成关节的骨端关节面失去正常的对应关系，引起功能障碍者，称为脱位。古人很早就对脱位有所认识，历代有脱臼、出臼、脱骱、骨错等多种称谓。

关节脱位后，可引起关节囊、韧带、关节软骨及肌肉等软组织损伤，伴见关节周围血肿，如不及时复位，血肿机化，关节粘连，易使关节不同程度丧失功能。脱位与关节的局部解剖特点及生理功能密切相关，关节活动范围大，活动较频繁，受伤机会较多。临床上以肩关节脱位最多见，其次多发生在肘关节、髋关节及颞颌关节等部位。

二、病因病机

（一）外因

外伤性脱位多由直接或间接暴力所致，其中以间接暴力（跌仆、挤压、扭搓、冲撞等）引起者多见。当暴力达到一定程度，超过关节所能承受的压力，破坏了关节正常结构，使组成关节的骨端超出正常范围而引起脱位。

（二）内因

1. 生理因素　主要与年龄、性别、体质及局部解剖结构特点等有密切的关系。如损伤性脱位多见于青壮年，儿童和老年人较少见。男性外出工作较多，工作量较大，关节活动范围较大，发生关节脱位的机会相应也大于女性。老年患者，因体质衰弱、筋肉松弛，易发生颞颌关节脱位。儿童关节软骨富有弹性，缓冲作用大，虽易遭受暴力，但不易脱位，多造成骨骺滑脱。又因小儿关节发育尚不健全，常发生桡骨头半脱位。

关节脱位与关节的局部解剖结构特点及生理功能有关，如肩关节的关节盂小而浅，肱骨头大，关节囊的前下方松弛，肌肉较少，加上关节活动范围大且频繁，受伤机会多，故较易发生脱位。

2. 病理因素　先天性关节发育不良、关节和关节周围韧带松弛者，较易发生脱位，如先天性髋关节脱位。关节内病变或临近关节病变可引起关节结构破坏，常导致病理性关节脱位。如化脓性关节炎、骨关节结核等疾病的中、后期可并发关节脱位。另外，关节脱位经手法复位后，如不能采取适当的固定措施，由于周围关节囊、关节周围韧带等软组织的损伤不能得到修复，常可引起习惯性脱位。

（三）病机

关节脱位不仅引起骨关节面的正常关系破坏，也可导致关节囊、关节周围韧带、肌腱、肌肉等不同程度的撕裂。局部可形成血肿，不能自行复位。由于暴力大，骨端移位较多时，常合并血管、神经损伤；受伤时，暴力强大，骨端可穿破软组织和皮肤，造成开放性脱位。脱位可伴有骨折、关节面软骨脱落等。关节脱位后，如不能及时治疗，则关节腔内、外血肿机化，结缔组织增生，周围软组织形成瘢痕，可导致复位困难。若勉强采取手法复位，或手法粗暴，可导致关节面损伤，使关节周围的血液循环遭到破坏，易引起创伤性关节炎的发生，甚至形成骨缺血性坏死。

三、分类

（一）按发病原因分类

1. 外伤性脱位　正常关节遭受外来暴力引起的关节脱位，又称创伤性脱位。临床上最为常见，是本章讨论的重点。

2. 病理性脱位　关节结构被病变破坏而产生的脱位。发生于关节或邻近关节骨端的疾病，可引起关节稳定性破坏，遭受轻微外力或在正常活动中即可发生脱位。如髋关节结核、化脓性关节炎、骨髓炎等疾病，导致关节破坏，引起关节病理性脱位或半脱位。

3. 先天性脱位　因胚胎发育异常，导致先天性骨关节发育不良而发生脱位者。如先天性髋关节脱位、先天性髌骨脱位等。

4. 习惯性脱位　同一关节发生两次或两次以上的脱位，称为习惯性脱位。患者多因首次外伤性脱位后，未进行有效治疗，导致关节囊和关节周围软组织的损伤未得到修复，而使关节的稳定性变得脆弱，极易发生再次脱位。该病容易进行手法复位，但常有复发。

（二）按脱位方向分类

本病按脱位方向主要分为前脱位、后脱位、上脱位、下脱位及中心性脱位。如髋关节脱位按脱位后股骨头所在的位置可分为前脱位、后脱位及中心性脱位。四肢关节及颞颌关节脱位时，应以关节近端为基准，按远端移位方向来区分。脊柱脱位则以下段椎体为基准，上段椎体移位方向来确定。

（三）按脱位后的时间分类

1. 新鲜性脱位 指脱位发生时间在 2～3 周以内者，其中小儿为 1～2 周以内，多易整复。

2. 陈旧性脱位 指脱位发生时间在 3 周以上者，一般难以整复。

（四）按脱位程度分类

1. 完全性脱位 组成关节的各骨端关节面完全脱出，互不接触者。

2. 不完全性脱位 又称半脱位，组成关节的各骨端关节面仅有部分脱出，部分仍互相接触。

3. 单纯性脱位 无合并症的脱位。

4. 复杂性脱位 脱位合并有骨折，或血管、神经及内脏损伤者。

（五）按脱位后关节腔是否与外界相通分类

1. 开放性脱位 脱位后，局部创口与关节腔相通者。因易致感染，治疗比较困难，处理不当，常引起关节功能障碍。

2. 闭合性脱位 脱位后，关节腔不与外界相通者。闭合性脱位容易得到治疗，一般预后良好。

四、临床表现与诊断

（一）一般症状

1. 疼痛和压痛 关节脱位后，骨端脱离了正常位置，往往伤及附近韧带、肌腱和肌肉等组织，导致脉络受损，气血凝滞，瘀血内留，阻塞经络，因而局部出现不同程度的疼痛和压痛，活动时疼痛加剧。

2. 肿胀 关节脱位时，关节内外组织损伤，瘀血留内，阻塞经络，形成血肿，可在短时间内出现肿胀。单纯性关节脱位，肿胀多不严重，且较局限；合并骨折时多肿胀严重，伴有皮下瘀斑，甚至出现张力性水泡。

3. 功能障碍 关节结构失常，加之疼痛、肿胀，造成关节功能部分障碍或完全丧失。

（二）特有体征

1. 关节畸形 关节脱位后，骨端脱离了正常位置，关节骨性标志的正常关系发生改变，破坏了肢体原有的轴线，与健侧对比不对称，所以发生畸形。如肩关节脱位时呈"方肩"畸形；肘关节后脱位时呈"靴样"畸形；髋关节脱位时，患侧下肢呈屈曲、内收、内旋和短缩畸形等。

2. 关节盂空虚 因关节脱位使构成关节的一侧骨端脱出关节盂，造成关节盂空虚。表浅关节比较容易触摸辨别，如肩关节脱位时，肱骨头完全离开关节盂，肩峰下出现凹陷，触摸时有空虚感。

3. 弹性固定 脱位后，由于骨端位置改变，关节周围未撕裂的肌肉痉挛，可将脱位后的骨端保持在特殊位置上，对脱位骨端做被动运动时，虽然有一定活动度，但存在弹性阻力，当去除外力后，关节又回到这一特殊位置，称为弹性固定。

（三）X 线检查

一般情况下，对于关节脱位，在复位前后，常规拍摄 X 线片可明确诊断和鉴别诊断，以指导治疗。X 线检查显示的情况，主要用于判断脱位的程度、方向、类型、有无合并骨折及检查关节和骨折的复位情况。但脊柱脱位时，可根据病情需要，增加 CT、MRI 等检查。

根据病史、一般症状和特有体征，对关节脱位即能做出初步诊断。最后确诊，需配合 X 线检查。

五、脱位的并发症

（一）早期并发症

1. 骨折 多发生在邻近关节的骨端或关节盂的边缘。脱位并发骨折的因素常有以下两种：一是骨端的相互撞击造成受力端骨折，如髋关节后脱位并发髋臼后上缘骨折、前脱位时股骨头前下方骨折等；二是肌肉强力收缩产生的撕脱性骨折，如肩关节脱位并发肱骨大结节撕脱性骨折。大多数骨折块不大，脱位整复成功后，骨折亦可随之复位。

2. 神经损伤 多因暴力造成脱位的骨端牵拉或压迫神经干而引起。如肩关节脱位时腋神经被肱骨头牵拉或压迫、髋关节后脱位时坐骨神经被股骨头牵拉或压迫造成损伤等。脱位并发神经干损伤多为挫伤，极少数造成神经断裂。通常观察 3 个月左右，如神经功能无恢复迹象，应及早施行神经探查术。如发现神经断裂者，要及早进行神经吻合术。

3. 血管损伤 由脱位的骨端压迫、牵拉关节周围的重要血管引起，可致肢体远端血运障碍。多为血管挫伤，当牵拉暴力较大时，可发生血管撕裂伤。如肩关节前脱位合并腋动脉挫伤、膝关节脱位时引起腘动脉受压而导致血运受阻等。这类血管损伤，大多随着关节的复位而逐渐恢复。如果复位成功后，肢体血运仍未改善，或发生大血管破裂，应进行急症处理，实施手术修补、断端吻合或血管结扎等。

4. 感染 多见于开放性关节脱位未及时清创或清创不彻底所致。轻者伤口感染，重者可并发化脓性关节炎。由于开放性脱位的创口往往带有泥土、碎屑或粪便等污物，应预防破伤风、气性坏疽等特异性感染。

（二）晚期并发症

1. 关节僵硬 由于关节内、外的血肿机化后形成关节内滑膜反折处粘连，以及关节囊及其周围的韧带、肌腱、肌肉等组织的挛缩，可导致关节运动严重受限，甚至发生关节僵硬。

2. 骨化性肌炎 脱位时损伤了关节附近的骨膜并与周围血肿相沟通，随着血肿机化，在骨膜化骨的诱导下，逐渐变成软骨，再钙化成骨样组织，称为骨化性肌炎，又称损伤性骨化。

3. 创伤性关节炎 关节软骨面损伤，造成关节面不平整，或整复时未达到对线要求，导致关节面受力不均，部分关节面磨损，引起关节软骨退行性变，骨质增生，关节间隙变窄，形成创伤性关节炎。

4. 骨的缺血性坏死 脱位时因暴力致关节囊和关节内、外韧带损伤，使骨的血液循环受到破坏，发生骨缺血性坏死。好发部位有股骨头、腕舟骨、月骨、距骨等。

六、治疗

脱位治疗的目的是恢复受损伤关节的正常解剖关系及功能。因此，应根据脱位的不同原因、类型确定治疗方案，如区分新鲜性脱位和陈旧性脱位治疗的不同。常用的治疗方法包括：

1. 麻醉的应用 选用适当的麻醉可使痉挛的肌肉松弛，便于整复成功，减轻患者痛苦。常用的麻醉方法有针刺麻醉、臂丛神经阻滞麻醉、硬膜外麻醉等，如有需要也可进行全身麻醉。但对于新鲜无早期并发症的关节脱位，则只要采用得当的手法整复方法，不用麻醉亦可成功复位。或仅选用止痛剂、镇痛剂，即可进行复位。

2. 手法复位 术者与助手对抗牵引或持续骨牵引，根据造成关节脱位的损伤机制，通过拔伸、屈伸、提按、端挤等手法，利用杠杆原理，将脱位的骨端轻巧地回纳，并恢复关节面的正常关系。手法操作时，术者与助手密切配合，动作宜稳健、准确、使用巧力，力争一次复位成功。陈旧性脱位应先进行牵引、推拿按摩、松解粘连，而后按新鲜脱位复位。应用阻滞麻醉或肌肉松弛剂时，可使肌肉松弛，易于骨端还纳。

3. 固定 复位后进行适当的固定是巩固疗效的重要措施。将肢体固定在功能位或关节稳定的位置上。如功能位与稳定位相矛盾时，应先将关节固定在稳定位 1~2 周后改为功能位。一般来说，脱位应固定 2~3 周，不宜过长，以免发生组织粘连、关节僵硬，影响疗效。脱位常用的固定器材有牵引带、胶布、绷带、三角巾、夹板、石膏等。

4. 药物治疗 按三期辨证用药。

5. 功能锻炼 又称练功，是恢复肢体功能的重要方法。适当的功能锻炼可促进血液循环，加快组织的修复，预防肌肉萎缩、骨质疏松及关节僵硬等并发症的发生。练功活动的方法要遵循从健康关节到损伤关节，单一关节到多个关节。其范围应从小到大，循序渐进，持之以恒。功能锻炼时，要防止活动过猛，尤其应当避免粗暴的被动运动。

6. 手术治疗 对于手法整复失败、伤期较长或开放性脱位合并重要血管、神经损伤等，可考虑手术治疗。

第二节 颞颌关节脱位

【概述】

颞颌关节脱位又称"下颌关节脱位""托颌"等，俗称"吊下巴"，是临床常见的脱位之一。多见于老年人及体质虚弱者。

颞颌关节是人体头面部唯一能活动的关节，是左右联动关节，其主要运动是下颌骨的下掣（开口）、上提（闭合）、前伸、后退和侧转。该关节是由下颌骨的一对髁状突和颞骨的一对下颌关节窝构成。其周围有关节囊包绕，囊的侧壁有韧带加强，但前壁较松弛薄弱，没有韧带加强。关节内有一软骨盘，与关节囊紧密相连，对颞颌关节的稳定有一定作用。颞颌关节在闭口时，髁状突位于下颌凹内，关节稳定；张口时，髁状突向前滑至关节结节之下，关节不稳定。

【病因病机】

颞颌关节脱位，按脱位时间和次数，分为新鲜性、陈旧性和习惯性三种；按一侧或两侧脱位，可分为单侧脱位和双侧脱位两种；按髁突脱出的方向、位置可分前脱位、后脱位、上方脱位及侧方脱位，临床中以前脱位多见。

1. 张口过大 在大笑、打呵欠、拔牙等时，下颌骨的髁状突及关节盘都可过度向前滑动，移位于关节结节的前方，即可发生颞颌关节单侧或双侧前脱位。

2. 外力打击 在张口状态下，外力向前下方作用于下颌角或颏部，关节囊的侧壁韧带不能抵抗外来暴力，则可形成单侧或双侧颞颌关节前脱位。

3. 杠杆作用 在单侧上、下臼齿之间，咬食较大硬物时，硬物为支点，咀嚼肌、翼外肌为动力，拉动下颌体向前下滑动，使颞颌关节处于不稳定的状态，多形成单侧前脱位，亦可发生双侧前脱位。

4. 肝肾虚损 年老体弱或久病体虚者，均有程度不同的气血不足，肝肾虚损，筋肉失养，韧带松弛，因此在外力作用下容易发生习惯性颞颌关节脱位。

【临床表现与诊断】

颞颌关节前脱位多有过度张口、咀嚼较硬食物或暴力打击等外伤史。

脱位后，呈半开口状，不能自然闭合和张开；上下门齿对位不齐；语言不清，吞咽困难，流涎不止。根据发病情况的不同，临床上分为单侧前脱位和双侧前脱位。

单侧脱位时，口角歪斜，下颌骨向健侧倾斜，患侧低于健侧，患侧颧弓下方可触及脱出的下颌骨髁状突，耳屏前方可触及凹陷，有空虚感。

双侧脱位时，局部酸痛，下颌骨下垂，向前突出，双侧咬肌痉挛，呈块状隆起。触诊时双侧颧弓下方可触及下颌骨髁状突，两耳屏前方可触及明显凹陷，有空虚感，患者常以手托住下颌就诊。

　　X线片检查可确定脱位的类型、移位的程度及有无并发髁状突骨折。

【治疗】

　　颞颌关节脱位以手法治疗为主，一般不需要麻醉，但陈旧性习惯性脱位往往需在麻醉下进行。复位后可给予适当固定，结合药物疗法和配合功能锻炼等进行综合治疗。

1. 手法复位

　　（1）口腔内复位法　患者取低坐位，头枕部及背部靠墙壁，或由助手双手固定患者头部。术者站在患者前面，可先用伤筋药水在颊车处揉擦数遍，缓解咀嚼肌的紧张，必要时可进行热敷。然后用数层无菌纱布包缠两拇指，伸入患者口腔内，尽量置于两侧最后一个下臼齿嚼面上，余四指放在下颌骨两侧下缘，用拇指先上下摇晃下颌数遍，使咬肌、翼内肌、翼外肌及颊肌放松，下颌骨松动，然后两拇指将下臼齿向下按压，向后推送，余指同时协助将下颌骨向上端送，与此同时，两拇指迅速向两旁滑开，退出口腔，以防咬伤。在听到滑入关节之响声或见患者已闭口自如时，则表示复位成功（图6-1）。对于单侧脱位，亦可应用，控制健侧的手不需用力，即可复位。或单手口腔复位，一手掌部按住健侧耳屏前方，将口部抱住固定，另一手拇指用纱布缠好插入口内进行复位，方法同上。

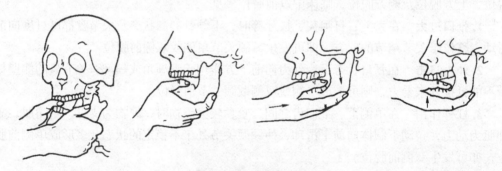

图6-1　口腔内复位法

　　（2）口腔外复位法　患者体位同口腔内复位法，术者站在患者前方，双手拇指分别置于两侧下颌体与下颌支前缘交界处，其余四指托住下颌体，然后双手拇指由轻渐重向下按压下颌骨，余四指同时用力将其向后方推送，常伴有入臼声，表示复位成功。此法适用于老年习惯性脱位者。

　　（3）软木垫复位法　适用于陈旧性脱位者。因其周围软组织已有不同程度纤维性变，用上述方法复位困难。可选择在局部麻醉下将高2cm×2cm的软木块置于下臼齿咬面上，术者站于后方，一手扶枕部，一手上抬颏部，通过杠杆作用，可将髁状突向下方牵拉而滑入下颌窝内。

　　2. 固定　复位成功后，托住颏部，维持闭合位，用四头带（或绷带）兜住患者下颌，四头分别在头顶部打结固定1~2周（图6-2）。绷带固定松紧要适度，以张口不超过 1cm 为准。习惯性脱位者，应适当延长固定时间，需 4 ~ 8 周。

3. 功能锻炼 固定期间，早期嘱患者做主动
咬合运动或叩齿动作，以增强咬肌肌力，防止习
惯性脱位。中后期嘱患者多做叩齿练习，可配合
自我按摩，用双手拇指或食、中指自我按摩下关
穴或翳风穴，力度轻柔，以酸痛为度，每日 3 ~ 5
次，每次 5 ~ 10 分钟，至痊愈为止。

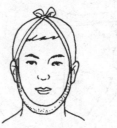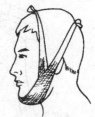

图 6-2 颞颌关节脱位复位后固定法

4. 药物治疗 初期应以舒筋活血为主，促进
气血运行、筋脉畅通，可选服舒筋活血汤、复元
活血汤等；中后期应以补气养血、益肝肾、壮筋骨为重，常用壮筋养血汤、补肾壮筋汤、
八珍汤等。习惯性脱位者，外治可选用舒筋药水，如红花油、正骨水、茴香酒等擦患侧
关节周围，每日 2 ~ 3 次为宜。

5. 其他疗法

（1）硬化剂关节腔内注射法 对习惯性脱位，常规消毒后，分别在局部浸润麻醉
下，于张口位向两侧关节囊注入 5% 鱼肝油酸钠 0.5mL，经 2 ~ 3 次治疗，即可使关节
囊纤维化和收缩，限制下颌关节活动，减少脱位发生次数。

（2）手术疗法 陈旧性的颞颌关节脱位，若关节周围粘连严重，手法整复困难者，
可行切开复位或髁状突切除术。

第三节 上肢脱位

一、肩关节脱位

【概述】

肩关节脱位亦称"肩肱关节脱位"，古称"肩胛骨出""肩膊骨脱臼"或"肩骨脱
臼"，约占全身脱位的 50%，好发于 20 ~ 50 岁的男性。

肩关节由肩胛骨的关节盂与肱骨头构成，肩胛盂小且浅，肱骨头大，呈半球形，其
关节盂为肱骨头关节面的 1/4 ~ 1/3，属于典型的球窝关节。关节囊和韧带薄弱松弛，关
节囊前下方缺少坚强的韧带和肌肉保护。这种结构为肩关节的活动度提供了良好的条
件，使肩关节在全身关节中运动程度最大、范围最广，能进行上臂前屈、后伸、上举、
内收、外展及内、外旋等各方向活动。但对关节的稳定则是不利因素。

【病因病机】

肩关节脱位可由直接暴力和间接暴力引起。根据脱位的时间长短和次数多少，可分
为新鲜性、陈旧性和习惯性脱位三种。根据脱位后肱骨头所在的位置，又可分为前脱
位、后脱位两种，而前脱位又分为喙突下、肩盂下、锁骨下脱位，其中以喙突下脱位最

常见。后脱位和胸腔内脱位极少见（图 6-3）。

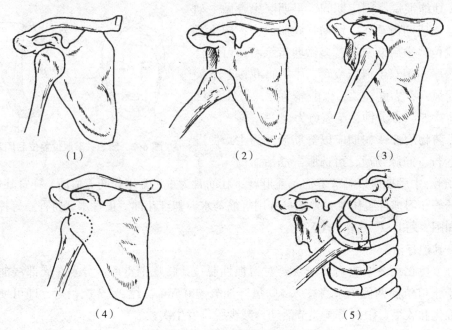

图 6-3 肩关节脱位的类型

（1）喙突下；（2）肩盂下；（3）锁骨下；（4）后脱位；（5）胸腔内

1. 直接暴力 多因打击或冲撞等外力直接作用于肩关节而引起，但较少见。如向后跌倒时，肩部后侧着地，或来自后方的冲击力，使肱骨头向前脱位。

2. 间接暴力 分为传达暴力与杠杆作用力两种。

（1）**传达暴力** 患者侧向跌倒，手掌向下撑地，暴力沿肱骨干传达到肱骨头，肱骨头可冲破薄弱的肩关节囊前壁，向前滑出至喙突下间隙，形成喙突下脱位，较为多见。若暴力继续作用，肱骨头可推至锁骨下部成为锁骨下脱位，较为少见。若暴力强大，肱骨头冲破肋间进入胸腔，形成胸腔内脱位，极为少见。

（2）**杠杆作用力** 当上肢过度高举，外旋外展（如自高处坠下，用一手抓住树枝悬空吊住身体），肱骨头受到肩峰冲击，成为杠杆的支点，使肱骨头向前下部滑脱，先呈肩盂下脱位，后可滑至肩前成为喙突下脱位。

肩关节后脱位极少见，由直接暴力和间接暴力所致。以前者多见。当肩关节前面受到直接冲击力，肱骨头可因过度内收、内旋冲破关节囊后壁，滑入肩胛冈下，形成后脱位。

肩关节脱位的病理变化主要为关节囊撕裂及肱骨头移位。肩关节周围的软组织可发生不同程度的损伤，或合并肱骨大结节撕脱性骨折、肩胛盂边缘骨折与肱骨头凹陷性骨折，其中肱骨大结节撕脱性骨折最为常见，占 30%～40%。偶见神经、血管损伤。

【临床表现与诊断】

患者有明显的外伤史，或有习惯性脱位史，稍受外力作用即可脱位。脱位类型不同，临床表现有差异。受伤后，局部疼痛、肿胀，肩部活动障碍。伴有骨折者，疼痛、肿胀更加明显，多伴有瘀斑。

1. 肩关节前脱位 常以健手扶持患肢前臂，紧贴胸壁，头可倾向患侧以减轻疼痛，上臂呈轻度外展、前屈位。患肩失去圆形膨隆外形，肩峰异常突出，呈"方肩"畸形；肩峰至肱骨外上髁距离增长，触诊时可触及肩峰下关节盂空虚，可在喙突下、腋部或锁骨下摸到脱出的肱骨头；患肩呈弹性固定于外展 20°~30° 位。查体可见搭肩试验（Dugas 征）阳性、直尺试验阳性。肩关节正位及穿胸位 X 线平片可明确脱位类型、方向、程度及有无并发骨折。

2. 肩关节后脱位 比较少见，是所有大关节脱位中最易误诊的脱位。有肩前部暴力作用受伤史，上臂呈现轻度外展及明显内旋畸形；喙突突出明显，肩前方塌陷扁平；触诊时可触及肩部前侧空虚，可在肩关节后方触到脱出的肱骨头。肩部上下位（头脚位）X 线平片可以明确显示肱骨头向后脱出。

【治疗】

肩关节脱位后应选择适当麻醉（臂丛麻醉或全麻），使肌肉松弛并使复位在无痛下尽快复位，老年人或肌力弱者也可在止痛剂下进行。新鲜性脱位多易复位，陈旧性脱位在 1 个月左右者，如无骨折，也可采用手法复位。手法操作要轻柔，禁用粗暴手法以免发生骨折或损伤神经等。对于手法复位失败或习惯性脱位者，应考虑手术治疗。具体复位手法以肩关节前脱位为例。

1. 手法复位

（1）**手牵足蹬法** 患者仰卧位，术者站立于患侧，双手握住患肢腕部，并用同侧足抵于患侧腋窝内，在肩略外展、外旋的位置沿纵轴方向用力缓慢牵引；继而徐徐内收、内旋患肢，利用足跟作为杠杆支点的作用，将肱骨头挤入关节盂内，当闻到入臼声，说明复位成功（图 6-4）。

（2）**牵引推拿法** 患者仰卧位，第一助手用布带绕过胸廓向健侧牵拉，第二助手用布带绕过腋下向外上方牵拉，第三助手握住患肢腕部向下牵引并外旋内收，并做旋转活动。三助手同时徐缓持续牵引，可使肱骨头自动复位。若不能复位，术者需用手在腋下将肱骨头向外推送还纳即可复位（图 6-5）。

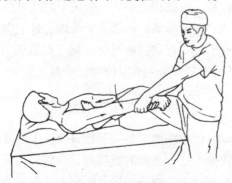

图 6-4 手牵足蹬法

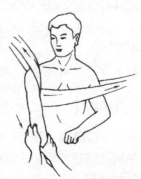

图 6-5 牵引推拿法

2. 固定

（1）肩关节前脱位　复位后必须采用稳妥的固定方法，一般采用胸壁绷带固定法。

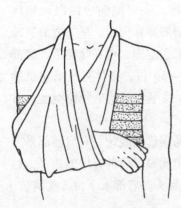

患肢上臂保持内收内旋位，肘关节屈曲60°～90°，前臂依附胸前，用绷带将上臂固定于胸壁，腋下和肘内侧放置纱布棉垫，以保护皮肤，前臂可用颈腕带或三角巾悬吊胸前2～3周（图6-6）。

（2）肩关节后脱位　用肩人字石膏固定于上臂外展、后伸各40°位，并适当外旋位，3周后解除固定。

3. 功能锻炼　固定期间，鼓励患者练习腕部和手指活动，1周后去除胸壁绷带，仅留三角巾继续悬吊患肢，此时可行肩关节的屈伸活动；解除外固定后，应逐步做肩关节各方向的主动活动锻炼，以防止肩关节软组织粘连与挛缩。

图6-6　胸壁绷带固定法

4. 药物治疗　新鲜脱位早期宜活血祛瘀、消肿止痛，可内服舒筋活血汤、活血止痛汤等，外敷活血散、消肿止痛膏等；中期宜舒筋活血、强筋壮骨，可内服壮筋养血汤、补肾壮筋汤等，外敷舒筋活络膏；后期体质虚弱者，可内服八珍汤、补中益气汤等。解除固定后可用上肢损伤洗方、骨科外洗一方煎汤熏洗。

5. 其他疗法

（1）推拿按摩、针灸、理疗等。

（2）手术疗法：对手法复位失败，合并神经、血管损伤，合并骨折的患者，均应施行手术切开复位。若为习惯性肩关节脱位，可考虑关节囊折叠缝合术或肩胛下肌止点外移术。

二、肘关节脱位

【概述】

肘关节脱位多见于青壮年，儿童与老年人少见。

肘关节是屈戌关节，由肱尺、肱桡及尺桡近侧三个关节共同包裹在一个关节囊内组成的复关节。关节囊前后松弛薄弱，两侧紧张增厚形成尺、桡侧副韧带。此外，关节囊纤维层的环形纤维形成一坚韧的桡骨环状韧带，包绕桡骨小头。肘关节主要进行以肱尺关节为主，肱桡关节和桡尺近侧关节为协调的屈伸运动。肘部由肱骨内、外上髁及尺骨鹰嘴突形成三点骨性标志，伸肘时，此三点形成一直线；屈肘时，此三点形成一等边三角形，故又称"肘后三角"。此三角关系可用于判断肘关节脱位和肱骨髁上骨折。

【病因病机】

1. 肘关节后脱位　多因间接暴力所造成。患者跌倒时肘关节伸直位，手掌着地，传达暴力使肘关节过度后伸，以致鹰嘴尖急骤撞击肱骨下端的鹰嘴窝，在肱尺关节处形成有力的杠杆作用，半月切迹自肱骨下端滑车部脱出，使止于尺骨粗隆上的肱肌及肘关节囊的前壁被撕裂，肱骨下端向前下移位，尺骨鹰嘴突向后上移位，尺骨冠突和桡骨头同时滑向后方，形成肘关节后脱位。

2. 肘关节侧方脱位　在引起肘关节后脱位的同时，由于暴力作用方向的不同，可沿尺侧和桡侧向上传达，导致肘内翻或肘外翻，引起肘关节侧副韧带撕裂，但环状韧带仍保持完整。因此，尺骨鹰嘴和桡骨小头除向后移位仆，还会同时向尺侧或桡侧移位，形成后内侧或后外侧脱位，尤以后外侧脱位常见。严重移位时，可引起尺神经牵拉伤。

3. 肘关节前脱位　极少见，多因肘关节屈曲位跌仆，肘尖着地，暴力由后向前，一般先造成尺骨鹰嘴骨折，若暴力继续作用，可将尺桡骨上端推移至肱骨下端的前方，而成为肘关节前脱位。

【临床表现与诊断】

肘关节脱位具有典型的外伤史，肘部疼痛、肿胀、畸形、呈弹性固定和关节功能活动障碍。根据脱位类型的差异，临床表现有所不同。

1. 肘关节后脱位　肘关节弹性固定于45°左右的半屈曲位，呈靴样畸形（图6-7）；肘窝前饱满，触诊时可摸到肱骨下端，尺骨鹰嘴后凸，肘后部空虚；肘后三角关系失常；与健侧对比，前臂前面明显缩短，关节前后径增宽，左右径正常。

肘关节正侧位 X 线平片可明确脱位的类型、程度及有无合并骨折（图6-8）。

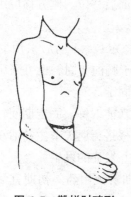

图 6-7　靴样肘畸形

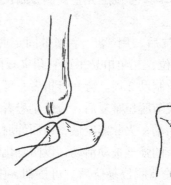

图 6-8　肘关节后脱位 X 线征

2. 肘关节前脱位　肘关节过伸、屈曲受限；肘窝部隆起，触诊时可触到脱出的尺桡骨上端，肘后可触到肱骨下端及游离的鹰嘴骨折片。与健侧相比，前臂掌侧明显变长。

肘关节正侧位 X 线片可明确脱位的类型，并证实有无并发骨折（图6-9）。

3. 肘关节侧方脱位　除具有后脱位的症状和体征外，可呈现肘内翻或肘外翻畸形，肘关节出现内收、外展等异常活动，肘部的左右径增宽。

肘部 X 线平片可确诊。

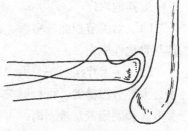

图 6-9　肘关节前脱位 X 线征

【治疗】

新鲜性肘关节脱位应以手法整复为主，宜早期复位及固定。并发骨折者，应先整复脱位，后处理骨折。复位时，可根据脱位时间长短考虑选择麻醉及其方式。陈旧性脱位应在麻醉下先行手法复位，若复位失败，可考虑手术治疗。

1. 手法复位

（1）肘关节后脱位　拔伸屈肘法。患者取坐位，助手立于其背后，双手握患肢上臂中段，术者站在伤侧前方，一手握住患肢腕部，与助手相对拔伸，另一手的拇指抵住肱骨下端，向后按压，其余四指抵住鹰嘴向前端提，并慢慢将肘关节屈曲。若闻入臼声，外形恢复正常，肘后三角关系恢复，屈曲肘关节，患肢手部可触及同侧肩部，说明复位已成功。

患者亦可取卧位，患肢上臂靠床边，术者一手按其上臂下段，另一手握患肢前臂，顺势拔伸，有入臼声后，屈曲肘关节。

（2）肘关节前脱位　患者取坐位或卧位，一助手固定患肢上臂，另一助手握患肢腕部，顺势牵引，术者用两手拇指在肘前向后下按压尺桡骨上端，余指由肘后抵住肱骨下端向前上端提，有入臼声，示已复位。若合并鹰嘴骨折，脱位整复后按鹰嘴骨折处理。

（3）肘关节侧方脱位　原则上先整复侧方脱位，后矫正前后移位。侧方移位用挤压手法矫正。

2. 固定　脱位复位后，用"8"字绷带固定肘关节于稳定位，1周后采用肘屈曲90°，并保持前臂中立位，三角巾悬吊或直角夹板固定患肢于胸前2周。也可采用或采取长臂石膏后托功能位制动2周。合并骨折者，可加用夹板固定。

3. 功能锻炼　肘关节脱位整复后，应鼓励患者尽早进行功能锻炼。固定期间，可做肩、腕及掌指关节的活动；去除固定后，以屈伸肘为主，积极进行肘关节主动活动。活动期间，应禁止肘关节的强烈被动活动，以防骨化性肌炎等并发症的发生。

4. 药物治疗　肘关节脱位复位后，可按初、中、后三期辨证用药。初期宜活血化瘀、消肿止痛，内服舒筋活血汤、续骨紫金丹等，外敷消肿止痛膏、双柏散等；中期宜和营生新、舒筋活络，内服壮筋养血汤等，外敷舒筋活络膏、接骨舒筋膏等；后期宜益气血、补肝肾、强筋骨，内服六味地黄丸、八珍汤、十全大补汤等，外用海桐皮汤、上肢损伤洗方熏洗等。

5. 其他治疗

（1）对关节积血较多者，在手法复位后可采取无菌穿刺抽吸之法，预防发生关节粘连与骨化性肌炎。

（2）手术疗法：关节面保持完整者，可行切开复位钢针内固定；关节软骨面缺损不全，大部分粗糙者，可行肘关节成形术或固定术；习惯性脱位伴有肱骨外科骨折，外侧关节囊和副韧带常被剥离，可行修补术等。

三、小儿桡骨头半脱位

【概述】

小儿桡骨头半脱位又称"牵拉肘"，俗称"肘脱环""肘错环"。是临床常见的肘部损伤，多发生于 5 岁以下的幼儿，1~3 岁发病率最高。

尺骨的桡切迹与桡骨头的环状关节面构成上尺桡关节，桡骨头被环状韧带包绕而紧紧固定于尺骨桡切迹外侧。因小儿桡骨头发育尚不完全，桡骨头与桡骨颈的直径几乎相等，环状韧带比较松弛，在外力作用下易发生半脱位。

【病因病机】

本病多因患儿肘关节在伸直位，腕部突然受到纵向牵拉所致。如患儿穿衣或行走跌倒时，幼儿前臂突然遭受成人旋前、向上提拉，造成肱桡关节间隙加大，关节内负压骤增，此时关节囊和环状韧带被吸入肱桡关节间隙内，发育不完全的桡骨头被环状韧带卡住或受到关节囊阻碍无法复位，导致桡骨头半脱位。

【临床表现与诊断】

幼儿患肢有纵向被牵拉史。患者因疼痛哭闹不停，拒绝使用患肢；肘关节呈半屈曲位，不肯屈肘、伸臂，前臂旋前，不敢旋后；触诊时患儿桡骨头处有压痛，拒绝触摸和活动患肢；局部无明显肿胀、畸形。X 线检查多为阴性。临床诊断时，应注意与肱骨髁上无移位型骨折进行鉴别，后者多有跌仆外伤史，局部可有不同程度肿胀。

【治疗】

1.手法复位　家长抱患儿取坐位。术者面对患儿，一手握伤肘，用拇指压在桡骨头部位；另一手握持患肢腕部，向远端适当用力牵拉，并使前臂旋后，然后屈肘，同时按压桡骨头的拇指向外、后捏压脱出的桡骨头，感到或听到轻微的入臼声，疼痛消失，患肢能抬举取物，表示复位成功。

2.固定　复位后，一般不需要制动。也可在肘关节屈曲 90°位，用三角巾悬吊前臂于胸前 2~3 天。

3.功能锻炼　固定期间，上肢可自由活动，但应避免用力牵拉上臂。

4.药物治疗　一般不需药物治疗。

第四节　下肢关节脱位

一、髋关节脱位

【概述】

髋关节脱位古称"胯骨出""机枢错努""大腿根出臼""臀骱出"。多发生于青壮年男性。

髋关节属于杵臼关节，由髋臼和股骨头构成。髋臼位于髋骨下方外侧中部，大而深，呈倒杯型，朝向前外下方。髋臼中央底部有一髋臼窝，表面没有关节软骨覆盖，较粗糙，骨质薄弱，在外力作用下易被穿破。股骨头呈球状，其2/3被容纳在髋臼窝内。关节囊周围有韧带加强，关节囊内有股骨头圆韧带，前面有强大的髂股韧带，关节囊的后下部较薄弱。

【病因病机】

髋关节脱位多由强大暴力引起，尤以间接暴力多见。常由塌方、车祸、堕坠等引起。根据脱位后股骨头所处在髂前上棘与坐骨结节连线的前、后位置移位的情况，可分为前脱位、后脱位和中心性脱位3种（图6-10）；根据脱位时间的长短，可分为新鲜性脱位和陈旧性脱位。其中髋关节前脱位又可分为耻骨部脱位和闭孔脱位，后脱位又可分为髂骨部脱位和坐骨部脱位。临床上以髋关节后脱位多见。

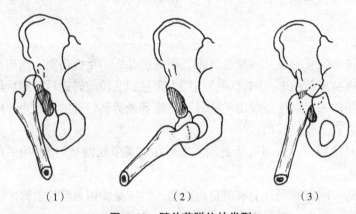

（1）　　　　　　　（2）　　　　　　　（3）

图6-10　髋关节脱位的类型

（1）后脱位；（2）前脱位；（3）中心性脱位

1. 髋关节后脱位　多由间接暴力引起。当屈髋90°时，过度内收、内旋股骨干，使股骨颈的前缘紧抵髋臼前缘而形成杠杆的支点，股骨头移到较薄弱的关节囊的后下方，当受到来自膝前方或髋后部的暴力时，可造成股骨头受到杠杆作用而冲破关节囊，脱出髋臼，造成后脱位。合并髋臼后缘骨折、股骨头骨折或坐骨神经受到移位的股骨头压迫、牵拉而致损伤。

2. 髋关节前脱位 临床上较少见。当髋关节因外力强度外展、外旋时，大粗隆顶端部与髋臼上缘相接触，股骨头因杠杆作用而被顶出髋臼，突破关节囊的前下方，而形成前脱位。如股骨头停留在耻骨上支水平，则可引起股动、静脉受压而引起血液循环障碍；若股骨头停留在闭孔，则成为闭孔脱位，可压迫闭孔神经而出现麻痹。

3. 髋关节中心性脱位 多由传达暴力所致。当暴力从外侧作用于大转子时，可传递到股骨头而冲击髋臼底部，引起髋臼底骨折。当暴力继续作用，股骨头可连同髋臼的骨折块一同进入骨盆腔，形成中心性脱位。中心性脱位必然合并髋臼底骨折，骨折多呈星状或粉碎性，复位比较困难。

【临床表现与诊断】

患者多有明显外伤史，伤后患髋局部疼痛、肿胀、功能障碍、畸形并呈弹性固定。不同方向的脱位，临床表现有差异。

1. 髋关节后脱位 伤后患髋疼痛、肿胀、不能站立或行走，呈典型的屈曲、内收、内旋及短缩畸形（图 6–11）。股骨大粗隆向后上移位突出，造成臀部膨隆，可触及股骨头；髋关节主动活动丧失，被动活动时出现疼痛及保护性痉挛；患侧膝关节轻度屈曲，置于健侧大腿下 1/3 处，"黏膝征"阳性。

正侧位 X 线平片可见股骨头呈内收、内旋位，位于髋臼的外上方，股骨颈下缘向同侧闭孔上缘所画的弧线（申通线）不连续。

2. 髋关节前脱位 患肢疼痛，呈屈髋、外展、外旋的典型畸形；患肢较健侧稍长（图 6–12）；在闭孔附近或腹股沟韧带处可触及股骨头；患肢不能自主活动，在做内收、内旋动作时呈弹性固定；患侧膝部不能靠在对侧大腿上，即"黏膝征"阴性。

正侧位 X 线平片可见股骨头在闭孔内或耻骨上支附近向前下方移位，呈极度外展、外旋，小粗隆完全显露，申通线不连续。

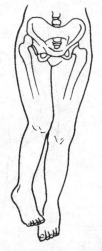
图 6–11 髋关节后脱位的畸形

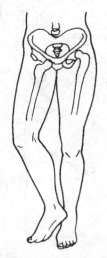
图 6–12 髋关节前脱位的畸形

3.髋关节中心性脱位　髋部肿胀多不明显，但疼痛显著，伴见下肢功能障碍。脱位严重时，患肢短缩，大转子内移，不易扪及；纵向叩击痛明显，骨盆分离及挤压试验阳性。若骨盆骨折血肿形成，患侧下腹部有压痛，肛门指检常在伤侧有触痛。

正侧位X线平片可见髋臼底骨折，股骨头随髋臼骨折块或骨盆骨折块突入骨盆腔内。CT检查可明确髋臼骨折的具体情况。

【治疗】

新鲜性脱位一般以手法闭合复位为主；陈旧性脱位应力争手法复位，如有困难，可考虑切开复位。复位通常需采用腰麻或硬膜外麻醉，甚至全麻。对于脱位合并髋臼缘骨折者，随脱位的整复，骨折多能复位。合并股骨干骨折者，应先整复脱位，再整复骨折。

1.整复方法

（1）髋关节后脱位　回旋法：患者仰卧，助手用两手按压双侧髂前上棘固定骨盆，术者立于患侧，一手握住患肢踝部，另一手用肘窝提托患肢腘窝部，使膝、髋屈曲90°，在用力向上提拉的基础上，缓慢将大腿内收、内旋，髋关节极度屈曲，膝部贴于腹壁，然后将患肢外展、外旋、伸直。在此过程中，若闻及入臼声，髋关节能做正常活动，说明复位成功（图6-13）。

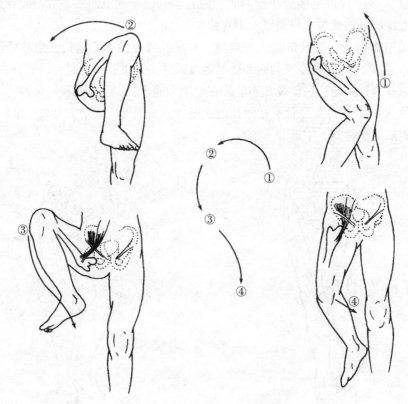

图6-13　髋关节后脱位回旋复位法

（2）髋关节前脱位 反回旋法：其操作步骤与髋关节后脱位相反，先将大腿外展、外旋，极度屈曲髋关节；最后将患肢内收、内旋伸直。

（3）髋关节中心性脱位 拔伸扳拉法：适用于轻度移位患者。患者仰卧，一助手两手握患肢踝部，使足中立位，髋外展30°位，拔伸旋转；另一助手抱住患者腋窝部行对抗牵引。术者立于患侧，一手推骨盆向健侧，另一手抓住绕过患侧大腿根部的宽布带，向外扳拉，可将内移的股骨头拉出（图6–14），摸大粗隆与健侧对比，两侧对称，表示复位成功。

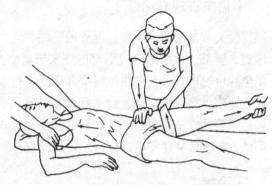

图6–14 髋关节中心性脱位拔伸扳拉法

2.固定 可用皮肤牵引或骨牵引固定，患肢两侧放置沙袋防止内、外旋，牵引重量5～7kg。后脱位维持在髋外展30°～40°的旋中位3～4周，合并臼缘骨折，牵引时间可延长至6周左右；前脱位维持在内收、内旋伸直位4周左右；中心性脱位维持外展旋中位6～8周。

3.功能锻炼 整复后即可在牵引制动下，行股四头肌及踝关节锻炼；解除固定后，先在床上做屈髋、屈膝、内收、外展及内、外旋锻炼，逐步做扶拐不负重锻炼，3个月后，做X线摄片检查，见股骨头血供良好者，方能进行下地行走及负重锻炼。

4.药物治疗 按照三期辨证用药，内服与外洗相结合。

5.其他疗法 对手法复位失败或不能用手法复位的患者，坐骨神经及股动、静脉受压者，陈旧性脱位时间过长者，均应考虑切开复位。对后脱位合并大块臼缘骨折者，可行切开复位，螺丝钉内固定术。

附：先天性髋关节脱位

【概述】

先天性髋关节脱位又称发育性髋关节脱位、发育性髋关节发育不良或髋发育不全，指婴儿初生时，髋关节发育不良导致的股骨头部分或完全脱出髋臼，是较常见的先天性畸形。不同种族和地区的发病率差异很大，女多于男，约为6∶1，单侧多于双侧，左侧多于右侧。

【病因病机】

先天性髋关节脱位的病因迄今尚不明确，通常认为与遗传、胎儿子宫内位置异常、产伤、产后位置不当、髋臼和股骨头先天发育不良或异常等有关。病理改变有髋臼缘发育不良，髋臼变浅，臼窝内充满纤维和脂肪组织；股骨头小而扁平或不规则，向后上方脱出，骨骺出现晚，形成假臼；股骨颈前倾角增大，可增至45°～90°；圆韧带增粗或拉长；关节囊拉长与髂骨翼粘连，呈哑铃形；股内收肌挛缩，髂腰肌肌腱阻挡髋臼口，压迫关节囊。

【临床表现与诊断】

髋关节被动活动度大，但外展受限、无力，弹性固定于屈髋位。主要表现是会阴部增宽，臀部、大腿内侧或腘窝的皮肤皱褶增多加深，股骨大转子上移。学步时间较晚，单侧脱位时跛行，双侧脱位时臀部后翘，行走呈鸭步，易跌倒。腰部前凸，臀部扁宽且有一凹陷，腹股沟空虚，会阴部增宽，髋关节外展受限，股内收肌紧张，股动脉搏动减弱。单腿独立试验阳性，艾利斯征阳性，蛙式试验阳性，奥托拉尼试验阳性，套叠试验阳性。B超可早期发现脱位，X线片检查有髋臼、股骨头发育异常和脱位征。

【治疗】

先天性髋关节脱位的治疗根据不同年龄，采用不同的治疗方法，应以早期诊断、早期治疗为原则。如在出生后确定先天性髋关节脱位的诊断，应立即开始治疗。其治疗目的是回纳股骨头，恢复髋臼、股骨头、股骨颈的正常位置和发育，保持髋关节的稳定性，防止再度脱位。3岁以内的患儿应以非手术治疗为主，婴儿保持双髋外展位，儿童停止负重；3岁以上应主要采用手术治疗。

二、膝关节脱位

【概述】

膝关节脱位比较少见，好发于青壮年。

膝关节属屈戌关节，是人体最大、结构最复杂的关节，由股骨远端、胫骨近端和髌骨构成。借助关节囊、内外侧副韧带、前后十字韧带、半月板等连接和加固，周围有坚强的韧带和肌肉保护而保持稳定。腘动脉主干位于腘窝深部，紧贴股骨下段、胫骨上段，位于关节囊与腘肌筋膜之后。腓总神经在腘窝上外侧沿股二头肌腱内缘下行，以后越过腓肠肌外侧头后面，走行于股二头肌腱和腓肠肌腱之间，贴近膝关节囊，向下绕过腓骨颈部，向前内穿过腓骨长肌起点，分为深、浅两支。膝关节伸直时，无侧方及旋转活动。当屈曲90°或半屈曲位时，可有轻度侧方及旋转活动。

【病因病机】

膝关节脱位由强大的直接暴力及间接暴力引起，以直接暴力多见，如从高处跌下、车祸、塌方等暴力直接撞击股骨下端或胫骨上端。间接暴力则以股骨下端固定而作用于胫骨的旋转暴力多见。根据膝关节脱位后胫骨上端所处位置，可分为前脱位、后脱位、内侧脱位、外侧脱位和旋转脱位，其中前脱位最常见（图6-15）。

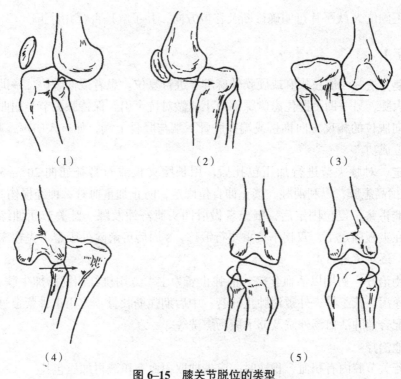

（1）　　　　　　　　（2）　　　　　　　　（3）

（4）　　　　　　　　　　　　（5）

图 6-15　膝关节脱位的类型

（1）前脱位；（2）后脱位；（3）外侧脱位；（4）内侧脱位；（5）旋转脱位

1. 膝关节前脱位　多为膝关节强烈过伸所致。当膝关节过伸超过 30°，或外力由前方作用于股骨下端及由后向前作用于胫骨上端，均可造成胫骨向前移位，多伴有后关节囊撕裂、后十字韧带断裂或腘动、静脉损伤。

2. 膝关节后脱位　屈曲膝关节时，外力由前向后作用于胫骨上端，造成向后移位。多伴有前十字韧带断裂及腘动、静脉损伤等。

3. 膝关节外侧脱位　强大暴力由外侧作用于股骨下端，造成胫骨向外侧移位。

4. 膝关节内侧脱位　强大暴力由外侧作用于胫腓骨上端，造成胫骨向内侧移位。严重者可引起腓总神经牵拉损伤或撕裂伤。

5. 旋转脱位　强大的旋转外力造成胫骨向两侧旋转脱位，以后外侧脱位多见。

【临床表现与诊断】

有严重外伤史。伤后膝关节剧烈疼痛、肿胀、功能丧失。不完全脱位者，由于胫骨平台和股骨髁之间不易交锁，脱位后常自行复位而没有畸形；完全脱位者，患膝明显畸形，下肢缩短，可出现侧方活动与弹性固定，在患膝的前后或侧方可摸到脱出的胫骨上端与股骨下端。合并十字韧带断裂时，抽屉试验阳性；合并内、外侧副韧带断裂时，侧向试验阳性。若出现小腿与足趾苍白、发凉或膝部严重肿胀、发绀，腘窝部有明显出血或血肿，足背动脉和胫后动脉搏动消失，表示有腘动脉损伤的可能。如果受伤后出现胫前肌麻痹，小腿与足背前外侧皮肤感觉减弱或消失，则提示腓总神经损伤。

膝部正侧位 X 线平片可明确诊断及移位方向，并了解是否合并骨折。

【治疗】

1. 整复方法 一般在腰麻或硬膜外麻醉下进行复位。患者取仰卧位，一助手用双手握住患侧大腿，另一助手握住患侧踝部及小腿做对抗牵引，保持膝关节半屈曲位置，术者用双手向脱位的相反方向推挤或端提股骨下端与胫骨上端，如有入臼声，畸形消失，即表明复位成功。

2. 固定 对膝关节进行加压包扎后，用长腿夹板或石膏托屈曲 20°～30°位固定 6～8 周，抬高患肢，以利消肿。禁止伸直位固定，防止加重血管、神经损伤。

3. 功能锻炼 复位固定后，嘱患者做股四头肌舒缩及踝、趾关节屈伸练习。4～6 周后，可在夹板固定下，双拐不负重步行锻炼，8 周后可解除外固定。先在床上练习膝关节屈伸，逐步负重行走。

4. 药物治疗 初期以活血化瘀、消肿止痛为主，方用桃红四物汤加牛膝、延胡索、川楝子、泽泻、茯苓等，外敷消肿止痛膏；中后期强筋壮骨，方用正骨紫金丹或健步虎潜丸，可配合消肿活血汤外洗及苏木煎汤熏洗等。

5. 其他治疗

（1）若关节腔内有积血、积液时，应先抽取积血、积液再加压包扎。

（2）膝关节脱位并发韧带、血管损伤及骨折者，可考虑选择手术治疗，如关节镜下修复术、内固定术等。

第七章 筋 伤

第一节 概 述

由于各种外来暴力或慢性劳损及风寒湿邪侵袭等原因造成皮肤、皮下组织、筋膜、肌肉、肌腱、腱鞘、韧带、关节囊、关节软骨、椎间盘、滑膜、骨膜、血管、神经等软组织的损害，称为筋伤，俗称伤筋，相当于西医学的软组织损伤。筋伤既是一类独立性的疾病，亦常继发于骨折、脱位、骨病等疾病。

一、病因病机

（一）病因

1. 外因

（1）外力伤害 由急骤、强大的暴力所致的损伤，如跌仆、坠落、撞击、闪挫、扭捩、压轧等。根据外力致伤的性质可分为直接暴力和间接暴力2类。

（2）劳损伤害 指因较小的外力长期、反复地作用于人体某部位，而使该部位之筋发生疲劳性损伤。如长期从事弯腰工作而致的慢性腰肌劳损，反复用力伸腕而致的网球肘。

（3）风寒湿邪侵袭 风寒湿单独所致的筋伤临床上少见，多为急慢性损伤后，局部复感风寒湿邪，阻滞经络，气机不畅，筋脉拘挛或弛缓，筋失濡养，常使急性筋伤缠绵难愈，慢性筋伤症状加剧。

2. 内因 包括年龄、体质、解剖结构、职业工种等。如少儿筋骨发育不全，易发生扭伤、错缝；年老体弱者，气血亏虚，肝肾不足，易发生慢性劳损；腰骶部有先天性畸形易造成腰部的扭伤；长期从事伏案工作的人易发生颈部肌肉劳损及颈椎病。

（二）病机

筋伤除因外力致筋断、筋裂、筋位失常等，引起受伤部位疼痛、肿胀、功能障碍等局部病理变化之外，还常引起气血、经络、脏腑等功能紊乱，从而引发一系列全身反应。局部和全身相互作用，相互影响。因此在研究筋伤的病理变化时，要重视局部与全身的病理变化关系及其发展演变规律，从而为正确诊断、治疗和判断预后提供科学客观依据。

二、分类

（一）按受伤的性质分类

1. 扭伤 间接暴力使肢体和关节周围的筋膜、肌肉、韧带等组织过度扭曲牵拉而引起损伤。

2. 挫伤 直接暴力打击、冲撞、挤压肢体局部而引起的皮下组织、肌肉、肌腱等的闭合性损伤。

3. 碾压伤 由于钝性物体推移挤压与旋转挤压直接作用于肢体，造成以皮下及深部组织为主的严重损伤，往往造成皮下组织挫伤及肢体皮肤撕脱伤。

（二）按受伤的时间分类

1. 急性筋伤 亦称新伤，一般指损伤时间在 2 周以内的新鲜损伤。

2. 慢性筋伤 亦称陈伤，一般指治疗不当、不彻底，急性损伤时间超过 2 周未治愈的损伤。

（三）按受伤的程度分类

1. 撕裂伤 指由于扭、挫、牵拉等强大外力作用，使得某一部位的筋发生撕裂损伤。

2. 断裂伤 由于外力的作用使肢体局部之筋发生断裂的损伤。其外力强度比撕裂伤更大，伤情更严重。

3. 骨错缝 指可动关节和微动关节在外力作用下发生微细离位，也称关节骨缝开错。常因扭伤而发生，可引起关节活动障碍、局部疼痛、轻微肿胀等。一般 X 线检查为阴性，如果错缝位置较大，X 线检查方可反映出来。

（四）按受伤后皮肤有无创口分类

1. 开放性损伤 筋伤后皮肤有创口与外界相通，称为开放性损伤。如切割伤、刺伤、火器伤、兽咬伤等，常继发感染。

2. 闭合性损伤 损伤部位皮肤保持完整状态者，称为闭合性损伤。如扭伤、挫伤等。

（五）按受伤的部位分类

1. 外伤 指伤及皮肉、筋的损伤。

2. 内伤 指伤及气血、经络、脏腑的损伤，如头、胸、腹腔内的损伤。

一般来说，外伤是显性损伤，内伤是隐性损伤，内伤伤势重于外伤。

三、临床表现与诊断

（一）临床表现

筋伤的临床表现主要是疼痛、肿胀和功能障碍。因导致外伤的外力的大小不同、性质和程度上的差异，筋伤临床表现有较大差异。

1. 疼痛 急性筋伤疼痛较剧烈，呈锐痛、刺痛，局部压痛明显，痛处拒按；慢性筋伤疼痛较缓和，呈酸痛、胀痛、隐痛、钝痛等，疼痛常与活动牵拉有关或与天气变化有关。增生物压迫或刺激神经者，则可出现该神经支配区域产生放射痛或麻木感。

2. 肿胀 伤后患处络脉损伤，血溢脉外，阻塞络道，水湿停留出现肿胀，其程度与外力大小、损伤的程度有关。

3. 功能障碍 肢体由于疼痛、肿胀或神经、肌腱损伤出现不同程度的功能受限。

4. 畸形 由肌肉韧带撕裂、挛缩及肌肉萎缩所致。如肌肉韧带断裂后，可出现收缩性隆起，断裂缺损处有凹陷畸形。

5. 肌肉萎缩 由于疼痛及包扎固定使肢体活动减少，肌肉的收缩力降低，日久导致局限性肌萎缩，一般称为失用性肌萎缩。如肩关节周围炎后期可出现三角肌萎缩。

（二）常见并发症

1. 撕脱性骨折 强大肌肉收缩力可使肌腱附着点发生撕脱性骨折。此外，轻微反复或持续的肌肉收缩，可引起疲劳性骨折，如第 2 跖骨疲劳性骨折。

2. 关节脱位 由于筋伤使韧带松弛，在肌肉牵拉、肢体重量等外力作用下，关节稳定性遭到破坏，引起关节半脱位或全脱位。

3. 关节僵直 筋伤后由于失治、误治常引起筋的挛缩、粘连，或出现关节边缘骨质增生，使关节的主动活动和被动活动受限。

4. 损伤性骨化 急性筋伤后局部出血，血肿机化，使受伤关节周围组织增生、钙化、骨化，导致关节功能障碍。多见于肘关节损伤。

5. 创伤性关节炎 筋伤造成关节面不平整，关节周围骨质增生，出现关节疼痛、功能障碍。

6. 骨质疏松 筋伤后由于肢体活动减少，日久则致骨组织广泛脱钙，引起失用性骨质疏松。

（三）诊断

根据病史、临床表现、体格检查、辅助检查等收集的资料，进行综合分析，做出诊断。

一般来说，急性筋伤发病突然，有比较明确的外伤史，以及明显的局部症状，疼痛剧烈，比较容易诊断；而慢性筋伤的外伤史不明显，起病缓慢，症状逐渐出现，疼痛表现为隐痛或酸楚，往往容易漏诊或与骨痨、骨肿瘤等其他疾病混淆，要注意鉴别诊断。

无论是急性筋伤还是慢性筋伤，要仔细寻找压痛点，压痛点的部位往往就是损伤病变的部位所在。西医学的检测手段有助于筋伤的诊断。

四、治疗

筋伤的治疗以辨证论治为基础，其治疗原则是筋骨并重、内外兼治、分期论治、防治并举。在筋伤的治疗过程中，要始终坚持以恢复生理功能为目的。

常用治疗方法包括手法治疗、药物治疗、针灸、小针刀、局部注射法、固定、练功、手术治疗等。在临床上可根据损伤的虚实、久暂、轻重、缓急等具体情况加以选择运用。

1. 手法治疗　手法是治疗筋伤的主要方法，强调"以通为用"。手法治疗的作用是活血化瘀、舒筋活络、消肿止痛、整复错位、解痉止痛、活络除痹、松解粘连、通利关节、温经散寒、调和气血、防治痿废。手法有按、摩、推、拿、揉、捏、滚、擦、拔伸牵引、震颤摇晃、旋转斜扳、拍打、弹拨、捋顺、踩跷法等。在治疗时，新伤手法操作宜轻，旧伤手法操作宜重。每次手法按准备手法、治疗手法、结束手法3个阶段进行，要求先轻后重，轻时不宜虚浮，重时切忌粗暴，注意每个手法之间的衔接，保持整个手法治疗的连贯性。

2. 药物治疗　要着眼于整体，以辨证论治为基础，以八纲、气血、经络、脏腑辨证为主要依据，既要注意内服药物的治疗，又要重视运用外用药物。结合三期辨证用药。

（1）初期（伤后1～2周）治疗　以气滞血瘀、疼痛、肿胀或瘀血化热为主。宜用攻利法，常用攻下逐瘀法、行气活血法、凉血清热法。常用方为桃仁承气汤、复元活血汤、加味犀角地黄汤。

（2）中期（伤后3～6周）治疗　肿痛初步消退，筋脉拘急未完全消除，治疗上宜攻补兼施、调和营卫、和血止痛、舒筋活血。方用和营止痛汤、舒筋活血汤。

（3）后期（损伤7周以后）治疗　损伤日久，气血耗损，肝肾亏虚，治宜补养气血、补益肝肾、强壮筋骨、温经通络为主。常用方有补肾壮筋汤、大活络丹、小活络丹。

在筋伤初、中期，外用消瘀止痛膏、四黄散消瘀退肿、清热止痛；筋伤后期常用四肢损伤洗方、海桐皮汤熏洗，以温经止痛、滑利关节。

3. 针灸治疗　损伤初期"以痛为腧"取穴与邻近部位取穴结合，以泻法为主；损伤中、后期"以痛为腧"取穴与循经取穴结合，用平补平泻法或补法。常配合拔罐治疗。

4. 小针刀疗法　小针刀融针刺疗法的针和手术疗法的刀为一体，是一种闭合性微创手术疗法，通过松解、剥离粘连及瘢痕，从而起到疏通阻滞、舒筋通络、促进气血运行的作用，使伤者经络、气血、脏腑功能恢复正常。

5. 局部注射疗法

（1）封闭疗法　是将局麻药和类固醇类药物的混合液注射于疼痛部位，达到消炎镇痛的目的。常用1%利多卡因2～10mL加曲安奈德20～40mg痛点封闭。

（2）水针疗法　是直接将药液注射到筋伤的部位及邻近腧穴的治疗方法。常用复方丹参注射液 2~6mL、复方当归注射液 2~6mL，隔日 1 次，10 次为 1 个疗程。

（3）高频电火花水针疗法　是在水针疗法的基础上施加高频电火花，激活药物在病处发挥疗效的方法。

6. 牵引疗法　牵引疗法是应用外力对身体某一部位或关节施加牵拉力，以达到舒筋活络、通利关节为目的的治疗方法。常用于治疗颈腰椎疾病等。

7. 固定疗法　急性筋伤早期局部肿痛较甚者，肌腱、韧带的断裂伤等严重的筋伤，需局部固定制动，以缓解关节周围软组织痉挛，减轻疼痛，利于筋伤的修复。常用的固定方法有绷带固定法、弹力绷带固定法、胶布固定法、夹板固定法和石膏固定法等。

8. 练功疗法　又称为功能锻炼法。能加速损伤修复，防止肌肉萎缩、关节粘连和骨质疏松的发生。功能锻炼应尽早进行，它是帮助肢体恢复正常功能活动的一项重要步骤。

9. 手术疗法　肌腱、韧带的断裂伤、神经、血管的严重损伤及部分关节盘的损伤等，必须通过手术治疗。

第二节　上肢筋伤

一、肩关节周围炎

【概述】

肩关节周围炎，简称肩周炎，又称"五十肩""肩凝症""漏肩风""冻结肩"，是指肩关节的周围肌肉、肌腱、韧带、关节囊等软组织的无菌性炎症。肩关节疼痛和活动受限为本病的主要特征。好发于中老年人，尤以 50 岁左右的女性右肩多见。本病有自愈倾向，预后良好，但痊愈后也可再复发。

【病因病机】

肩关节周围软组织在退行性变基础上，因轻微的外力作用、积累性劳损或受风寒湿邪。老年人肝肾渐衰，气血亏虚，筋肉失于濡养，导致肩部经脉不通，气血凝滞，以致肩关节粘连，出现肩痛，活动受限形成本病。

【临床表现与诊断】

本病多数为慢性起病，早期疼痛与活动受限并重，肩部、上臂部轻微钝痛或酸痛，以后逐渐加重呈持续性酸痛，甚至夜间痛醒，部分呈刀割样痛，可向臂部放射；中、后期肩关节疼痛有所减轻，但活动受限明显。疼痛因劳累或气候变化而诱发或加重。肩部广泛性压痛，压痛点多在肩峰下滑囊、肱骨大、小结节、结节间沟、肩后部和喙突等处。肩关节活动各方向均受限，但以外展、外旋、后伸最明显。病程长者可见肩部肌肉萎缩，以三角肌最为明显。

X线检查及实验室检查一般无异常改变。后期X线可出现肱骨骨质疏松，肩部软组织钙化。

【鉴别诊断】

1. 颈椎病 虽有肩臂放射痛，但肩部无明显压痛点。

2. 冈上肌肌腱炎 存在疼痛弧征，当肩被动外展60°～120°时疼痛加重。

【治疗】

1. 手法治疗 早期宜疏通经络，消除疼痛；中后期宜松解粘连，恢复肩关节活动功能。按揉患侧上臂和肩部；点按肩髃、肩井、天宗等穴；在患肩及周围做滚法操作，使患肩做前屈、后伸、旋转、环转、上举活动；推擦患肩部及痛点，透热为度。拔伸肩部，双手协调用力上下抖动，搓揉拍打理肩臂部，结束手法。

2. 药物治疗

（1）内治 寒型治宜祛风散寒，舒筋通络，乌头汤加减；瘀滞型治宜活血化瘀，行气止痛，身痛逐瘀汤加减；气血亏虚型治宜益气舒筋，通络止痛，黄芪桂枝五物汤、八珍汤加减。

（2）外治 海桐皮汤熏洗，外贴肩周炎痛贴。

3. 功能锻炼 早期做肌肉舒缩运动；中后期要加强肩关节各个方向的运动。如手指爬墙、手拉滑车、环绕练习等，以改善肩部功能。

4. 其他疗法

（1）药物局部注射。曲安奈德加利多卡因痛点封闭，每半月1次，2～3次为1个疗程。

（2）针灸疗法。取阿是穴、肩井、肩髃、肩髎、肩贞、条口等穴，结合艾灸。

（3）小针刀疗法。在肩周痛点行切开剥离法或通透剥离法。

（4）热敷、理疗等。

【预防与调护】

1. 避免长时间伏案工作。

2. 平时注意肩部的保暖与防寒。

3. 每天坚持做肩部运动。

二、冈上肌肌腱炎

【概述】

冈上肌起于肩胛骨冈上窝，其肌腱经喙突肩峰韧带和肩峰下滑囊的下面、肩关节囊的上面，止于肱骨大结节的上方（图7-1）。本病多发于中年人。

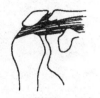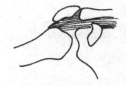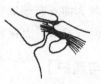

图 7-1 冈上肌肌腱解剖示意图

【病因病机】

上臂外展时，冈上肌肌腱穿过由肩峰和肱骨头构成的狭小间隙，极易受到挤压或摩擦。在劳损、退行性变基础上，因外力作用或感受风寒湿邪，致气血瘀滞，筋膜粘连，引起冈上肌肌腱炎。少数患者冈上肌腱可有钙化，或部分断裂。

【临床表现与诊断】

本病多数呈缓慢发病，肩外侧渐进性疼痛，用力肩外展时疼痛较明显，肱骨大结节处或肩峰下压痛。当肩关节自主外展至 60° 左右时，因疼痛不能继续外展及上举，出现"疼痛弧"现象。冈上肌腱钙化时，X 线片可见局部有钙化影。

【鉴别诊断】

1.肩峰下滑囊炎 痛点位于肩峰下滑囊处，急性期局部可出现肿胀，上肢外展时疼痛，活动受限，疼痛有时可向上下放射。

2.肱二头肌长肌腱腱鞘炎 肱骨结节腱沟处疼痛及压痛，肱二头肌抗阻力试验阳性。

3.冈上肌肌腱断裂 冈上肌肌腱断裂多因间接外力所致，会影响肩关节的稳定性和活动。

【治疗】

1.手法治疗 患者正坐位，术者先拿捏冈上部、肩部、上臂部，自上而下，以疏通经络。然后用拇指在冈上肌部位做局部弹拨、按揉、分筋，以舒筋活络。最后一手按肩部，一手握腕部，相对用力拔伸肩关节，握腕之手做摇肩法。再以双手扣住患手大、小鱼际部，在向下牵引的同时做上肢的牵抖法，以滑利关节。

2.药物治疗

（1）内治 急性期内服舒筋活血汤加减，慢性期内服宽筋散。局部疼痛畏寒者可内服大活络丸或小活络丸，兼有血虚者可内服八珍汤。

（2）外治 急性期外敷定痛膏，慢性期可用海桐皮汤熏洗或熨风散热熨患处。

3.功能锻炼 肿痛缓解后行肩关节功能锻炼。

4.其他疗法

（1）针灸治疗 可取阿是穴、天宗穴、曲池穴等。结合艾灸。药物局部注射局部痛点，常用药物为曲安奈德加利多卡因。

（2）小针刀疗法　直接松解剥离，改善局部症状。

【预防与调护】

发病期避免过多肩外展活动与感受风寒，待症状减轻后进行功能锻炼。

三、肱骨外上髁炎

【概述】

肱骨外上髁炎，又称"肱骨外上髁综合征""前臂伸肌总腱炎""网球肘"，是由于各种急慢性损伤造成肱骨外上髁周围软组织的无菌性炎症，以肘外侧酸痛、压痛局限为本病的主要临床特征。常见于青壮年，男女比例为3∶1，以右侧多见。

【病因病机】

本病可因急性损伤而引起，但多数发病缓慢，无明显外伤史。长期反复做腕关节主动背伸或前臂旋后活动，使桡侧腕长、短伸肌、旋后肌经常处于紧张状态，牵拉附着部肱骨外上髁的软组织，引起该处无菌性炎症，局部表现充血、水肿、机化、粘连等。

【临床表现与诊断】

本病起病缓慢。肘关节外侧酸痛、无力、疼痛逐渐加重。轻者不敢拧毛巾，重者提物时出现突然失力现象，晨起时肘关节僵硬。部分患者疼痛可牵连上臂、前臂及腕部。局部无肿胀，但压痛点明显且局限，压痛多位于肱骨外上髁部、肱桡关节部位或桡骨小头部位，且向桡侧伸肌总腱方向扩散。病程长者，可见肌萎缩。肘部活动一般不受限，但做抗阻力腕关节背伸和前臂旋后时局部疼痛。将患者患侧肘关节稍屈曲，手握掌腕关节加力掌屈，做前臂旋前、伸直肘的活动可引起肱骨外上髁处疼痛，即密耳斯征阳性。

X线检查一般无异常发现，病程长者可见肱骨外上髁处骨膜外有少量钙化阴影。

【治疗】

1. 手法治疗　用轻柔的擦法，沿前臂伸腕肌、指伸肌走行方向由上而下往返数次；点按肘髎、曲池、手三里、阿是穴等，再用拇指按揉前臂，重点揉肘部痛点处；沿前臂伸肌群垂直方向行弹拨手法，重点弹拨肘部痛点处，同时配合肘关节被动屈伸及旋转运动；擦肘外侧肱骨外上髁痛点处，以透热为度；搓理前臂及肘部，结束手法。

2. 药物治疗

（1）内治　对体弱者治宜补气补血，内服当归鸡血藤汤加黄芪、桂枝等。

（2）外治　外敷消肿止痛膏或用海桐皮汤煎水熏洗。

3. 功能锻炼 待疼痛明显缓解后逐步开始肘关节屈伸、旋前及旋后活动。

4. 其他疗法

（1）药物局部注射。用曲安奈德加利多卡因，做痛点及其周围注射。每周 1 次，可连续封闭 2 ~ 3 次。

（2）针灸疗法。取阿是穴、曲池、手三里等穴，并配合艾灸及痛点拔罐。

（3）小针刀疗法。在肱骨外上髁处找准痛点，纵行疏通剥离，松解粘连。

（4）局部热敷、理疗。

（5）手术治疗。非手术疗法无效者，行腕伸肌腱附着点松解术、环状韧带部分切除术或皮下神经血管切除术。

【预防与调护】

注意休息与保暖，治疗期间前臂避免做旋前运动。

四、桡骨茎突狭窄性腱鞘炎

【概述】

桡骨茎突狭窄性腱鞘炎，是拇长展肌及拇短伸肌的肌腱在桡骨茎突腱鞘内长时间地反复摩擦或劳损后，出现以腕部桡侧疼痛、持物时乏力、疼痛加重为主要临床特征的疾病。桡骨茎突腱鞘为拇长展肌腱及拇短伸肌腱的共同腱鞘（图 7-2），两肌腱在过桡骨茎突时，形成一尖锐角度，并且拇长展肌腱在此常有分裂的肌腱束，导致鞘管狭窄。好发于腕部活动多者，女性多于男性。

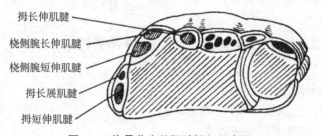

拇长伸肌腱
桡侧腕长伸肌腱
桡侧腕短伸肌腱
拇长展肌腱
拇短伸肌腱

图 7-2 桡骨茎突处肌腱解剖示意图

【病因病机】

本病多因劳损所致。过度的活动腕关节，使拇长展肌及拇短伸肌的肌腱在一共同的腱鞘中长期摩擦而发生慢性炎症病变。造成纤维鞘管充血、水肿、渗出、鞘壁增厚、管腔变窄、肌腱变粗，肌腱与腱鞘之间粘连，使肌腱在腱鞘内滑动困难而产生相应的症状。

【临床表现与诊断】

本病多数缓慢发病，腕部桡侧疼痛，持物无力，劳累后加重，休息后减轻。部分患者疼痛可向手或前臂传导，拇指软弱无力，功能受限。桡骨茎突部可触及一结节状轻微隆起，局部压痛明显。握拳尺偏试验阳性（图7–3）。

X线平片一般无异常发现，少数可见桡骨茎突处有轻度脱钙或钙盐沉着现象。

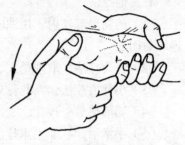

图7–3　握拳尺偏试验

【治疗】

1.手法治疗　在前臂伸肌群桡侧施滚法，重点在腕部痛点周围，反复数遍；点按阳溪、列缺、合谷和手三里等穴；揉按桡骨茎突部及其上下方；牵引患腕，并使其掌屈、背伸，同时缓缓旋转，每日或隔日1次。

2.药物治疗

（1）内治　调养气血，舒筋活络，用桂枝汤加当归、何首乌、威灵仙、姜黄、桑枝等。

（2）外治　海桐皮汤熏洗。

3.功能锻炼　急性炎症消除后做拇指与腕关节及手指的活动锻炼，但应在不引起桡骨茎突部疼痛的情况下逐渐进行。

4.其他疗法

（1）针灸治疗。取阳溪为主穴，配合列缺、合谷、外关、手三里、曲池等穴位，针刺配合艾灸。

（2）药物局部注射。用曲安奈德加利多卡因于鞘管内注射，每周1次，3次为1个疗程。

（3）热敷、理疗。

（4）小针刀疗法。针刀顺着肌腱走向刺入，达骨面后，纵向切开腱鞘，疏通剥离。应注意避开桡动、静脉及桡神经浅支。

（5）手术疗法。非手术治疗无效者，可行腱鞘松解术。

【预防与调护】

急性期应制动，常做拇指外展、背伸活动，防止肌腱与腱鞘粘连。

五、腱鞘囊肿

【概述】

腱鞘囊肿，是发生于关节或腱鞘附近的囊性肿物，内含有无色透明或微呈白色或淡黄色的胶冻样黏液。中医称为"筋结""筋聚""筋瘤""腕筋结"等。腱鞘囊肿好发于腕背及足背等处。多为单发，好发于中青年，女性多于男性。

【病因病机】

本病多因劳损或外伤所致。急、慢性损伤后，使腱鞘内滑液增多而发生囊性渗出，日久产生结缔组织的黏液性变。

【临床表现与诊断】

囊肿逐渐发生，生长缓慢，一般无明显不适。少数患者在做关节活动时有酸胀感或局部疼痛，可向囊肿周围放散。局部可见圆形或椭圆形肿物，肤色正常，肿物光滑，边界清楚，触之有囊性感，囊肿较大者可有波动感，小者有硬韧感。局部压痛不明显。穿刺物为胶冻样黏液。X线检查无异常。

【治疗】

1. 手法治疗 术者用双手拇指压住囊肿，并加大压力挤压囊肿，使之破裂，再局部压揉推之，使囊内液体充分挤出，散于皮下。最后用绷带加压包扎，固定患处1周。或借助书本、橡皮锤、木板或弯盘等直接敲击较硬挤不破者，然后局部按揉10~20分钟。

2. 药物治疗 对囊壁已破，囊肿变小，局部仍较肥厚者，可搽擦茴香酒或展筋丹，亦可贴万应膏。

3. 功能锻炼 手法治疗后24小时，疼痛减轻即可做伸、屈腕及各指、旋转前臂等锻炼。

4. 其他疗法

（1）针灸治疗 用三棱针刺入囊肿，起针后在囊肿四周加以手法挤压，使囊肿内容物散入皮下，然后外用消毒敷料加压包扎1周。

（2）药物局部注射 先用针管尽量抽出囊内黏液，然后注入可的松类药物，术后加压包扎。

（3）小针刀疗法 在囊肿最高处刺入小针刀，刺破并切开囊壁，术后加压包扎。

（4）手术疗法 囊壁较厚硬者可行囊肿摘除术。

【预防与调护】

囊肿破后，在患部放置半弧形压片（如纽扣等），适当加压保持1~2周，以使囊壁间紧密接触，形成粘连，避免复发。

六、腕管综合征

【概述】

腕管综合征又称腕管狭窄症，是腕管内容积减少或压力增高，正中神经在腕管中受压而引起以手指麻痛无力为主的症候群。腕管系指腕掌侧的掌横韧带与腕骨所构成的骨－韧带隧道。腕管中有正中神经，拇长屈肌腱和4个手指的指深、浅屈肌腱。正中神经居于浅层，处于肌腱与腕横韧带之间（图7–4）。中年患者居多，女性多见。

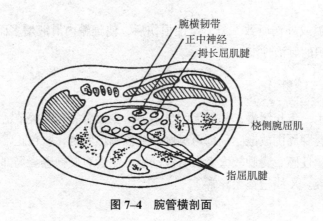

图7–4　腕管横剖面

【病因病机】

任何使腕管容积减小或其内容物增多、增大的原因均可导致正中神经受压而发生腕管综合征。如创伤、腕横韧带增厚、慢性损伤引起肌腱滑膜水肿或腕管内有腱鞘囊肿、脂肪瘤等。

【临床表现与诊断】

本病主要表现为腕以下正中神经支配区域内的感觉、运动功能障碍。患者桡侧3个半手指麻木、刺痛或烧灼样痛，肿胀感。握力减弱，拇指外展、对掌无力，握物端物时，偶有突然失手的情况。夜间、晨起或劳累后症状加重，活动或甩手后症状可减轻。寒冷季节患指可有发冷、紫绀等改变。病程长者大鱼际肌萎缩，患指感觉减退，出汗减少，皮肤干燥脱屑。屈腕压迫试验阳性，叩击试验阳性。肌电图检查可见大鱼际出现神经变性。

【治疗】

1.手法治疗　在外关、阳溪、鱼际、合谷、劳宫穴及痛点等处施以按压、揉摩手法；将患手在轻度拔伸下，缓缓旋转、屈伸腕关节数次；再用左手握住患腕，右手拇、食指依次拔伸患手拇、食、中、无名指，以发生弹响为佳，每日1次。

2.药物治疗

（1）内治　治宜祛风通络，内服大活络丹。

（2）外治　外贴万灵膏，海桐皮汤熏洗。

3.功能锻炼　练习手指、腕关节的屈伸及前臂的旋转活动。

4．其他疗法

（1）针灸治疗　取阳溪、外关、合谷、劳宫等穴，得气后留针 15 分钟，每日或隔日 1 次。

（2）药物局部注射　用曲安奈德加利多卡因于腕横韧带内注射，每周 1 次，3 次为1 个疗程。

（3）手术治疗　非手术治疗无效，行腕横韧带切开减压术。

【预防与调护】

对腕部的创伤要及时、正确处理，尤其是腕部的骨折、脱位，要求良好的对位。已经发生，则要减少腕部活动，以减轻肌腱、神经水肿。

七、屈指肌腱腱鞘炎

【概述】

屈指肌腱腱鞘炎，又称"弹响指""弹响拇""扳机指"，是发生于手指关节掌侧的一种慢性无菌性炎症。掌骨颈和掌指关节掌侧浅沟与鞘状韧带组成骨性纤维管，拇长屈肌腱，屈指深、浅肌腱分别从相应的管内通过。任何手指均可发病，以拇指最为多见，少数患者为多个手指同时发病。

【病因病机】

手指经常屈伸活动，使屈指肌腱与骨性纤维管反复摩擦，或长期用力握持硬物，使骨性纤维管受硬物与掌骨头的挤压，局部充血、水肿，纤维鞘管变性，增生肥厚，使管腔狭窄，指屈肌腱受压变细，两端膨大呈葫芦状，阻碍肌腱的滑动。屈指时，肌腱膨大部分通过狭窄的纤维管时，便出现弹响声其至不能通过（图 7-5）。

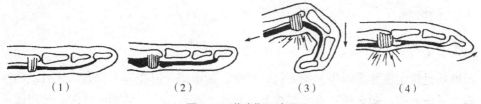

（1）　　　　　（2）　　　　　（3）　　　　　（4）

图 7-5　弹响指示意图

【临床表现与诊断】

本病起病缓慢，初期患指发僵、屈伸困难并疼痛，有弹响声，活动后减轻或消失；后期手指疼痛、不能屈伸，处于半屈曲状态，即为闭锁。掌骨头的掌侧面有压痛，并可触及结节，压住此结节，嘱患者做患指屈伸活动时，疼痛明显，并感到弹响。

【治疗】

1. 手法治疗 患者取坐位，术者一手托住患腕，另一手在患指的掌指关节周围做揉捻，并轻缓拔伸患指掌指关节数次；然后术者用一手拇指面在结节部做按压、横向推动、纵向推按等手法；再握住患指末节轻摇患指的掌指关节数次，并向远端迅速拉开，如有弹响声则效果较好，每日或隔日 1 次。

2. 药物治疗

（1）内治 瘀滞型宜活血化瘀，消肿止痛，方用桃红四物汤加减；虚寒型宜温通经络，补益气血，方用黄芪桂枝五物汤加减。

（2）外治 四肢损伤洗方或海桐皮汤煎水熏洗。

3. 功能锻炼 疼痛缓解后即可进行患指的屈伸功能锻炼。

4. 其他疗法

（1）针灸疗法 以痛为腧，取结节部及周围痛点针刺，隔日 1 次。配合艾灸。

（2）局部药物注射 用曲安奈德加利多卡因做腱鞘内注射，5~7 天 1 次，2~3 次为 1 个疗程。

（3）小针刀疗法 在痛点结节处与肌腱平行进针刀，达腱鞘后纵行疏通剥离。

（4）手术治疗 手指交锁时间长而不能缓解者，可行腱鞘松解术挑割治疗。

【预防与调护】

患者平时做手部动作要缓慢，尽量脱离手腕部过度活动的工作，少用凉水，以减少刺激。发病时间短、疼痛严重的患者更要充分休息，有助于损伤肌腱的恢复。

第三节 躯干筋伤

一、颈椎病

【概述】

颈椎病是指颈椎骨质增生、颈项韧带钙化、颈椎间盘退变等引起颈部软组织和椎体动、静力平衡失调，刺激或压迫颈部神经、脊髓、血管而产生的相应临床症状和体征的综合征。又称"颈椎综合征""颈肩综合征""颈椎退行性关节炎"等。颈椎病常在中年以后发病，男性略高于女性。临床常分为 6 型：颈型（局限型）、神经根型、椎动脉型、交感神经型、脊髓型和混合型，其中以神经根型最常见。

【病因病机】

肝肾不足、颈脊筋骨痿软是颈椎病发生的内因，颈部外伤、劳损及外感风寒湿邪等是引起颈椎病的外因。这些原因导致颈椎内外平衡失调，使椎间盘退变、小关节紊乱、韧带肥厚钙化、颈椎骨质增生等，刺激或压迫颈部神经、脊髓、血管而发病。

【临床表现与诊断】

1. 颈型（局限型） 以颈部酸、痛、胀及不适感为主，尤其是患者常诉说头颈不知放在何种位置为好。约半数患者颈部活动受限或取被迫体位。晨起时多见，和枕头较高或睡眠姿势不当有关，也常见于长时间低头工作或学习后。

2. 神经根型 颈肩部疼痛，常向一侧或两侧上肢放射。多数无明显外伤史，大多患者逐渐感到颈部单侧局限性痛，颈根部呈电击样向肩、上臂、前臂乃至手指放射，且有麻木感，或以疼痛为主，或以麻木为主。疼痛呈酸痛、灼痛或电击样痛，严重者可影响工作和睡眠，颈部后伸、咳嗽、喷嚏、甚至用力大便增加腹压时疼痛加重。上肢沉重，酸软无力，持物易坠落。此型患者麻木和疼痛的部位相同，多出现在手指和前臂，颈部常无疼痛感觉。

颈部活动受限、僵硬，颈椎横突尖前侧有放射性压痛，患侧肩胛骨内上部也常有压痛点，部分患者可摸到条索状硬结，受压神经根皮肤节段分布区感觉减退，腱反射异常，肌力减弱。臂丛神经牵拉试验阳性，颈椎间孔挤压试验阳性。

X线片可显示椎体增生，钩椎关节增生，椎间隙变窄，颈椎生理曲度减小、消失或反角，项韧带钙化和椎间孔变小等改变。CT检查可显示颈椎椎管和神经根管狭窄及脊神经受压情况（图7-6）。

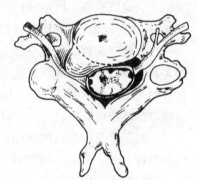

图7-6 颈神经根受压

3. 脊髓型 主要症状为以慢性进行性四肢瘫痪为特征。缓慢进行性一侧或两侧下肢麻木、发冷、疼痛，行走困难，不能跨越障碍物。休息时症状缓解，紧张、劳累时加重，时缓时剧，逐步加重。晚期下肢或四肢瘫痪，二便失禁或尿潴留。

颈部活动受限不明显，上肢活动欠灵活，受压脊髓节段以下感觉障碍，肌张力增高，反射亢进，锥体束征阳性。

X线片显示颈椎生理曲度改变，病变椎间隙狭窄，椎体后缘唇样骨赘，椎间孔变小。CT检查可见颈椎间盘变性、颈椎增生、椎管前后径缩小、脊髓受压等改变。

4. 椎动脉型 主要症状是颈性眩晕。常因头部活动到某一位置时诱发或加重，头颈旋转时引起眩晕发作是此型颈椎病的最大特点，即体位性眩晕，严重者可发生猝倒，但一般不伴有意识障碍，且猝倒后因颈部位置改变多能立即清醒，可伴有恶心、呕吐、耳鸣、耳聋、视物模糊等。

椎动脉血流检测及椎动脉造影可辨别椎动脉是否正常，有无压迫、迂曲、变细或阻滞（图7-7）。X线检查可显示钩椎关节有骨赘形成，并向侧方突出。

5. 交感神经型 以交感神经兴奋症状为主。如头痛

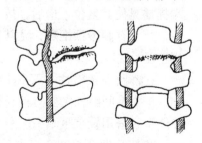

图7-7 椎动脉受压

或偏头痛，有时伴有恶心、呕吐，颈肩部酸困疼痛，上肢发凉发绀，眼部视物模糊，眼窝胀痛，眼睑无力，瞳孔扩大或缩小，常有耳鸣、听力减退或消失。心前区持续性压迫痛，心律不齐，心跳过速。头颈部转动时症状可明显加重，压迫不稳定椎体的棘突可诱发或加重交感神经症状。

颈椎屈、伸位 X 线检查可证实有颈椎节段不稳，以颈椎 3 ~ 4 椎间不稳最常见。

6. 混合型　凡同时存在两型或两型以上症状者，即可诊断为混合型颈椎病。

【鉴别诊断】

1. 胸廓出口综合征　有上臂麻木不适并向手部放射，检查锁骨上窝有压痛。头后仰试验和上肢过度外展试验阳性，桡动脉搏动减弱。

2. 脊髓肿瘤　早期多表现为根性痛及逐渐出现的脊髓受压症状。具有部位固定、疼痛剧烈、持续存在、因咳嗽用力加重等特点。同时或稍后，伴有脊髓长传导束的刺激或受压征。常规神经系统检查和相应影像学检查可鉴别。

3. 脊髓空洞症　发病缓慢。常见于 20 ~ 30 岁成人的下颈段和上胸段。一侧或双侧的多数节段有感觉分离现象及下运动神经元瘫痪。若空洞向下延伸，侵及侧角细胞则常伴有颈交感神经麻痹综合征（Horner's syndrome）及上肢皮肤营养障碍。早期无椎管梗阻现象，晚期可引椎管梗阻。MRI 检查可明确诊断并与髓内肿瘤相鉴别。

4. 梅尼埃病　是以膜迷路积水的一种内耳疾病，前庭功能减退，神经系统无异常。以突发性眩晕、耳鸣、耳聋或眼球震颤为主要临床表现，眩晕有明显的发作期和间歇期，多与情绪变化有关。

5. 神经官能症　又称神经症，是以精神因素、个性特点为基础，而不存在器质性病变的一类轻型精神障碍。包括神经衰弱、癔症、焦虑症、恐惧症、抑郁症、强迫症，以及各种内脏性神经症。神经官能症尽管表现各异，但一般都具有如下 4 个特点：①往往有情绪障碍，症状的轻重与精神因素、心理因素密切相关。②患者如果分散注意力或从事体力劳动、体育锻炼、文娱活动则可使症状减轻。③患者求医心切，对自身躯体的微小变化非常敏感。④经检查未见明显异常。

【治疗】

1. 手法治疗　患者取正坐位，医生用揉、捏、滚、拿、点、弹筋、拨筋在颈部、肩部操作，以松解肌肉痉挛。使用端提运摇、端提摇晃使其复位。最后，按揉肌肉，拿肩井，搓理抖上肢等结束治疗。脊髓型颈椎病，尤其是有动脉硬化、高血压病的患者禁用整复手法。

2. 颌枕带牵引法　又称颈椎牵引（图 7-8）。可缓解肌肉痉挛，扩大椎间隙，主要对神经根型疗效较好。对椎动脉型或交感神经型宜采用轻重量牵引。牵引体位可取坐位或卧位。有间断性牵引和持续性牵引，牵引重量为 2 ~ 6kg，隔日 1 次，每次 30 分

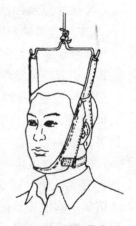

图 7-8　颌枕带牵引

钟，2～4周为1个疗程。

3. 药物治疗

（1）内治 根据颈椎病临床特点将其分为痹痛证、痿软证、眩晕证和瘀滞证等进行辨证用药。痹痛证（神经根型）属风寒者治宜祛风散寒通络，方用桂枝附子汤加减；属虚寒者治宜温阳益气通络，方用黄芪桂枝五物汤加减；属风湿者治宜祛风除湿，方用羌活胜湿汤。痿软证治宜益气活血、疏通经络，方用补阳还五汤加减。眩晕证属气虚下陷者，治宜补中益气，方用补中益气汤加减；属气血两虚者，治宜益气养血、舒筋通络，方用归脾汤；属痰瘀交阻者，治宜祛湿化痰、散瘀通络，方用温胆汤加减；属肝肾阴虚者，治宜滋水涵木、调和气血，方用六味地黄丸或芍药甘草汤加减；属肝阳上亢者，治宜平肝潜阳通络，方用天麻钩藤饮加减。瘀滞证治宜活血止痛、舒筋通络，方用活血止痛汤加减。

（2）外用药 以活血止痛、舒筋活络为主，可选用伤湿止痛膏、奇正消痛贴、麝香壮骨膏、云南白药膏等。

4. 功能锻炼 做颈项前屈后伸、左右侧屈、左右旋转及前伸后缩等活动锻炼。此外，还可以做体操、太极拳、健美操等运动锻炼。

5. 其他疗法

（1）针刺疗法 可取阿是穴、大椎、百劳、绝骨、后溪、大杼、魄户、天柱、天井、合谷、风府、风池、夹脊、曲池、手三里等穴。一般留针10～20分钟，每日1次，10次为1个疗程。

（2）封闭疗法 根据辨证取穴和阳性反应点注射。常用穴位有颈椎夹脊穴、风池、曲池、合谷等，常用的药物有丹参注射液、当归注射液、醋酸泼尼松、普鲁卡因等。

（3）物理疗法 有直流电低频脉冲、中药离子导入、醋疗等，可缓解肌肉痉挛、消除神经根炎性水肿、改善局部血液循环等。

（4）手术疗法 颈椎病手术原则是减压和稳定颈部，故应严格选择适应证。

【预防与调护】

要避免长时间低头工作，纠正工作与生活中的不正确姿势，选择合适的枕头，避免在寒冷潮湿环境中工作和生活，戒烟，避免咽喉部的反复感染，避免过度负重和人体震动进而减少对椎间盘的冲击。急性发作期应注意休息，以静为主，以动为辅，慢性期以动为主。

二、急性腰扭伤

【概述】

急性腰扭伤，俗称闪腰、岔气，是腰部肌肉、筋膜、韧带、椎间小关节、腰骶关节的急性损伤。多发于青壮年和体力劳动者。若处理不当，或治疗不及时，可使症状长期延续，变成慢性。腰部范围广，包括的组织多，损伤后可单独发病，也常合并存在。

急性腰扭伤临床上表现为急性腰肌筋膜损伤、急性腰部韧带损伤及急性腰椎后关节紊乱等。

【病因病机】

本病一般为突然遭受间接暴力所致，多因体位不正，弯腰提取重物用力过猛，或弯腰转身突然闪扭，致使腰部肌肉强烈收缩，而引起腰部肌肉、韧带、筋膜或脊柱小关节过度牵拉、扭转、撕裂及腰骶或骶髂关节错缝。当脊柱屈曲时，两旁的骶棘肌收缩，以抵抗体重和维持躯干的位置，这时如负重过大，易使骶棘肌和腰背筋膜的附着部发生撕裂伤；当脊柱完全屈曲时，主要靠韧带来维持躯干的位置，这时如负重过大，易造成棘上、棘间和髂腰韧带的损伤；直接外力施加于背部使腰部前屈，或腰部受外力直接挫伤，均可造成腰部韧带损伤；腰部活动范围过大、过猛时，椎间小关节受到过度牵拉、扭转、滑膜嵌插于关节内，致脊柱活动受限。

【临床表现与诊断】

本病有明确的外伤史。伤后腰部即出现持续性剧烈疼痛，休息后减轻但不消失。腰不能伸直，仰俯转侧均感困难，为减轻腰部疼痛，常以双手撑住腰部。严重者不能坐立和步行，有时伴下肢牵涉痛，深呼吸、咳嗽、喷嚏、用力大便时均感震痛，脊柱多呈强直位。

检查时，可见患者腰肌紧张，腰椎生理前凸改变，拒按。腰肌及筋膜损伤时，腰部各方向活动均受限制，动则痛剧，在棘突旁骶棘肌处，腰椎横突或髂嵴后部有压痛。棘上或棘间韧带损伤时，压痛多在棘突上或棘突间，脊柱弯曲受牵拉时疼痛加剧；髂腰韧带损伤时，压痛点在髂嵴后部与第5腰椎间三角区，屈曲旋转脊柱时疼痛加剧。椎间小关节损伤时，腰部被动旋转活动受限，尤以后伸活动明显，脊柱可有侧弯，有的棘突可偏歪，棘突两侧较深处有压痛。若腰部挫伤合并肾脏损伤时，可出现血尿等症状。X线片主要显示腰椎生理前凸消失和肌性侧弯。

腰部扭伤一般无下肢痛，但有时伴下肢牵涉痛，多为屈髋时臀大肌痉挛，牵动腰部的肌肉、韧带所致。所以，直腿抬高试验阳性，而加强试验为阴性，可与神经根受压的下肢痛相鉴别。

【治疗】

1. 手法治疗　患者取俯卧位，术者用双手从胸背部至腰骶部的两侧，自上而下轻轻揉按，3～5分钟，以松解腰肌的紧张痉挛。接着按摩阿是、腰阳关、命门、肾俞、大肠俞，次髎等穴，以镇静止痛。最后术者用左手压住腰部痛点，用右手托住患侧大腿，同时用力做反向扳动，并加以摇晃拔伸数次（图7-9）。如腰两侧俱痛者，可将两腿同时向背侧扳动。在整个推拿过程中，痛点应作为手法重点区，急性期症状严重者可每日推拿1次，轻者隔日1次。

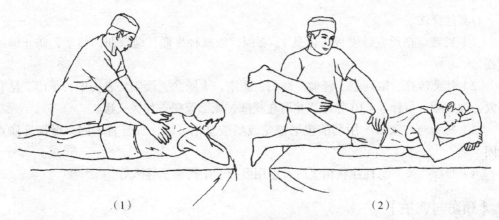

（1）　　　　　　　　　　　　　　　　（2）

图 7-9　急性腰扭伤理筋手法

对椎间小关节骨节错缝或滑膜嵌顿者，适于用牵抖法或斜扳法。

牵抖法：患者俯卧位，双手把住床头，术者握住患者双踝，做对抗牵引，持续 1 分钟后，慢慢松开。重复数次后在对抗牵引下用力将下肢快速地上下抖动数次，使牵引之力传递到腰部。

斜扳法：患者侧卧，患侧在上，髋膝关节屈曲，健侧髋膝关节伸直。术者立于患者前侧，一手推臀，一手扳肩，两手相对用力，使上身向后，骨盆向前，令患者腰部放松，当活动至最大范围时，小幅度稳定地用力推扳，此时往往可听到清脆的弹响声，疼痛也可随之缓解（图 7-10）。

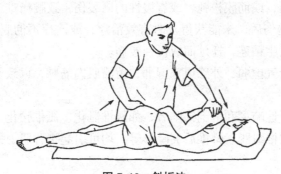

图 7-10　斜扳法

2. 药物治疗

（1）内治　早期活血化瘀，消肿止痛，舒筋活血汤加枳壳、香附、木香等。后期舒筋活络，补益肝肾，内服疏风养血汤、腰伤二方或补肾壮筋汤，亦可选用中成药跌打丸、风湿液、三七伤药片等。

（2）外治　早期外贴消瘀止痛膏、宝珍膏或双柏散，后期外贴跌打风湿类膏药，或中药熏洗、热熨。

3. 功能锻炼　疼痛缓解后，做腰部屈伸锻炼，后期加强腰部的各种功能锻炼，以促进气血循行，防止粘连，增强肌力。

4. 其他疗法

（1）固定 伤后宜卧硬板床休息 1～2 周，以减轻疼痛，缓解肌肉痉挛，防止继续损伤。

（2）针灸治疗 取阿是、肾俞、命门、志室、大肠俞、腰阳关、委中、承山、昆仑等穴，强刺激，留针 5～10 分钟。并可在腰部、骶部等痛点加拔火罐。

（3）药物局部注射 用醋酸泼尼松龙或醋酸氢化可的松加普鲁卡因，做局部痛点封闭。

（4）物理疗法 急性症状稍缓后，可用磁疗、中药离子导入等。

【预防与调护】

急性腰扭伤后，要注意休息与腰部保暖，勿受风寒，佩戴腰围保护，并配合各种治疗。

三、腰肌劳损

【概述】

本病又称慢性劳损性腰痛，是腰部肌肉、筋膜与韧带软组织的慢性损伤。

【病因病机】

1. 常见原因有长期从事腰部持力或弯腰活动工作，或长期腰部姿势不良等，都可引起腰背肌肉筋膜劳损，或筋膜松弛，或有慢性的撕裂伤，致腰痛难愈。

2. 腰部急性扭挫伤后，未能获得及时有效治疗，或治疗不彻底，或反复轻微损伤，因损伤的肌肉筋膜发生粘连，迁延而成慢性腰痛。

3. 平素体虚，肾气虚弱，外感风寒湿邪，留滞肌肉筋脉，以致气血运行障碍，肌筋拘挛引起慢性腰痛。

4. 腰骶部有先天性畸形和解剖缺陷者，如腰椎骶化、骶椎腰化、骶椎隐裂、游离棘突、椎弓根崩裂、腰椎滑脱、腰椎后突畸形等，均可引起腰背肌力平衡失调，造成腰部肌肉筋膜劳损。

【临床表现与诊断】

本病多有不同程度腰部外伤史，并有腰部长期处于紧张状态的职业特点。腰痛多为隐痛，时轻时重，经常反复发作，休息后减轻，劳累后加重，适当活动或变动体位时减轻，弯腰工作困难，若勉强弯腰则腰痛加剧，常喜用双手捶腰以减轻疼痛。兼有风寒湿邪者，腰痛与天气变化有关，阴雨天气腰痛加剧，重着乏力，喜温怕冷，受凉或劳累后可加重发作。

检查时，脊柱外观一般正常，俯仰转侧多无障碍。一侧或两侧骶棘肌处、髂嵴后部或骶骨后面腰背肌止点处有压痛。病情严重时疼痛较重，活动稍受限。神经系统检查多无异常，直腿抬高试验阴性。

X线检查有时可见腰骶部先天性畸形和生理弯曲改变，如腰椎侧弯、前凸减弱或消失等。

【治疗】

1. 手法治疗 腰肌乏力者，重点用擦法、揉法，腰肌痉挛者，重点用捏拿、推法理筋，老年腰痛或兼寒湿者，宜在痛点周围做按摩按压和弹拨拿捏，不宜做提腿扳动等较重手法。

2. 药物治疗 根据证型分治，肾阳虚者宜温补肾阳，方用补肾活血汤；肾阴虚者宜滋补肾阴，方用知柏地黄丸或大补阴丸加减；瘀血阻滞者宜活血化瘀、行气止痛，方用地龙散加杜仲、续断、桑寄生、狗脊等；寒湿者宜宣痹温经通络，方用羌活胜湿汤或独活寄生汤加减；湿热者宜清热化湿，方用二妙散加减。

3. 功能锻炼 平时戴腰围保护固定，卧硬板床，注意加强腰背肌锻炼，经常更换腰部位置，做工间操、广播操等，避免风寒湿邪侵袭。

4. 其他疗法

（1）针刺疗法 取阿是穴、肾俞、腰阳关、命门、志室、气海等穴，可加艾灸、火罐以散瘀温经止痛等。

（2）物理疗法 采用间动电疗法或红外线照射治疗，也可用药物离子导入法治疗。

【预防与调护】

平时要经常锻炼腰背肌，劳动或运动前做好充分准备活动，弯腰搬动姿势要正确，应量力而行。

四、腰椎间盘突出症

【概述】

腰椎间盘突出症又称腰椎间盘纤维环破裂髓核突出症。是因腰椎间盘发生退行性变，在外力的作用下，使纤维环破裂、髓核突出，刺激或压迫神经根、血管或脊髓等组织而引起腰痛及下肢坐骨神经放射痛等症状为特征的腰腿痛疾患。是临床最常见的腰腿痛原因之一。

【病因病机】

随着年龄的增长，以及在日常生活工作中，椎间盘不断遭受脊柱纵轴的挤压力、牵拉力和扭转力等外力作用，使椎间盘不断发生退行性变，髓核含水量逐渐减少，而失去弹性，继之使椎间隙变窄，周围韧带松弛，或产生裂隙，形成腰椎间盘突出的内因；急性或慢性损伤是发生腰椎间盘突出的外因，当腰椎间盘突然或连续受到不平衡外力作用时，如弯腰提取重物时，姿势不当或准备欠充分的情况下搬动或抬举重物，或长时间弯腰后猛然伸腰，使椎间盘后部压力增加，甚至由于腰部的轻微扭动，如弯腰洗脸时、打喷嚏或咳嗽后，发生纤维环破裂、髓核向后侧或后外侧突出（图7-11）。

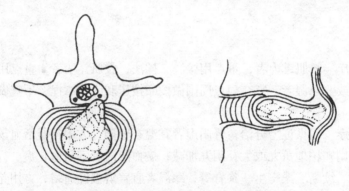

图7-11　腰椎间盘突出症示意图

肝肾功能失调，风寒湿邪乘虚而入，腰部着凉后，引起腰肌痉挛，促使已有退行性变的椎间盘突出。

下腰部是全身应力的中点，负重及活动度大，损伤机会大，是腰椎间盘突出的好发部位。其中以腰4、5椎间盘发病率最高，腰5、骶1次之。

本病多数髓核向后侧方突出，为侧突型，单侧突出者，出现同侧下肢症状；若髓核自后纵韧带两侧突出，则出现双下肢症状，多为一先一后，一轻一重，似有交替现象；髓核向后中部突出，为中央型，有的偏左或偏右，压迫马尾甚至同时压迫两侧神经根，出现马鞍区麻痹及双下肢症状。

【临床表现与诊断】

本病好发于20～40岁青壮年，男性多于女性。好发部位以腰4、5椎间盘发病率最高，腰5、骶1次之。多有不同程度的腰部外伤史。

1. 主要症状　为腰痛和下肢坐骨神经放射痛。腰痛常局限于腰骶部附近，在腰椎下段棘突旁和棘突间有深压痛，并沿大腿后侧向下放射至小腿外侧、足跟部或足背外侧。多为单侧下肢痛，仅少数中央型或突出物较大者表现为双下肢症状。咳嗽、打喷嚏、用力排便等腹腔内压升高时腰痛加剧，步行、弯腰、伸膝起坐等牵拉神经根的动作也使疼痛加剧，屈髋屈膝、卧床休息可使疼痛减轻。病程较长者，其下肢放射痛部位感觉麻木、冷感、无力。中央型突出造成马尾神经压迫症状为会阴部麻木、刺痛，二便功能障碍，阳痿或双下肢不全瘫痪。少数病例的起始症状是腿痛，而腰痛不甚明显。

2. 主要体征

（1）腰部畸形。腰部僵硬，腰肌痉挛，腰椎生理前凸减少或消失，甚至出现后凸畸形。多数患者有不同程度的脊柱侧弯，突出物压迫神经根内下方时（腋下型），脊柱向患侧弯曲，突出物压迫神经根外上方（肩上型），则脊柱向健侧弯曲（图7-12）。

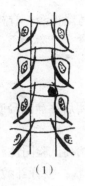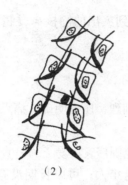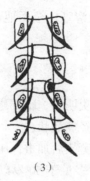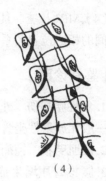

（1）　　　　　　　（2）　　　　　　　（3）　　　　　　　（4）

图 7-12　脊柱侧弯和髓核突出位置的关系

（2）腰部压痛和叩痛。突出的椎间隙棘突旁有压痛和叩击痛，并沿患侧的大腿后侧向下放射至小腿外侧、足跟部或足背外侧，有定位诊断意义。叩击痛以棘突处明显，患侧沿坐骨神经走行部位有压痛。

（3）腰部活动受限。急性发作期腰部活动可完全受限，绝大多数患者腰部屈伸和左右侧弯功能活动呈不对称性受限。

（4）皮肤感觉障碍。受累神经根所支配区域的皮肤感觉异常，早期多为皮肤过敏，渐而出现麻木、刺痛及感觉减退。腰 3、4 椎间盘突出，压迫腰 4 神经根，引起小腿前内侧皮肤感觉异常；腰 4、5 椎间盘突出，压迫腰 5 神经根，引起小腿前外侧、足背前内侧和足底皮肤感觉异常；腰 5、骶 1 椎间盘突出，压迫骶 1 神经根，引起小腿后外侧、足背外侧皮肤感觉异常；中央型突出则表现为马鞍区麻木，膀胱、肛门括约肌功能障碍。

（5）肌力减退或肌萎缩。受压神经根所支配的肌肉可出现肌力减退，肌萎缩。腰 4 神经根受压，引起股四头肌（股神经支配）肌力减退、肌肉萎缩；腰 5 神经根受压，引起足拇伸肌肌力减退；骶 1 神经根受压，引起小腿三头肌肌力减弱。

（6）反射减弱或消失。腰 4 神经根受压，引起膝反射减弱或消失；骶 1 神经根受压，引起跟腱反射减弱或消失。

（7）直腿抬高试验阳性，加强试验阳性。

3. 辅助检查

（1）X 线摄片　正位片可显示腰椎侧弯，椎间隙变窄或左右不等，患侧间隙较宽。侧位片显示腰椎前凸消失，甚至反张后凸，椎间隙前后等宽或前窄后宽，椎体可见 Schmorl 结节等改变，或有椎体缘唇样增生等退行性改变。

（2）脊髓造影　①硬膜外造影：判断有无突出及其位置。②蛛网膜下腔造影：是鉴别椎管内病变性质的重要方法。③硬膜外静脉造影：通过股静脉插管到腰部，注入造影剂显示脊髓和椎间孔处静脉，分析静脉影像的形态和位置变化来诊断椎间孔附近占位性病变。

（3）CT 检查　可显示腰椎间盘突出的部位、大小、方向及神经根、硬膜囊受压情况。同时显示椎板及黄韧带增厚、小关节增生退变、椎管及侧隐窝狭窄等情况，诊断价值较大。

（4）MRI 检查　能较清晰、全面地观察到突出的髓核与脊髓、马尾神经、脊神经根之间的相对位置关系。

【鉴别诊断】

1. 急性腰扭伤　外伤史明显，腰部疼痛剧烈，压痛明确，痛点封闭后疼痛减轻或消失，一般无放射性坐骨神经痛症状。

2. 腰肌劳损　钝痛，劳累后加重，压痛范围广，极易乏力，直腿抬高试验阴性。

3. 腰椎骨质增生症　多见于 50 岁以上老年人；可以长期没有症状；腰背部酸痛，劳累或阴雨天加重，晨起腰板硬，活动后稍减轻；腰部活动受限，压痛范围广；直腿抬高试验阴性；X 线片示椎间隙变窄或不对称，椎体边缘有唇状骨质增生，严重者形成骨桥等，是诊断的主要依据。

【治疗】

1. 手法治疗　适用于轻型腰椎间盘突出症。患者先取俯卧位，术者在腰腿痛处依次做揉摩、拿捏、㨰按、提腿后扳压腰等手法。再取侧卧位，在上的下肢屈曲、在下的下肢伸直，术者一手按其髂骨后外缘，一手推其肩前，双手同时向相反方向用力斜扳，使腰部扭转，有时可听到或感觉到"咔嗒"响声。然后在此体位上做推腰扳腿法 3～5 次，术毕换另一侧。隔天 1 次，10 次为 1 个疗程，症状明显者每日 1 次。

临床也可配合运用硬膜外麻醉推拿法，有肌肉松弛充分、推拿力量易于达到病位、施术 1 次即可见效的优点，但中央型椎间盘突出症禁忌。

（1）直腿抬高　患者仰卧，术者及助手 2～3 人分别握住患者两足踝部及两侧腋窝部，做对抗拔伸 10 分钟（图 7-13）。然后将患肢屈髋屈膝，做顺时针旋转髋关节 3～4 圈后，再将患肢做直腿抬高，并在最高位置时用力将踝关节背伸，健患侧各 3 次（图 7-14）。

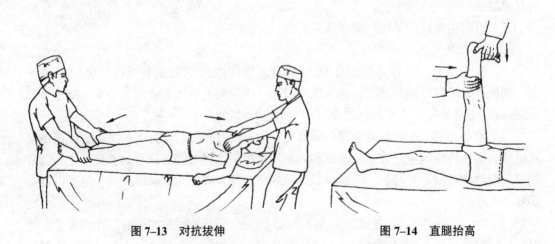

图 7-13　对抗拔伸　　　　　图 7-14　直腿抬高

（2）侧卧扳腿　患者侧卧，患侧在上，术者站于患者背后，一手臂托起患侧大腿，另一手掌压住患侧腰部，先转动髋关节 2～3 圈后顺势将髋关节在外展 30°位置下后伸活动 3 次（图 7–15）。换体位做另一侧。

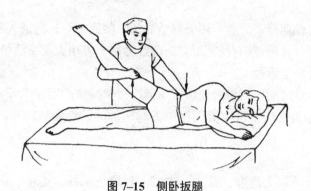

图 7–15 侧卧扳腿

（3）俯卧运腰 患者俯卧，术者一手臂将双下肢抱起摇动 2～3 圈（此时腰部随之摇动），然后做腰过伸活动 3 次（图 7–16）。

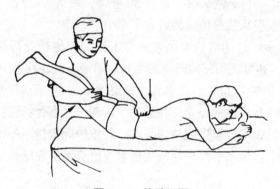

图 7–16 俯卧运腰

（4）牵引按压 患者俯卧，助手两人分别握住两腋窝及踝部再做一次腰部拔伸，同时术者用掌根按压第 4、5 腰椎棘突部，共做 3 次，每次约 1 分钟（图 7–17）。

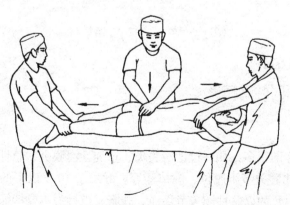

图 7–17 牵引按压

术后卧床 1~3 周，腰垫薄枕；当天可有腰痛、腹胀等症状；床上进行背伸肌锻炼，带腰围下地行走。

2. 药物治疗

（1）内治　急性期舒筋活血，用舒筋活血汤、腰痛宁等；病情久者，补养肝肾，宣痹活络，内服补肾壮筋汤；兼有风寒湿者，温经通络，方用大、小活络丸，独活寄生汤。

（2）外治　外贴宝珍膏。

3. 功能锻炼　急性期应严格卧硬板床 3 周。按摩推拿前后亦应卧床休息，使损伤组织修复。症状基本消失后，可在腰围保护下起床活动。疼痛减轻后，应开始锻炼腰背肌，以巩固疗效。

4. 其他疗法

（1）针灸治疗　取大肠俞、秩边、次髎、环跳、承扶、委中、阳陵泉、承山、足三里、三阴交、昆仑、阿是穴等。每次按痛处选 5~7 穴，均取患侧，用泻法。隔日 1 次，10 次为 1 个疗程。

（2）骨盆牵引　适用于初次发作或反复发作的急性期患者及重症患者。骨盆牵引带固定后，每侧各用 10~15kg 做牵引，每次 30 分钟，每天 1~2 次，7~10 天为 1 个疗程。目前有各种机械牵引床代替传统的骨盆带牵引。

（3）药物局部注射　常用普鲁卡因或利多卡因加泼尼松龙行局部注射，5~7 天 1 次，3 次为 1 个疗程。亦可选用其他药物如当归注射液、红花注射液痛点注射。

（4）手术治疗　10%~20% 的患者需手术治疗。一般适应于病程长，反复发作，非手术疗法无效者，或有马尾神经受压并影响生活和工作者，行腰椎间盘摘除术。近年微创新技术，胶原酶溶核术、经皮髓核切吸术、经皮椎间盘镜下腰椎间盘切吸术、经皮激光椎间盘髓核切除术、等离子汽化髓核成形术等也应运于临床。

【预防与调护】

急性期应严格卧硬板床 3 周，手法治疗后亦应卧床休息，使损伤组织修复。疼痛减轻后，应注意加强腰背肌锻炼，以巩固疗效。久坐、久站时可佩戴腰围保护腰部，避免腰部过度屈曲或劳累和受风寒。弯腰搬物姿势要正确，避免腰部扭伤。

第四节　下肢筋伤

一、髋关节暂时性滑膜炎

【概述】

本病临床病名称谓很多，如一过性滑膜炎、单纯性滑膜炎、急性短暂性滑膜炎、小儿髋关节扭伤、小儿髋关节半脱位、髋掉环等。好发于 10 岁以下的儿童，是一种非特异性炎症所引起的短暂的以急性髋关节疼痛、肿胀、跛行为主要特征的病症。

【病因病机】

儿童股骨头发育不成熟，髋关节活动度比较大，关节囊比较松弛。当髋关节受到外展牵拉时，关节腔内负压可将关节内侧松弛的关节滑膜吸入关节腔内。当股骨头恢复原来位置时，由于部分滑膜嵌顿于关节腔内，或邻近关节内脂肪、关节内韧带等也可能被挤压或折叠在髋臼与股骨头之间，引起髋关节短暂的急性肿痛及滑膜渗出性炎症。患儿多数有髋部运动损伤如跳跃、奔跑、劈叉、体操等，或劳累、感受风寒湿邪病史，也可能与病毒感染、创伤、细菌感染及变态反应有关。为了减轻嵌顿滑膜或脂肪、韧带所受的压迫，骨盆出现代偿性倾斜，上肢呈假性延长，患儿不敢放开脚步行走。

中医认为儿童脏腑娇嫩，正气未充，卫外不固，风寒湿毒乘虚而入，使关节脉络不通，气血运行受阻而致。

【临床表现与诊断】

本病多数患儿有髋部运动损伤、劳累、感受风寒湿邪或咽部感染病史。起病急骤，晨起发病，主要表现是髋关节疼痛、肿胀、跛行，疼痛可向大腿内侧及膝部放射。

检查时患儿常能诉说膝及大腿内侧疼痛不适。患髋处于屈曲、内收、内旋位，被动或主动内旋、外展及伸直运动受限，且疼痛加剧，并有不同程度的股内收肌群痉挛。骨盆倾斜，两下肢不等长，患肢比健肢长 0.5~2cm。腹股沟有压痛。"4"字试验阳性。

辅助检查：X 线摄片可见骨盆轻度倾斜，如关节腔积液严重时可见髋关节间隙增宽，股骨头轻度向外侧移位，无骨质破坏。MRI 检查可见关节腔积液、关节囊增厚等。白细胞计数可增高，血沉略快，结核菌素试验阴性，抗链球菌溶血素"O"在正常范围。髋关节穿刺检查，穿刺液透明，细菌培养阴性。

【鉴别诊断】

1. 髋关节滑膜结核 有明显的结核中毒症状，初起症状为髋部疼痛（患儿多诉膝内侧痛），患髋活动受限，跛行。髋关节屈曲挛缩试验阳性，Thomas 征阳性。X 线片示关节囊肿胀，关节间隙稍宽，晚期为全关节结核，骨质破坏明显，甚者可形成死骨及窦道。

2. 化脓性髋关节炎 起病急、高热、寒战，白细胞计数及中性粒细胞升高，血沉加快，有败血症表现。髋痛、活动受限，患肢短缩屈曲畸形。关节穿刺可抽出脓性液体，细菌培养可找到致病化脓菌。

3. 风湿性髋关节炎 表现为多发性、游走性关节痛，伴有高热、关节症状较重。血沉加快，抗链球菌溶血素"O"升高。

4. 股骨头骨骺炎（Perthes 病） 髋关节运动轻、中度受限，X 线片示股骨头骨骺密度增高或碎裂，股骨颈变短、变宽。

【治疗】

本病应以卧硬板床休息和牵引固定为主，避免负重和限制运动，配合手法、热敷、药物等。

1. 皮肤牵引　患肢行持续皮肤牵引，可缓解肌肉痉挛，防止关节挛缩，减轻疼痛。牵引重量为体重的 1/7，牵引时间为 2～3 周。

2. 手法治疗　患儿仰卧位，术者立于患侧，先用拇指轻柔弹拨患髋股内收肌群，以缓解肌肉痉挛；而后一手压在腹股沟处，另一手握住小腿下端，将下肢拉直环绕摇晃髋关节；将患侧踝部夹在腋下，在拔伸牵引下，将患髋关节尽量屈曲，使膝靠近胸部，足跟接近臀部；做屈髋、内收、内旋患肢动作，同时缓缓将伤肢伸直；若患肢变短者，则做屈髋、外展、外旋手法。检查双下肢等长，骨盆不倾斜，症状可立即消失。若仍有残留症状，可再施手法一次。一般患者经手法治疗后一次可愈。

3. 药物治疗　一般不必服药，可在腹股沟部外用活血消肿止痛中药热敷。

4. 其他疗法　使用超短波等物理疗法可加速渗液吸收，缩短疗程。

【预防与调护】

小儿应避免下肢过度的外展、外旋或内收、内旋活动。若患儿较小，家长可抱，但不可背。治疗期间应卧床休息 2～3 日，避免负重和限制活动，局部可适当热敷，以利滑膜炎症的消退。

二、梨状肌综合征

【概述】

梨状肌起始于第 2、3、4 骶椎前面骶前孔外侧，肌纤维穿出坐骨大孔向外，止于股骨大转子，是髋关节的主要外旋肌，受骶丛分支支配。坐骨神经大多从梨状肌下孔穿出骨盆到臀部。梨状肌的体表投影：尾骨尖至髂后上棘做连线，此线中点向股骨大转子顶点做连线，此直线为梨状肌下缘。

梨状肌刺激或压迫坐骨神经引起臀腿痛，称为梨状肌综合征。

【病因病机】

急性腰扭伤时，髋关节急剧外展外旋，梨状肌猛烈收缩，或髋关节突然内收、内旋使梨状肌受到牵拉，或肩负重物、久站、久蹲、感受风寒均可损伤梨状肌，有坐骨神经走形变异者更易发生。梨状肌损伤后充血、水肿，肌肉痉挛、肥大或挛缩，常可压迫、刺激坐骨神经引起臀后部及大腿后外侧疼痛麻痹，日久可引起臀大肌、臀中肌萎缩。

某些妇女由于盆腔炎、卵巢或附件炎波及梨状肌，也可引起梨状肌综合征。

【临床表现与诊断】

本病多有过度旋转髋关节病史，或受凉病史，主要症状为臀痛和下肢沿坐骨神经分布区放射性疼痛。疼痛多发生在一侧，劳累或感受风寒湿邪可加重。严重者自觉臀部呈"刀割样"或"烧灼样"疼痛，大小便、咳嗽等引起腹压增高时也可加重，睡卧不宁，甚至走路跛行。

检查时患者梨状肌部位有压痛，可触及条索状隆起的肌束或痉挛的肌腹，有钝厚感。或肌腹呈弥漫性肿胀，肌束变硬、坚韧、弹性降低。直腿抬高试验在小于60°时，梨状肌被拉紧，疼痛明显，而大于60°时，梨状肌不再被拉长，疼痛反而减轻。加强试验阴性，梨状肌紧张试验阳性。梨状肌封闭后，疼痛消失。

【鉴别诊断】

1. 腰椎间盘突出症 可出现腰痛伴一侧或两侧坐骨神经放射痛。直腿抬高试验阳性，加强试验阳性。

2. 腰椎管狭窄症 临床出现缓发性、持续性的下腰和腿痛、间歇性跛行、腰部后伸受限等相应症状。检查：临床症状和体征不一致是腰椎管狭窄症的特点，腰背伸试验阳性，直腿抬高试验可为阳性。

【治疗】

疼痛重者须卧硬板床休息，将伤肢保持在外旋、外展位，避免髋关节的旋转动作，使梨状肌处于松弛状态。疼痛缓解后应加强髋关节及腰部活动和功能锻炼。

1. 手法治疗 患者俯卧位，术者先按摩臀部痛点，使局部略有发热的舒适感，然后术者以双拇指相重叠，触摸钝厚变硬的梨状肌，用力深压并用弹拨法来回拨动梨状肌，弹拨方向应与肌纤维相垂直，对较肥胖患者力度不够时，可用肘尖部深压弹拨。弹拨10~20次后，再做痛点按压。最后由外侧向内侧顺梨状肌纤维走行方向做推按捋顺，双手握住患肢踝部牵抖下肢而结束。手法每周2~3次，连续2~3周。

2. 药物治疗 急性期筋膜扭伤，气滞血瘀，疼痛剧烈，动作困难，治宜化瘀生新、活络止痛，可用桃红四物汤加减，疼痛重者，可口服芬必得或路盖克等止痛药；慢性期病久体亏，经络不通，痛点固定，臀肌萎缩，治宜补养气血、舒筋止痛，可用当归鸡血藤汤加减；兼有风寒湿痹者，可选用独活寄生汤、祛风胜湿汤、宣痹汤等加减。

3. 其他疗法

（1）针灸治疗 取阿是穴、环跳、殷门、承扶、阳陵泉、足三里等穴，用泻法，以有酸麻感向远端放散为宜。针感不明显者，可加强捻转。急性期每天针刺1次，好转后隔日1次。

（2）封闭疗法 可以作为诊断和鉴别诊断依据，也是治疗方法之一。1%普鲁卡因6~10mL加强的松25mg，以长针头梨状肌封闭，可解痉止痛。

（3）手术疗法 非手术治疗无效，可手术探查，解除坐骨神经的卡压。

【预防与调护】

急性期疼痛严重者应卧床休息，将伤肢保持在外旋、外展位，避免髋关节的旋转动作，使梨状肌处于松弛状态。疼痛缓解后应加强髋关节及腰部活动和功能锻炼，以减少肌肉萎缩，促进血液循环。

三、膝关节创伤性滑膜炎

【概述】

膝关节创伤性滑膜炎是指膝关节损伤后引起滑膜损伤，导致关节腔内积血或积液的一种滑膜无菌性炎症，临床上分急性创伤性和慢性劳损性炎症两种。中医称"痹证夹湿""湿气下注"。

膝关节的关节囊滑膜层是构成关节内的主要结构。膝关节腔除股骨下端、胫骨平台和髌骨的软骨面外，其余的大部分为关节滑膜覆盖。滑膜富有血管，血运丰富。滑膜细胞分泌滑液，能润滑关节面以减少摩擦，营养软骨，排除代谢产物。如滑膜病变治疗不及时则发生功能障碍，影响关节运动而成为慢性滑膜炎，关节软骨受损，逐渐变成骨性关节炎。

【病因病机】

急性创伤性炎症，多发生于爱好运动的青年人，以出血为主。由于暴力打击、扭伤、关节附近骨折或手术创伤等，使滑膜受伤充血，产生大量积液，滑膜损伤破裂则大量血液渗出。积液、渗血可增加关节内压力，阻碍淋巴系统的循环。由于关节内酸性代谢产物的堆积，可使碱性关节液变成酸性。如不及时清除积液或积血，则关节滑膜在长期慢性刺激和炎性反应下逐渐增厚、纤维化，并引起关节粘连，影响关节功能活动。

慢性劳损性滑膜炎，以渗出为主。一般由急性创伤性滑膜炎失治转化而成，或其他慢性劳损所引起。多发于中老年人，身体肥胖者或过用膝关节负重的人。慢性损伤导致滑膜产生炎症渗出、关节积液。本病属中医"痹证"范畴。多由风寒湿邪杂合而成，一般挟湿者为多，或肥胖之人，湿气下注于关节而发病。

【临床表现与诊断】

1. 急性创伤性滑膜炎 有明确外伤史，在伤后1~2小时逐渐出现关节肿胀、疼痛，膝关节活动不利，跛行。检查见压痛点不定，可在原发损伤处有压痛。皮温略高，髌骨周围肿胀，按之有波动感，浮髌试验阳性，关节穿刺可抽出淡粉红色液体。

2. 慢性劳损性滑膜炎 有劳损或关节疼痛的病史。膝关节肿胀持续不退、胀满不适、下蹲困难，或上下楼梯疼痛，劳累后加重，休息后减轻，肤温正常，浮髌试验阳性。病程久则股四头肌萎缩，滑膜囊壁增厚，摸之可有韧厚感，关节不稳，活动受限。关节穿刺可抽出淡黄色、清亮的渗出液，表面无脂肪滴。X线片示膝关节结构无明显异常，可见关节肿胀，偶见骨质增生。

【鉴别诊断】

急性创伤性关节内积血：该病在受伤后立即发生，疼痛明显，故可鉴别。

【治疗】

动静结合原则的应用对治疗非常关键，运动有利于保持关节运动功能，防止肌肉萎缩和关节粘连，但可能增加关节积液和继续出血。卧床休息和外固定有利于积血或积液吸收，预防滑膜炎反复发作，但时间不宜过长。所以在治疗过程中分清急、慢性期，合理选择治疗方法，才能达到最佳疗效。

1. 手法治疗　外伤当天，应将膝关节屈伸 1 次。先伸直膝关节，然后充分屈曲，再自然伸直，可使局限的血肿消散，疼痛减轻。肿胀消退后手法以活血化瘀、消肿止痛为主，预防粘连。切忌用粗暴的重手法。

患者仰卧，术者先点按髌关、伏兔、外膝眼、犊鼻、足三里、阴陵泉、三阴交、解溪等穴；然后将患者髋、膝关节屈曲 90°，术者一手扶膝部，另一手握踝上，在牵引下摇晃膝关节 6 ~ 7 次；再将膝关节充分屈曲，再将其伸直；最后，在膝部周围施以㨰法、揉捻法、散法、捋顺法等。

2. 药物疗法

（1）内治　血瘀气滞证，伤后即肿，肿胀较甚，广泛瘀斑，疼痛，活动时疼痛剧烈。舌质红，苔薄脉弦，宜活血化瘀、消肿止痛，方用桃红四物汤加减。风重者用蠲痹汤，湿重者用羌活胜湿汤，寒盛者用乌头汤。

（2）外治　急性期外敷消瘀止痛膏，慢性期属风寒湿者，外敷万应膏等，关节活动不利者，用四肢损伤洗方、海桐皮汤熏洗。

3. 功能锻炼　急性期应卧床休息，抬高患肢，并禁止患肢负重。必要时可用石膏托固定膝伸直位 2 周。卧床和固定期间可做股四头肌舒缩活动锻炼，去除固定后加强膝关节屈伸活动。

4. 抽液和封闭疗法　膝关节积血或积液较多者，可在无菌条件下穿刺抽出。抽尽关节内的积血或积液后，向关节腔内注入泼尼松 25mg 加 1% 普鲁卡因 2mL，用弹性绷带加压包扎。以促进消肿和炎症吸收，防止纤维化和关节粘连。

5. 其他疗法

（1）针刺和物理疗法　用于治疗慢性劳损性滑膜炎，取犊鼻、阳陵泉、三阴交等，平补平泻，可加脉冲电流和高频热电针刺激，也可艾条温针灸。

（2）手术疗法　滑膜肥厚者致关节肿胀持续不退，可手术切除大部分增厚滑膜。关节积液，可行持续关节腔生理盐水冲洗等。

【预防与调护】

急性期应卧床休息，及时、正确治疗，以免转变为慢性滑膜炎。慢性期，关节内积液较多者，亦应卧床休息，减少关节活动，以利于炎症的吸收、肿胀的消退。平时要注意膝关节的保暖，勿受风寒，勿劳累。

四、膝关节侧副韧带损伤

【概述】

膝关节的内侧及外侧各有坚强的韧带附着,是维持膝关节稳定的重要结构之一。膝内侧副韧带起于收肌结节和股骨内侧髁内面,止于胫骨内侧髁内面,主要作用是防止膝外翻,限制膝关节外旋的作用。膝外侧副韧带起于股骨外侧髁外面,止于腓骨头,为束状纤维束,主要作用是防止膝内翻。膝伸直位时,侧副韧带较紧张,膝关节稳定而无侧向及旋转活动。膝半屈位时,侧副韧带松弛,关节不稳,有轻度的侧向活动,易受损伤。

【病因病机】

膝轻度屈曲时,膝或腿部外侧受到暴力打击或重物压迫,迫使膝关节过度的外翻、外旋时,可使膝内侧间隙拉宽,膝内侧副韧带发生拉伤、撕裂或断裂等损伤。反之,膝内侧受到暴力打击或重物压迫,迫使膝关节过度的内翻时,可使膝外侧间隙拉宽,膝外侧副韧带发生拉伤、撕裂或断裂等损伤,但较少见。如暴力强大,侧副韧带完全断裂的同时易合并半月板和交叉韧带的损伤,称之为膝关节损伤三联征。严重损伤,还可伴有关节囊的撕裂、腓骨头撕脱骨折及腘绳肌、腓总神经损伤。

【临床表现与诊断】

本病多有明显的外伤史,膝关节肿胀、疼痛、皮下瘀斑,局部压痛明显,膝关节伸屈功能障碍。膝内侧副韧带损伤时,膝关节呈半屈曲位,主动、被动活动均不能伸直或屈曲。内侧副韧带损伤,压痛点在股骨内上髁;外侧副韧带损伤,压痛点在腓骨头或股骨外上髁。若合并半月板或交叉韧带损伤者,可有关节内血肿。

膝关节侧向试验有重要临床意义。膝内侧副韧带部分撕裂时,在膝伸直位小腿做膝内侧分离试验时,膝关节无明显的外翻活动,但膝内侧疼痛加剧;完全断裂者,可有异常的外翻活动。反之,膝外侧副韧带部分撕裂时,在膝伸直位小腿做膝外侧分离试验时,膝关节无明显的内翻活动,但膝外侧疼痛加剧;完全断裂者,可有异常的内翻活动。

X线检查:在膝内、外翻应力下摄片,可发现膝侧副韧带损伤处关节间隙增宽,有助于诊断,并注意有无骨折。

【治疗】

本病以理筋手法治疗为主,辅以药物、理疗、固定和练功等治疗,完全断裂者手术修补或重建。

1. **手法治疗** 膝侧副韧带部分撕裂者,初诊时先在膝关节侧方痛点部位及其上下施以指揉法、摩法、擦法,再沿侧副韧带走行方向施以顺筋手法,最后扶膝握踝,予以伸屈一次膝关节，以恢复轻微之错位，并可以舒顺卷曲的筋膜。这种手法不宜多做，否则有可能加重损伤。后期可做局部按摩，运用手法可以解除粘连，恢复关节功能。

2. 药物治疗 初期宜活血消肿、祛瘀止痛为主，内服桃红四物汤加减，外敷消瘀止痛膏。后期治以温经活血、壮筋活络为主，内服小活络丹，外用四肢损伤洗方或海桐皮汤熏洗。

3. 功能锻炼 膝侧副韧带有部分断裂者，可用弹力绷带包扎休息，或用石膏托或超膝关节夹板固定于膝关节功能位 3~4 周，固定期间可做股四头肌舒缩锻炼。

4. 其他疗法

（1）针灸疗法 取足三里、阳陵泉、阿是穴，用泻法，每日 1 次，10 次为 1 个疗程。

（2）药物局部注射 常用普鲁卡因或利多卡因加泼尼松龙行局部注射，5~7 天 1 次，3 次为 1 个疗程。亦可选用其他药物，如当归注射液、红花注射液痛点注射。

（3）固定 侧副韧带断裂者，要尽量将膝关节内血肿抽吸干净，用石膏夹板或弹力绷带将膝关节固定于屈曲 20°~30°功能位，4~5 周后解除固定。

（4）手术治疗 行膝关节侧副韧带修补术。

【预防与调护】

避免下肢过度或持久的外展，患膝关节应限制内、外翻动作，加强股四头肌肌力锻炼。

五、膝关节半月板损伤

【概述】

半月板位于股骨髁与胫骨平台之间，附着于胫骨内、外侧髁的边缘，可分为内侧半月板和外侧半月板，因边缘较厚而中央部较薄，故能加深胫骨髁的凹度，以适应股骨髁的凸度，使膝关节稳定。半月板具有缓冲震荡和稳定膝关节的功能。

【病因病机】

膝伸直位时，膝内、外侧副韧带紧张，关节稳定，半月板损伤机会少。膝半屈位时，半月板有向后移位倾向，容易损伤。急性外伤和积累性劳损或长期风寒湿邪刺激是外因，而气血凝滞、肝肾亏虚、筋骨痿软是内因。

半月板损伤多见于球类运动员、矿工、搬运工等。引起半月板破裂的外力有撕裂性外力和研磨性外力两种：①撕裂性外力：膝关节半屈曲位并做内、外翻或向内、外扭转时，股骨牵动侧副韧带，韧带牵动半月板的边缘发生撕裂，如篮球运动员的转身跳跃、铁饼运动员的旋转动作等。②研磨性外力：多发生在外侧半月板。因膝关节的外翻生理角度，外侧半月板负重较大，长期关节面的研磨和挤压（如蹲、跪位工作），老年人的软骨退变，可使其慢性损伤。

【临床表现】

本病多数患者有明显膝部外伤史，特别是膝关节突然旋转的损伤。疼痛局限于膝关节内外侧，伸屈活动受到严重影响，关节肿胀显著。部分患者出现交锁，即在行走情况下突发剧痛，膝关节不能屈伸，打软腿，将患膝稍做晃动或按摩，即可缓解恢复行走。此种现象可反复发生。

慢性期检查时患膝不肿或微肿，大腿较健侧萎缩，功能活动受限，半月板回旋挤压试验阳性，研磨试验阳性。膝关节镜检查对关节结构可提供直观现象，尤其是外侧半月板，但对内侧半月板后角观察不理想。X线检查对鉴别诊断有意义，可以排除骨折、骨关节炎等病变。必要时做气－碘造影或MRI扫描检查。

【治疗】

1. 手法治疗　患者仰卧，放松患肢，术者左手拇指按痛点，右手握踝部，徐徐屈曲膝关节并将小腿内外旋转，然后伸直患膝，可减轻患膝疼痛。有交锁者，患者仰卧位，屈膝屈髋90°，一助手握持股骨下端，术者握持踝部，二人相对牵引，同时加以内外旋转小腿数次，然后使小腿尽量屈曲，再伸直下肢，即可解除交锁。

2. 药物治疗

（1）内治　早期消肿止痛，行气活血，内服桃红四物汤或舒筋活血汤。后期温经通络止痛，内服健步虎潜丸或补肾壮筋汤。

（2）外治　早期外敷三色敷药，后期可用海桐皮汤熏洗患膝。

3. 功能锻炼　固定期间进行踝关节跖屈、背伸、股四头肌的收缩锻炼，防止肌肉萎缩。解除固定后，可指导患者进行膝关节伸屈活动和步行活动锻炼。

4. 其他疗法

（1）固定　急性损伤期固定患肢屈膝10°于功能位，以限制膝部活动，禁止负重。

（2）针灸治疗　取合谷、足三里、阳陵泉、外膝眼、犊鼻、阿是穴。

（3）药物局部注射　痛点明显处用普鲁卡因或利多卡因加泼尼松龙局部注射，5~7天1次，3次为1个疗程。

（4）手术治疗　经保守治疗无效或已确诊为半月板碎裂严重者，应尽量早期手术切除。

【预防与调护】

一旦出现半月板损伤，应减少患肢运动，避免膝关节骤然的扭转、伸屈动作。若施行手术治疗，术后1周开始股四头肌舒缩锻炼，术后2~3周如无关节积液，可下地步行锻炼。若出现积液则应立即停止下地运动，配合理疗及中药治疗等。

六、踝关节扭挫伤

【概述】

踝关节由胫腓骨下端和距骨组成，主要运动形式是趾屈、背伸及内、外翻活动。踝关节在背伸位稳定，在趾屈位不稳定。

踝关节周围的韧带有内侧副韧带、外侧副韧带和下胫腓韧带。内侧副韧带又称三角韧带，起于内踝，向下呈扇形附着于足舟骨、距骨前内侧、下跟舟韧带和跟骨的载距突，比较坚韧，不易损伤。外侧副韧带较薄弱，较易损伤，起于外踝，止于距骨前外侧的是距腓前韧带，止于跟骨外侧的是跟腓韧带，止于距骨后外侧的是距腓后韧带。下胫腓韧带又称胫腓联合韧带，是胫骨和腓骨下端之间的骨间韧带，是保持踝穴间距、稳定踝关节的重要结构。

【病因病机】

踝关节扭伤甚为常见，可发生于任何年龄，但以青壮年较多。临床一般分为内翻扭伤和外翻扭伤两型，以内翻型多见。多因踝关节突然受到过度的内翻或外翻暴力引起，如行走或跑步时踏在不平的地面上，或上下楼梯、走坡路时不慎失足踩空，或骑车、踢球等运动中不慎跌倒，使踝关节突然过度内翻或外翻而产生踝部扭伤。

踝关节挫伤是直接外力打击或挤压等所致，除韧带损伤外，多合并骨折和脱位。

跖屈内翻型扭伤时容易损伤距腓前韧带，单纯内翻型扭伤容易损伤跟腓韧带。外翻型扭伤较少发生三角韧带扭伤，但可引起下胫腓韧带撕裂、腓骨下端骨折或内踝撕脱骨折。

【临床表现与诊断】

本病有明显的外伤史。伤后踝关节立即出现肿胀、疼痛，不能走路或尚可勉强行走，但疼痛加剧，局部压痛。损伤轻者仅局部肿胀，损伤重时整个踝关节均肿胀，并有明显皮下瘀斑。

内翻扭伤时，在外踝前下方肿胀、压痛明显，若将足部做内翻动作时，则外踝前下方发生剧痛；外翻扭伤时，在内踝前下方肿胀、压痛明显，若将足部做外翻动作时，则内踝前下方发生剧痛。

严重扭伤疑有韧带断裂或合并骨折脱位者，应做与受伤姿势相同的内翻或外翻位 X 线摄片检查。一侧韧带撕裂往往显示患侧关节间隙增宽，下胫腓韧带断裂可显示内外踝间距增宽。

【治疗】

1.手法治疗 瘀肿严重者，则不宜重手法。对单纯韧带扭伤或韧带部分撕裂并有关节紊乱者，可进行理筋手法。

患者平卧，术者一手托住足跟，一手握住足尖，缓缓做踝关节的背伸、跖屈及内翻、外翻动作，然后用两掌心对握内、外踝，轻轻用力按压，有散肿止痛作用。再于商丘、解溪、丘墟、昆仑、太溪、足三里等穴按摩，反复进行数遍，并由下而上理顺筋络。

恢复期或陈旧性踝关节扭伤者，手法宜重。用牵引摇摆、拨筋屈伸等手法解除粘连，恢复踝关节功能。

2. 药物治疗

（1）内治　早期踝部明显瘀肿者，治宜活血祛瘀、消肿止痛，方用七厘散或桃红四物汤；后期踝部隐痛、轻度肿胀、步行乏力等，宜舒筋活络、温经止痛，方用小活络丹等。

（2）外治　早期踝部明显瘀肿者，外用七厘散等活血消瘀类敷药；后期踝部活动稍多即轻度肿胀者，可外用伤湿止痛膏、四肢损伤洗方熏洗，或健脾利湿、活血舒筋的药物外洗。

3. 功能锻炼　固定期间做足趾伸屈活动，去除固定后开始锻炼踝关节的伸屈功能，并逐步练习平地行走。肿胀消退后，可指导做踝关节的内翻、外翻的功能活动，以防韧带粘连，并增强韧带力量。

4. 其他疗法

（1）固定　早期用弹力绷带包扎固定，保持踝关节于受伤韧带松弛的位置，并暂时限制走路。一般固定 2 ~ 4 周。

（2）药物局部注射　对中后期患者，关节仍有疼痛、局限性压痛者，可选用泼尼松龙加普鲁卡因做痛点封闭，每周 1 ~ 2 次。

（3）手术治疗　对陈旧性内外侧韧带断裂者，可行韧带修补术，术后用石膏外固定6 周。

【预防与调护】

良好的固定和练功是踝部扭挫伤顺利愈合的保障，否则易形成踝关节不稳和肿胀。踝部扭挫伤早期，瘀肿严重者可局部冷敷，忌手法按摩。注意避免反复扭伤致韧带松弛，形成习惯性踝关节扭伤。

七、跟痛症

【概述】

跟痛症是跟部周围疼痛的疾病总称，中医认为劳累过度、肾气不足可引起腰脚痛。慢性劳损、持久的站立、行走等刺激也可发生。

临床一般可分为3 类：①跟后痛：主要有跟后滑囊炎、跟腱止点撕裂伤、痹证性跟痛症。②跟下痛：主要有跖筋膜炎、跟骨下滑囊炎、跟骨下脂肪垫炎、肾虚性跟痛症等。③跟骨病：跟骨自身疾病，如跟骨骨髓炎、跟骨结核、跟骨肿瘤等，不属于"筋伤"范畴（图 7-18）。

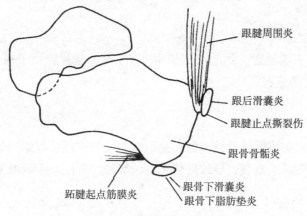

图 7-18 跟痛症的好发部位

跟后痛

（一）跟后滑囊炎

跟腱止点的前、后部和前下部，各有微小的滑囊，这些滑囊的积液、肿胀和炎症反应即是跟后滑囊炎。多发生于 40~60 岁的中、老年人，男性多于女性。

【病因病机】

本病按病因可分为外伤性滑囊炎、感染性滑囊炎和慢性劳损性滑膜炎 3 型。外伤性滑囊炎主要是外伤，如长途跋涉、奔跑、跳跃，使跟腱周围受到反复的牵拉、摩擦等引起滑膜炎。感染性滑膜炎主要有急、慢性炎症所引起。慢性劳损性滑膜炎则是跟腱、滑膜的退变，不合适鞋跟的反复摩擦等导致，使囊腔积液、囊壁增厚。

【临床表现与诊断】

在跟腱附着部位肿胀、压痛，行走时因鞋的摩擦疼痛加重。跟骨后上方有软骨样隆起，表面皮肤增厚，皮色略红，肿胀，触之有囊样弹性感，局部压痛明显。X 线片多无异常，部分患者侧位片跟腱前透亮三角区模糊或消失，可有脱钙、骨密度降低表现。

【治疗】

1. 手法治疗 患者俯卧位，患肢膝关节屈曲 90°，术者一手握患足做背屈固定，使跟腱紧张，另一手用小鱼际对准滑囊部位用力劈，使滑囊破裂或局部气血通畅。

2. 药物疗法 宜养血舒筋、温经止痛，方用舒筋活络汤、当归鸡血藤汤，外用八仙逍遥汤熏洗患足，或熨风散热敷。

3. 其他疗法 急性期宜休息，症状减轻后仍应减少活动，鞋子以宽松为宜，可在鞋内放置海绵垫，勿使鞋帮压迫跟腱部位。局限性压痛明显者，可做封闭。疼痛严重，非手术治疗无效或反复发作者，可做滑囊切除术，同时切除跟骨结节的后上角突起。

（二）跟腱止点撕裂伤

跟腱是小腿三头肌肌腱，约起于小腿中下 1/3 部，呈片状止于跟骨结节的后上方，长约 15cm，外周有鞘膜包裹。

【病因病机】

本病多因小腿三头肌反复收缩，如长途行军、反复弹跳、奔跑训练等，造成跟腱附着处过度疲劳或跟腱纤维撕裂，导致局部充血、水肿、变性、组织增生等病变。

【临床表现与诊断】

本病有反复损伤病史。跟腱附着处疼痛、肿胀、压痛，足尖着地无力，足跖屈抗阻力减弱，X 线片常无异常发现。

【治疗】

1. 治疗 早期用理顺肌筋的手法，以利于跟腱撕裂纤维的生长，中后期用按、捻、拍等手法，解除粘连，恢复功能。

2. 药物疗法 早期内服化瘀消肿止痛的桃红四物汤，外用活血消瘀类敷药；中后期内服舒筋活络、祛瘀生新的伸筋丹，外用伤湿止痛膏、关节止痛膏等，配合海桐皮汤外洗。

3. 其他疗法

（1）固定 早期可用石膏托或夹板等超关节固定踝关节于足跖屈位 1～2 周，以利于损伤的修复。

（2）局部药物注射 可用醋酸泼尼松龙加普鲁卡因做痛点局部封闭。每周 1～2 次。

（3）物理疗法 可用超短波、红外线照射等。

跟下痛

（一）跟下滑囊炎

跟下滑囊位于跟下脂肪垫和跟骨之间。

【病因病机】

长期站立在硬地面上工作者，或跟部受过挫伤等则可使滑囊产生渗出、充血，出现慢性炎症刺激。

【临床表现与诊断】

走路或站立时跟下疼痛较明显，跟骨结节下方可有肿胀，局部有压痛，按之可有囊性感。X 线片可排除骨性病变。临床和跖筋膜炎、跟下脂肪垫炎有时较难分清。

【治疗】

1. 封闭疗法 醋酸泼尼松 12.5mg 加 1％普鲁卡因 2mL 局部封闭，每周 1～2 次。

2. 药物疗法 骨科外洗二方熏洗。一般不需内服中药，可饭后内服止痛药物。

3. 手术疗法 常规非手术治疗无效，疼痛剧烈者，可考虑做滑囊切除术。

（二）跟骨下脂肪垫炎

跟骨下脂肪垫位于跟骨和皮肤之间，脂肪垫致密而发达，跟部皮肤较厚，故跟骨下脂肪垫较少损伤。

【病因病机】

本病多有跟部外伤史，如走路时足跟部被高低不平的路面或小石子硌伤，引起跟骨下脂肪垫损伤，产生充血、水肿、增生、肥厚性改变等。

【临床表现与诊断】

走路或站立时跟下疼痛，按压时似有肿胀性硬块感，并有压痛。

【治疗】

1. 手法治疗 每天按摩足跟。

2. 外洗 海桐皮汤。

3. 封闭疗法 压痛点封闭。

4. 物理疗法 可选用超短波疗法或红外线疗法等。

（三）肾虚性跟痛症

【病因病机】

年老体弱或久病长期卧床不起，致肝肾不足，骨痿筋弛而发病。西医认为久病卧床，足跟部因不负重而发生退变，皮肤变薄，跟骨下脂肪垫部分萎缩，骨骼发生脱钙变化，骨质疏松而患跟痛。

【临床表现与诊断】

患者行走或站立时觉双腿酸软无力，双足跟酸痛，走路越长酸痛越明显。X 线片可见跟骨有脱钙、骨皮质变薄等。

【治疗】

1.积极治疗原发病　针对造成长期卧床的原因如脊柱下肢损伤、内科重症等进行治疗，使患者及早下床活动。

2.药物疗法　宜补肝肾、强筋骨，方用六味地黄丸、金匮肾气丸等。

3.功能锻炼　卧床期间指导患者积极练功，如膝踝屈伸运动等以增强下肢肌力。及早下床，继之步行，逐渐加大运动量和延长运动时间，恢复肢体功能，并减轻骨质疏松、筋肉萎缩等。

【跟痛症预防与调护】

减轻体重，提高身体素质，避免长期持久的站立，行走是预防跟痛症的重要措施。

第八章　骨　病

第一节　概　述

一、骨病的定义

人体骨骼、关节及有关筋肉等组织的病变，通常称作骨病。

西医学中的骨病包括了骨与关节感染、非化脓性关节炎、骨坏死、代谢性骨病、骨关节先天性畸形、骨肿瘤及地方病和职业病等运动系统的各种疾病。

二、病因病机

（一）外因

1.生物性致病因素　各种病原微生物（如细菌、病毒、立克次氏体、支原体和真菌等）和寄生虫等感染人体骨关节引起的感染性疾病。中医通常认为与风、寒、暑、湿、燥、火六淫侵入人体有关。

2.物理性致病因素　物理性致病因素方式不同，造成危害结果也不同。如外力创伤造成关节软骨损伤遗留后遗症，如创伤性关节炎；长期应力刺激引起慢性劳损，如退行性骨关节病；放射性物质侵入骨组织引起骨肿瘤等。

3.化学性致病因素　因职业关系经常接触有害物质或受地理环境因素影响等，造成各种无机毒物（如铅、铬、锌、磷等）、有机毒物（苯、氯乙烯）侵入骨关节而致病。如长期摄入过量氟化物引起氟中毒并累及骨组织形成氟骨症。

（二）内因

1.先天性疾病　由先天性发育异常引起的骨关节疾病。如先天性髋关节脱位、颈肋等。

2.年龄与体质　主要与骨组织的发育、代谢、退化的生理演变关系密切。如骨性关节炎好发于中老年人、骨关节结核易发于体质虚弱者等。

3.营养代谢障碍　由于物质代谢紊乱或营养障碍而致病。如骨质疏松症、骨软化症、佝偻病等。

（三）病机

内因、外因作用于机体，正邪相互抗争，导致阴阳失调，气血、经络、脏腑功能随之失调引起骨病的发生。骨关节疾病往往累及皮肉、筋骨，使其失去正常的生理功能，导致机体其他部位的功能紊乱，进而产生一系列临床症状。外伤致血瘀内停，气机被阻，气血不足，皮肉失充，导致痿证的发生。儿童则可由于先天不足，后天失养，肾气失充，引起骨骼软弱，难以支持体重产生骨关节先天性疾病。

三、骨病的分类

（一）按病因分类

1. 先天性骨关节疾病

（1）全身性疾病　主要包括骨关节发育障碍，如成骨不全、软骨发育不全综合征等。

（2）局部性疾病　可发生在颈部、脊柱、上肢、下肢等部位，包括先天性肌性斜颈、先天性尺桡骨缺如、脊柱裂、先天性髋关节脱位、先天性马蹄内翻足等。

2. 骨痈疽　包括化脓性细菌、寄生虫、病毒侵入骨关节等引起的化脓性感染性病变，如化脓性骨髓炎、化脓性关节炎。

3. 外邪侵袭　包括风寒湿热之邪侵袭引起的各种骨关节痹证。

4. 外伤　主要包括创伤性关节炎和部分痿证（如外伤性截瘫、缺血性肌挛缩症等）。

5. 退行性改变　如四肢、脊柱骨关节病等。

6. 代谢障碍性疾病　如佝偻病、骨质疏松症等。

7. 坏死性骨病　多由于血运障碍等引起，如股骨头缺血性坏死。

8. 肿瘤　包括各种骨、软骨及附属组织的肿瘤。

9. 地方病　多与患者生活地理环境中的物理、化学和生物等因素密切相关，如水土、气候、饮食等，包括氟骨症、大骨节病。

另外，骨病的发生还与患者的职业、罹患其他疾病引起的并发症等相关联。

（二）按发病组织及部位分类

1. 骨疾病　主要包括先天性骨发育畸形、骨痈疽、骨痨、骨蚀、骨肿瘤、代谢性骨病及地方性骨病等。

2. 关节疾病　包括关节流注、痹证、退行性关节病变等。

3. 神经、肌肉疾患　包括痿证、筋挛等。

4. 软组织疾患　包括膝关节紊乱症、各种软组织炎症等。

5. 脊柱疾患　如先天性斜颈畸形、颈肋、半椎体畸形、脊椎裂、先天性脊柱侧弯等疾病。

四、临床表现与诊断

（一）一般症状

1. 疼痛 骨病发生后，经常伴有疼痛，不同类型和临床阶段表现有差异。骨关节痹证中的行痹表现为游走性疼痛；痛痹者疼痛较剧，痛有定处，得热痛减，遇寒痛增；着痹者关节酸痛、重着，痛有定处；骨痨患者初起患部仅酸痛隐隐，继而疼痛加重，尤其夜间或活动时较明显；恶性骨肿瘤后期呈持续性疼痛，夜间加重表现。

2. 肿胀 骨痈疽、骨痨、骨关节痹证常在患处出现肿胀。骨痈疽局部红肿；骨痨局部肿而不红；骨关节痹证在关节部位常肿胀。

3. 功能障碍 发生骨关节疾患后，常引起肢体功能障碍，主动运动和被动运动均受限。脊髓损伤者常存在肢体功能部分障碍或完全丧失；神经疾患引起肌肉瘫痪者，不能主动运动，而被动运动一般良好。

（二）特殊症状

1. 畸形 骨关节疾患可出现典型的畸形。如脊柱结核后期常发生后凸畸形；类风湿关节炎可表现出腕关节尺偏畸形、手指的鹅颈畸形、足外翻畸形等。

2. 肌萎缩 肌肉萎缩是痿证的主要临床表现。化脓性关节炎可出现患病肢体失用性萎缩；脊髓损伤的截瘫患者常出现肢体广泛性萎缩。骨关节结核患者因活动减少，营养不良，肢体明显瘦弱无力。

3. 筋肉挛缩 身体某群肌肉持久性挛缩，可引起关节畸形和活动功能障碍。如慢性化脓性骨髓炎患者可因软组织挛缩呈屈曲畸形；化脓性关节炎可出现关节周围肌肉痉挛、挛缩；前臂缺血性肌挛缩可呈现爪形手。

4. 肿块 骨关节痹证、骨肿瘤等，局部均可触及肿块。痛风性关节炎患者多在受累关节附近出现"痛风石"；骨肿瘤者，肿块固定不移，质地较硬。

5. 创口与窦道 骨痈疽的局部脓肿溃破后，创口流脓，初多稠厚，渐转稀薄，有时可夹杂小块死骨排出；骨痨患者形成的寒性脓肿可沿软组织间隙向下流注，出现在远离病灶处，破溃后即可形成窦道，日久不愈，创口凹陷、苍白，周围皮色紫暗，开始流出大量稀薄脓液和豆腐花样腐败物，以后则流出稀薄脓水。

五、治疗

骨关节疾病损害多表现在局部，但常伴有机体内部气血、经络、脏腑的功能失调，因此其治疗应当从机体的整体观出发，根据发病机制辨证论治，使气血调和，机体康复，方能取得良好的治疗效果。

1. 药物治疗 可参照第四章第四节，按三期辨证内、外用药。

2. 推拿按摩 推拿按摩手法不仅具有行气活血、消肿止痛、舒筋活络、松解粘连的作用，还可以调节脏腑的功能。因此，在具体运用中应当辨别疾病的病因，明确疾病的本质，进行辨证论治。在实施手法前，根据疾病的特点，拟定好选穴方案。结合患者年龄、体质、部位及疾病性质的不同选择手法的刺激大小、时间长短等。本法在骨关节疾病中运用较广泛，对痹证、痿证及骨关节退行性疾病均有良好的临床疗效。

3. 针灸疗法　针灸疗法以补法和泻法为主，具有通经活络、宣通气血、调整阴阳、扶正祛邪等功效，可起到止痛、消肿、解痉等作用，但必须根据中医基本理论辨证施治。临床上，可用于治疗痹证、痿证、筋挛、骨关节退行性疾病及代谢性骨病等骨关节疾病的治疗，对于骨痈疽、骨痨、骨肿瘤等则禁忌采用本法。

4. 物理疗法　本法适用于各种痹证、痿证、筋挛及骨关节退行性疾病。其主要作用在于促进血液循环，改善组织的血液供应和营养，达到舒筋通络、减轻疼痛的作用。常用的方法包括离子导入、红外线照射、蜡疗、微波等。

5. 功能锻炼　功能锻炼属于骨关节疾病中常用的辅助疗法，通过按摩理筋、伸缩肌肉、活动关节，促进肢体保持或恢复正常功能。主要用于防治失用性肌肉萎缩、骨质疏松、关节僵硬、软组织粘连等，对骨痈疽、痹证、痿证、退行性骨关节病等有良好的治疗效果。

6. 手术治疗　如骨痈疽切开引流、摘除死骨，骨痨进行病灶清除，骨肿瘤患者切除瘤骨或进行截肢，等等。

第二节　化脓性骨关节炎

化脓性骨关节炎是由化脓性细菌、寄生虫、病毒侵入骨、关节，引起的化脓性感染，属于中医学骨痈疽范畴。骨组织的化脓性感染，称为化脓性骨髓炎；关节的化脓性感染，称为化脓性关节炎。

一、急性化脓性骨髓炎

【概述】

化脓性细菌感染骨骼（骨髓、骨质、骨膜）而引起的急性化脓性炎症称为急性化脓性骨髓炎，中医称作附骨痈。好发于3～15岁的儿童和青少年，男多于女，多见于四肢长骨的干骺端，胫骨和股骨发病率最高，其次是肱骨、桡骨、髂骨等，脊柱亦偶有发生。

【病因病机】

中医学认为热毒是骨髓炎的致病因素，正虚是骨髓炎的发病基础，损伤是骨髓炎的常见诱发条件。

1. 热毒注骨　患疔、疖、痈毒，或咽喉、耳道化脓性疾患，或患麻疹、伤寒、猩红热等病后，余毒未尽，热毒深蕴于内；或六淫邪毒入侵，久而不解，化热成毒；或因饮食劳伤，七情内伤，火毒内生，腐骨成脓，流注于骨所致。

2. 损伤感染 开放性损伤，邪毒从创口直入，深达至骨，郁久化热，热盛肉腐蚀骨而发病；或因跌打闪挫，局部脉道受损，气血凝滞，积瘀成痛而成本病。

3. 正气虚弱 先天禀赋不足，或后天失养，或房室劳伤所致正气不足，气血虚弱，毒邪深窜入骨，留聚不散，化热蚀骨而发病。

西医学认为，本病常见的致病菌是金黄色葡萄球菌，约占80%，其次是乙型链球菌和白色葡萄球菌，其他菌种较少见。感染途径有3个方面：①血源性感染：身体某一部位感染后，通过血液播散，停留于骨组织，引起骨的感染。②直接蔓延：由骨附近的化脓性感染性病灶，直接扩散蔓延，感染于骨。③外伤性感染：外伤引起开放性骨折，或穿透伤伤及骨组织，或手术伤口感染，直接累及到骨，造成骨的感染。急性化脓性骨髓炎的病理特点主要是骨破坏与骨增生同时存在。病理过程包括脓肿形成、骨组织的坏死和反应性骨膜增生同时发生。早期以骨组织破坏、坏死为主，后期增生明显。干骺端病灶可向骨髓腔、骨膜下和关节腔内扩散（图8-1）。

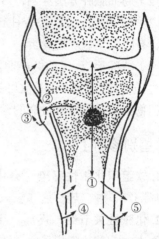

图8-1 急性化脓性骨髓炎扩散途径
①干骺端病灶向骨髓腔发展，可进入关节腔；②穿破骨皮质侵入骨膜下；③穿破骨膜至关节周围，可再进入关节；④骨膜下与骨髓腔经骨小管相通；⑤穿破骨膜至软组织

临床上，一般在发病后4周内，死骨未形成前为急性期，以后为慢性期。在疾病的演变过程中，儿童修复快，死骨少，骨壳多，塑形好；成人修复慢，易形成窦道，引起混合性感染，持续多年不愈合。

【临床表现与诊断】

1. 临床表现

（1）初期 初起有短暂的全身不适，恶寒发热，倦怠，继而高热寒战，体温可达39℃~40℃，汗出而热不退，胃纳差，甚则恶心呕吐，尿赤便秘。局部患区剧痛，功能障碍，1~2日内即不能活动，局部漫肿，皮色不变，压痛和叩击痛明显，脉象洪数，舌红，苔薄白渐转黄腻。

（2）成脓期 发病后3~4日，上述症状、体征明显加剧，全身虚弱，壮热不退，甚至烦躁不安、神昏谵语、昏迷等。患肢剧烈疼痛或跳痛，环形肿胀，皮色潮红，压痛显著，皮温增高，持续1周左右，剧痛可骤然减轻（此乃骨膜下脓肿破裂之征）。但局部压痛加剧，整个患肢肿痛，皮肤红热，可触及波动感，局部穿刺可抽出脓液。

（3）溃脓期 软组织脓肿或皮下脓肿形成后，3~4周可穿破皮肤而外溃，形成窦道。疮口流脓，初时稠厚，渐转稀薄。此时身痛和肢肿均逐渐缓解，但全身衰弱征象更加突出，表现神情疲惫、少气无力、形体虚弱、面色苍白、舌淡苔少、脉象细数无力等。

2. 检查

（1）实验室检查。白细胞计数增高可达（20～30）×10⁹/L 以上，其中中性粒细胞的比例可占 90% 以上。血沉加快，血细菌培养阳性率较高，尿蛋白可呈阳性。

（2）局部脓肿分层穿刺，可有脓液，其培养显示化脓性细菌生长。

（3）早期进行 X 线检查往往无异常发现，2～3 周后可出现骨膜反应及虫蚀状骨质破坏，有时发生病理性骨折。

（4）特殊检查。CT 可早期发现骨髓腔密度增高，清楚显示软组织病变情况，明确病变性质并定位。MRI 图像可见骨髓腔透亮度下降，信号异常变化更早。同位素铀、锝标记物扫描对早期有可靠的诊断价值。

【鉴别诊断】

1. 软组织化脓性感染　有化脓性感染的全身和局部表现，但多数患者全身症状较轻，局部红、肿、热、痛亦较表浅，且多偏于肢体一侧。X 线检查无骨骼改变。

2. 化脓性关节炎　疼痛、压痛位于病变关节，关节肿胀出现早，并有关节活动受限，继则关节功能障碍等症。关节腔穿刺可抽出炎性混浊液或脓液。X 线检查可见早期关节间隙增宽，继而关节间隙狭窄或消失，并见骨质疏松等症。

3. 急性风湿热　虽有发热、关节疼痛，但常呈多关节游走性肿痛，局部症状、体征主要在关节，而不在长骨干干骺端，且患者多呈慢性病容，心悸，心脏听诊可闻及杂音。

4. 骨肿瘤　易与尤文（Ewing）肉瘤混淆。X 线均有"葱皮"样骨膜反应，但尤文肉瘤病变靠近骨干，破坏区广泛，早期产生放射状骨膜反应。

【治疗】

由于本病起病急，发展快，症状重，治疗不及时常转为慢性骨髓炎，甚至发生各种并发症，如病理性骨折、肢体生长障碍等，影响肢体功能，甚至危及生命。因此，早期诊断，及时有效治疗是关键。治疗中，常采用中西医结合疗法控制炎症，必要时可采用手术疗法。

1. 内治法

（1）中药治疗

①初期

治法：清热解毒，清营凉血。

方药：仙方活命饮合五味消毒饮或黄连解毒汤加减，或配合紫雪丹。

②成脓期

治法：清营解毒，托里透脓。

方药：五味消毒饮、黄连解毒汤合透脓散加减。

③溃脓期

治法：扶正托毒，祛腐生新。

方药：托里消毒饮加减。

（2）西药治疗　对疑有骨髓炎的病例应立即开始足量而有效的抗生素治疗，在发病5天内使用往往可以控制炎症。一般选用两种或以上足量有效广谱抗生素联合使用，待血液细菌培养或脓液培养、药敏试验结果出来后，再调整使用对细菌敏感的抗生素，并供给必要的体液和热量，给予大量的维生素，维持水、电解质平衡和酸碱平衡，症状重者可酌情多次少量输新鲜血液。如出现感染性休克，则应按抗感染性休克治疗。

2.外治法

（1）初期　脓未成者，选用双柏散、金黄膏、冲和散等外敷患肢肿痛处。患肢可用夹板或持续牵引制动，以缓解肌肉痉挛，减轻疼痛，防止畸形和病理性骨折及脱位。

（2）中期　经治疗4~6日，疗效不明显，且全身和局部症状日趋严重，骨膜穿刺抽吸出脓液，应考虑手术治疗。

①穿刺吸引：术后局部抗生素冲洗。

②切开引流或钻孔开窗引流。

③闭合性持续冲洗吸引疗法：手术清除脓肿，冲洗创面后，在骨髓脓肿腔内放置2根0.8~1.0cm的硅胶管，将置于上端的一根进液管和置于脓腔底部的一根输出管上剪数个侧孔，以利引流。固定妥两管后，缝合切口。将进液管接在盛有冲洗液的吊瓶上，将输出管接在负压吸引器上，调整冲洗液滴入速度，50~60滴/分钟。注意必须保持输出管通畅，液体进出量基本相等，切口无液体渗出。

（3）溃脓期　脓未尽可用升丹药捻，拔脓祛腐；如局部肿痛，脓出不畅，伴身热不退时常须扩大疮口以利引流；如疮口太小或疮口僵硬，腐肉不脱者，可用白降丹药捻，使疮口扩大，脓腐易出；有死骨形成时，行死骨摘除术；如疮口腐肉已脱，脓水将尽，可使用生肌散。

【预防与调护】

1.注意饮食营养，增强机体抵抗力，积极处理开放性损伤，预防化脓性骨髓炎发生。

2.对体温高于39℃者，配合使用物理降温，根据病情需要予以输液、输血。

3.抬高患肢，以利减轻肿胀，限制患肢活动，必要时用石膏托固定患肢，防止发生病理性骨折。

二、慢性化脓性骨髓炎

【概述】

慢性化脓性骨髓炎是指化脓性细菌引起的骨髓、骨质、骨膜慢性化脓性炎症，属于中医附骨疽范畴。其特点是感染的骨组织增生、硬化、坏死、死腔（无效腔）、包壳、一个或多个窦道并存，脓流不尽，或反复发作，缠绵难愈。病程可达数月、数年，甚至数十年。

【病因病机】

慢性化脓性骨髓炎的致病因素与急性化脓性骨髓炎相同，绝大多数是由急性骨髓炎治疗不及时或不彻底而形成的。少数慢性化脓性骨髓炎一开始即为亚急性或慢性病变，或开放性骨折合并感染所致。急性炎症消退后，如有死骨、窦道、死腔形成，标志着已演变为慢性化脓性骨髓炎。一般认为急性化脓性骨髓炎在发病4周后即转变为慢性化脓性骨髓炎。

慢性化脓性骨髓炎的病理变化是急性期因炎性浸润，病变部位充满肉芽组织并机化，同时骨生发层细胞活跃，大量纤维骨出现，骨干因骨膜下脓肿导致血液供应丧失，骨内的营养血管因炎症形成血栓而丧失血液供应，形成死骨。骨组织的增生和坏死交替进行，骨膜周围形成板状结构，称为骨包壳。包壳上有多处骨瘘孔，骨瘘孔与腔内死骨相通，小块死骨可以被吸收或排出，大块死骨留于内，造成窦口不能闭合。

【临床表现与诊断】

1.临床表现

（1）有急性化脓性骨髓炎或开放性骨折合并感染的病史。

（2）患肢增粗，长期隐痛，时轻时重，局部有压痛、叩击痛。皮肤上有一个或数个长期不愈或反复发作的窦道瘢痕，紧贴骨面。窦道时常流出稀薄脓液，淋漓不尽，或流出小块碎死骨片。

（3）窦道口常有肉芽组织增生，皮下组织变硬，周围色素沉着，用探针经窦道插入探查，常可触及死骨的粗糙面和骨瘘孔。脓液排出不畅时，局部肿胀疼痛加剧，并有发热和全身不适等症状。

（4）有时在症状消失、疮口愈合后数月或数年，患肢突发剧痛，伴全身寒热交作，原窦道口处（或他处新发）红肿，继而破溃流脓，经治疗后，症状消退，如此反复发作。

（5）病变经年累月，局部肌肉萎缩。全身表现为形体瘦弱，面色苍白，神疲乏力，盗汗或自汗，食欲减退，舌质淡，苔薄白，脉细弱，等等。

2.常见并发症

（1）关节强直。炎症扩散至关节，因关节面被破坏或患肢长时间制动所致。

（2）屈曲畸形。急性期未做牵引，以致软组织瘢痕挛缩所引起。

（3）患肢增长或缩短。儿童患者，骨骺受炎症刺激而过度生长或骨骺遭炎症破坏而影响骨骼生长所致。

（4）关节内翻或外翻。儿童患者，骨骺一侧受累，导致骨骼发育不对称所致。

（5）病理性骨折或脱位。

（6）癌变窦道口附近皮肤在长期炎性刺激作用下，可恶变为鳞状上皮癌。

3.X线片检查 X线片显示骨干不规则的增粗、增厚、密度增高，周围有新生的包壳骨，髓腔变窄或消失，同时有大小不等的死骨。有一个或多个破坏空洞的透光区，骨质增生与骨质破坏并存，骨质增生范围大于骨质破坏范围。

【鉴别诊断】

1. 骨髓瘤 多见于40岁以上男性，局部有不明原因骨痛，或以腰腿痛为主的周身疼痛。全身有消瘦乏力、头晕、心腹痛、恶心、呕吐、胸痛、气促咳嗽及肾脏损害等症状。骨髓涂片检查可见大量骨髓瘤细胞。

2. 骨结核 初期全身和局部症状都不明显，晚期全身慢性消耗性病容，溃后脓液清稀伴有干酪样物质。X线片显示以骨破坏为主。

【治疗】

本病应局部与整体、扶正与祛邪相结合，内外同治。局部治疗应手术摘除死骨，清除感染的肉芽组织和瘢痕，消灭死腔，改善局部血液循环，为愈合创造条件。

1. 内治法

（1）中药治疗

①急性发作期

治法：清热解毒，托里排脓。

方药：透脓散合五味消毒饮。

②非急性发作期

治法：扶正托毒，益气化瘀。

方药：神功内托散加减，可配服醒消丸、小金片等。气血两虚者，宜用十全大补汤、八珍汤、人参养荣汤加减。

（2）西药治疗 以抗生素治疗为主。配以高蛋白、高营养饮食。

2. 外治法

（1）急性发作期的局部处理同急性化脓性骨髓炎。

（2）非急性发作期的局部治疗如下：

①局部皮肤无疮口或窦道，无大块死骨者，外敷拔毒生肌散。

②皮肤窦道经久不愈者，用七三丹或八二丹药线插入疮口，外贴生肌玉红膏。

③外有窦道，内有死骨难出者，宜用五五丹或千金散药线插入疮口，以腐蚀窦道，使创口扩大，便于死骨和脓液排出。脓尽后改用生肌散。

④当死骨、死腔、窦道并存，脓腐较多时，持续冲洗创口，用冰黄液灌洗引流。

⑤经久不愈的瘘管、窦道，可以搜刮其管壁以促进愈合。疮口换药时如触及死骨松动者，可用镊子钳出。

⑥其他疗法：闭合持续冲洗疗法（见急性化脓性骨髓炎）。硝酸银离子电透入疗法：用3%硝酸银溶液浸湿棉条，将其置入窦道深部，以1～10mA直流电导入银离子，有杀菌作用，适用于窦道无死骨者。

3. 手术治疗 手术是治疗慢性骨髓炎的主要方法，可摘除死骨，消灭死腔，改善局部血液循环，为彻底治愈慢性骨髓炎创造条件。但在包壳骨未充分形成或急性发作期不宜手术，只能引流。常见有以下几种：

（1）单纯病灶清除术　主要是切除瘢痕及炎症组织，摘除死骨，打通骨髓腔。

（2）带蒂肌瓣填塞术　用于清除死骨、炎性组织后，有较大空腔时。

（3）碟形手术　用于分泌物多、骨痂少、皮肤瘢痕大者，术后便于引流。在病灶清除术后，亦可用庆大霉素珠链或先锋霉素珠链短期或长期（1～3个月）埋藏于病灶内，以达到局部抗菌消炎作用。

【预防与调护】

1. 重视个人卫生，勤洗澡，防止皮肤疮疖的发生。外伤后，要及时进行清创预防感染。伤口换药，保持引流，积极使用抗菌药预防感染。对炸伤引起的开放性骨折，必须彻底清创，不缝合伤口，以利引流。

2. 早期强调并提倡清淡饮食，增强机体的抵抗力，忌大量吃肉，多食蔬菜水果。

3. 嘱卧床休息，限制活动，多饮水，避风寒，防外感。体温较高时及时给予物理或药物降温、维持水电解质平衡等。

三、化脓性关节炎

【概述】

化脓性关节炎是指关节腔由细菌所引起的化脓性感染，属于中医关节流注和骨痈疽范畴。任何年龄均可发生，但多见于小儿和青少年，男性多于女性。发病以膝关节和髋关节最多见，其次是肘、肩、踝和骶髂等关节。通常是单个关节受累，个别可见几个关节同时受累。

【病因病机】

中医学认为，人体正气不足、邪毒外袭，或疔疮、疖痈余毒走散，或瘀血停滞，化热成毒，壅凝关节，腐蚀筋骨而致。

西医学认为，致病菌多为金黄色葡萄球菌，感染途径有血源性感染、邻近组织化脓性感染扩散、直接损伤（开放创伤、手术、注射等）感染。感染后，首先引起滑膜水肿、充血，白细胞浸润，产生渗出液，呈清稀的浆液状。病情继续发展，渗出液变成浆液纤维蛋白性，呈混浊絮状，含有大量粒性白细胞，细菌培坏，常后遗关节强直、功能障碍，或病理性脱位。成人多发生关节软骨破坏，形成骨性强直；儿童多发生骨端破坏、吸收，引起病理性脱位。

【临床表现与诊断】

1. 临床表现

（1）初期　全身不适，食欲减退，恶寒发热，病变关节肿胀、疼痛、压痛，局部灼热，不能完全伸直，活动受限。舌苔薄白，脉紧数。

（2）成脓期　上述症状进一步加重。全身呈中毒性反应，寒战高热，体温可达

40℃以上，出汗，口干，舌红，苔黄腻，脉数；局部红、肿、热，剧痛、胀痛或跳痛，彻夜难眠，拒按，因炎症刺激，肌肉痉挛，使病变关节处在畸形位置，不能活动。在髋关节因肌肉丰厚，波动感不明显，但该关节处于屈曲外旋位；在膝关节，浮髌试验阳性，患膝处于屈曲位，甚至发生脱位、半脱位或骨骺分离移位。

（3）溃脓期 脓肿穿破关节囊到软组织，因关节内张力减低，疼痛减轻，但局部红肿和全身症状依然存在。脓肿突破皮肤外溃，全身症状急剧减退，经久不愈，形成窦道。虚弱体征突出、神情疲惫、面色无华、舌淡苔少、脉细而数等。此期可因关节内积脓腐筋蚀骨，使软骨和骨结构破坏，加上周围肌肉痉挛、挛缩，造成关节脱位，畸形更加明显，活动更加受限。

婴幼儿诊断较困难，髋关节为好发部位。若有高热、髋痛、腹股沟肿胀、压痛、肢体活动受限者，应首先考虑本病。新生儿症状更不明显，如有躁动不安，啼哭原因不明，一侧肢体痉挛不能活动，应高度怀疑本病。

2. 实验室检查

（1）血常规检查 初期白细胞计数略增高，中性粒细胞计数上升；中期白细胞计数增高达 $20 \times 10^9/L$ 以上，中性粒细胞 $80\% \sim 90\%$，血沉增快。

（2）关节液检查 早期抽出为淡黄色浆液性渗出液，中期抽出液呈黄色絮状浆液，晚期为脓性液体。镜检早期有红细胞、白细胞，可无细菌，继而出现大量纤维蛋白，白细胞总数可高达 $50 \times 10^9/L$ 以上，中性粒细胞达 90% 以上。晚期见到脓细胞、细菌和坏死组织。细菌培养可鉴别菌种和进行抗生素抗菌敏感测定。

3. X 线检查 早期显示关节囊肿胀，局部软组织密度增高，关节间隙增宽；继而关节间隙变窄，软骨下骨质疏松和破坏，随后有骨质增生和硬化改变，关节边缘骨赘增生；晚期关节间隙消失，发生纤维性强直或骨性强直，有时可见骨骺滑脱或病理性骨折及脱位。

【鉴别诊断】

化脓性关节炎的鉴别诊断见表 8-1。

表 8-1 化脓性关节炎的鉴别诊断表

病名	发病	发热	关节发病数	好发部位	局部症状和体征	周围血象	穿刺液	X线
化脓性关节炎	急骤	高	单发多，很少多于3个	膝、髋	急性炎症明显	高	清→浑浊→脓性，多量脓细胞，可找到 G^+ 球菌	早期变宽，中期变窄，晚期硬化
化脓性骨髓炎	急骤	高	很少	干骺端，长骨干	急性炎症明显	高	脓性细胞，可找到化脓性 G^+ 球菌	早期无变化，后期可见坏死骨

续表

病名	发病	发热	关节发病数	好发部位	局部症状和体征	周围血象	穿刺液	X线
关节结核	缓慢	低	单发多	膝、髋	急性炎症不明显	正常	清→浑浊，可找到抗酸杆菌	早期无变化
类风湿性关节炎	一般不急	偶有高热	对称性，大于3个	全身小关节	急性炎症，伴有小关节病变	可增高	清→草绿色，浑浊，中等量白细胞，类风湿因子阳性	早期无变化
风湿性关节炎	急	高	对称性、多发性游走性	全身大关节	急性炎症，伴有心脏病	高	清，少量白细胞	无变化
痛风	急，夜间发作	高，短暂	多发，一般2个以上	第一趾跖关节，对称	红肿显著	高，血尿酸增高	清→浑浊，内有尿酸盐结晶	早期无变化

【治疗】

1. 内治法

（1）中药治疗

①初期

治法：清热解毒，利湿化瘀。

方药：黄连解毒汤、五神汤加减。

②成脓期

治法：清热解毒，凉血利湿。

方药：五味消毒饮合黄连解毒汤加减。

③溃脓期

将溃未溃，或初溃脓泻不畅：托里透脓。托里消毒饮或透脓散加减。

溃后正虚：补益气血。八珍汤或十全大补汤加减。

（2）西药治疗　应用抗生素，方法同急性化脓性骨髓炎，必要时输血。注意调整水、电解质、酸碱的平衡。全身中毒反应严重，甚至有休克表现者，应按感染性休克处理。

2. 外治法

（1）初期、成脓期

①拔毒生肌散、金黄膏等外敷。

②关节腔穿刺：病变关节积液肿胀，有波动感时，行关节穿刺，抽液后注入抗生素，每日或隔日1次。或用生理盐水加抗生素进行关节灌注引流。

③制动：选用皮肤牵引、骨牵引，或夹板、石膏固定。

（2）溃脓期

①五加皮、白芷、芒硝煎水湿敷，以促其局限及早日溃破。

②吸引疗法：切开排脓，闭合性持续冲洗吸引疗法2周左右。

③制动：患肢继续牵引制动。有病理性脱位者，应通过持续牵引使其复位。如关节软骨和关节面有破坏，估计后期关节强直不可避免时，应将关节固定在功能位。

（3）恢复期 经过治疗，炎症消失，病灶愈合，全身情况恢复良好，应逐步进行关节功能锻炼，可用五加皮汤或海桐皮汤熏洗僵硬关节。如关节粘连，周围软组织挛缩，可适当按摩理疗，以促进血液循环，松解粘连，增加关节活动，促进早日恢复。

3.后遗症的处理原则 后遗症主要是关节强直、病理性脱位和周围软组织瘢痕挛缩。

（1）关节强直 强直在功能位，不痛，一般不需特殊处理；强直在非功能位，或纤维性强直伴有疼痛，影响生活和工作，可进行融骨或关节成形术处理。但需在炎症消失1年后方能进行。

（2）陈旧性病理性脱位 关节活动尚好，功能障碍不大，行走时局部不痛，或疼痛轻微者，可不做手术，药物内治或外治，消除疼痛；脱位严重，功能障碍大，影响生活和工作，或行走时疼痛明显者，需做关节融合术或截骨矫形术处理；周围软组织瘢痕挛缩通过恢复治疗效果不好，影响关节功能者，需手术处理。

【预防与调护】

1.注意饮食营养调护，增强体质，提高抗病能力。

2.保持皮肤清洁卫生，防止感染。及时、有效、足量地应用抗生素治疗，以控制、消灭病原菌，杜绝感染源。

3.受累关节进行制动。充分有效地进行脓液引流，降低关节内压力。

4.恢复期应注意休息，适当进行功能锻炼。

第三节 骨与关节结核

【概述】

骨、关节结核是指结核杆菌侵入骨与关节而引起的化脓破坏性病变，中医称"骨痨"。因其病发于骨，消耗气血津液，导致形体虚羸，缠绵难愈故名。成脓之后，脓腐状若败絮黏痰，且可流窜他处形成寒性脓肿，故又名"流痰"。骨、关节结核大部分患者年龄在30岁以下，多发于儿童和青少年，10岁以下儿童占第1位，约占37.5%，其中又以3~5岁的学龄前儿童为最多。发病部位多数在负重大、活动多、容易发生劳损的关节和骨，如髋、膝、肘、踝关节、脊柱及四肢的长骨干等。其中，脊柱结核最常见，髋部次之。

【病因病机】

中医认为，本病多由于正气亏虚，邪气侵袭，气血失和，蓄结瘀聚化为痰浊，流注关节而发病。

1. 阳虚痰凝 阳虚致脾不化湿，肺不布津，水湿津液凝聚而生痰，痰浊滞留筋骨，易生本病。

2. 阴虚内热 阴虚不能制阳，虚阳偏盛而化热，虚火耗津，血凝气滞，气机不畅，病邪乘虚而入。

3. 肝肾亏虚 肝之阴精亏虚，血不养精，筋失所荣；肾虚不能主骨，骨失所养；或儿童先天不足，肾气未充，骨骼幼稚，易患本病。

西医学认为本病大多数继发于全身性结核之后，原发病灶多数在肺，约占95%，其次在胸膜、淋巴结、消化道。或有邻近的结核病灶直接侵袭骨关节。结核杆菌侵入骨关节后，在机体抗病力降低时，则出现单纯性骨结核或滑膜结核，进而演变为全关节结核（图8-2）。

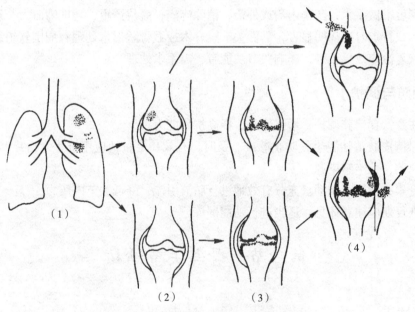

图 8-2 骨关节结核临床病理发展示意图

（1）原发病灶；（2）单纯性骨结核（上）或滑膜结核（下）；（3）全关节结核；（4）窦道形成

本病发展有两种结果：一是病灶可逐渐恢复，出现纤维化、钙化或骨化，渐趋静止或愈合；二是病灶发展，干酪样物液化，形成脓肿，破坏加重。病理改变可分为渗出期、增殖期、干酪样变性期，三期交错移行，界限不清。

1. 单纯骨结核 如属骨端松质骨结核，常有炎症浸润、肉芽、干酪样物脓液和小块死骨吸收，出现空洞，周围骨质硬化，死骨较大难被吸收，是久病不愈的原因；如属于骺端结核，同时有松质骨结核的溶骨性破坏和皮质骨结核的骨膜增生特征；如属骨干处结核，因周围血液循环丰富，多不形成大块死骨或大片骨质坏死区，骨膜新生骨明显；如属边缘型结核，因周围软组织供血良好，一般无死骨，仅表现为骨质侵蚀缺损。

2. 单纯滑膜结核 好发于滑膜丰富的膝、髋关节。滑膜充血、水肿、渗出、增厚，关节内有浆液性渗出，使无色、透明、黏性的正常滑液变为浅黄、混浊、无黏性的结核性渗出液，继而表面增生变硬，深层有干酪样坏死和小的化脓灶，可影响关节活动。

3. 全关节结核 一是由滑膜结核发展而来，继而侵犯软骨和软骨下骺板；二是由骨结核发展而来，从骨组织开始，继而发展到软骨下、软骨和骨膜。关节软骨分离，干酪样坏死物、结核性肉芽及小死骨聚成寒性脓肿，一旦穿破为窦道，可继发化脓性感染，使骨关节破坏进一步加重。最终关节间隙变窄或消失。

【临床表现与诊断】

1. 临床表现

（1）全身表现 初期无明显症状，随着病情发展，渐感全身不适，倦怠乏力，食欲减退，体重减轻。继而午后低热38℃左右，夜间盗汗，心烦失眠，咽干口燥，形体日渐消瘦，两颧发赤。舌红苔少，脉沉细数。如有高热恶寒，全身热毒症状明显者，应考虑合并其他化脓菌混合感染。

（2）局部表现

①疼痛 初期仅感患处隐隐作痛，有叩击痛，活动时疼痛增加，呈渐进性加重。当病变侵犯关节时，疼痛日趋明显，且多见夜间加剧，因熟睡后患处肌肉松弛，病变关节失去控制，无意中活动关节引起剧痛，故成人常在夜间痛醒，儿童可有夜啼现象发生。某些部位结核，由于神经传导的关系，出现远处疼痛现象，如髋关节结核可见膝部疼痛。

②肌肉痉挛 表现为局部肌肉紧张、敏感，使关节拘紧，活动不利。如腰椎结核可出现腰部肌肉僵直如板状，伸屈活动受限。

③肿胀 病变关节（多数为单关节）呈梭形肿胀、不红不热，滑膜增厚、关节内积液所致。日久周围肌肉萎陷，局部肿胀明显。

④肌肉萎缩 病变部位的上下肢体，因活动减少，营养不良，而明显瘦弱无力。

⑤功能障碍 早期因疼痛和肌肉痉挛而出现强迫体位，功能受限；后期则因关节结构破坏和筋肉挛缩而产生功能障碍。

⑥畸形 多数表现为屈曲畸形，如脊柱结核表现的驼背，髋、膝结核的屈曲畸形。早期是由肌肉痉挛所致，后期是由于骨、关节破坏或病理性脱位、肌肉挛缩而形成。

⑦寒性脓肿 病变的骨关节脓腐形成，肿胀隆起，无明显红、热，按之柔软，有波动，即为寒性脓肿。脊柱结核的寒性脓肿可沿软组织间隙向下流注，出现在远离病灶处，按之饱满且有囊性感，压痛不著，不易破溃。

⑧窦道、瘘管形成　寒性脓肿溃破后，即形成窦道，日久不愈，疮口凹陷、苍白，周围皮色紫暗，开始可流出大量稀薄脓液和豆腐花样的腐败物，后只流出稀薄脓液，或夹有碎小死骨。如寒性脓肿内溃，穿破肺脏或肠道，则形成内瘘。在合并其他细菌感染时，排脓明显增多变稠。

2. 辅助检查

（1）实验室检查

①血常规　红细胞和血红蛋白常偏低，白细胞计数正常或稍增多。如合并感染，白细胞总数、中性粒细胞均明显上升。病变活动期血沉增快，高出正常 3～4 倍，甚至 10 倍以上；稳定期或恢复期血沉多正常。

②结核菌素试验　尚未接种卡介苗的 5 岁以下儿童可试用。阳性则表示已感染过结核杆菌。

③细菌学检查　抽取脓液或关节腔积液做结核菌培养，或涂片寻找抗酸杆菌，对明确诊断和鉴别诊断有重要价值。

④病理学检查　切取病变组织或肿大之淋巴结，做活体组织检查。必要时亦可行豚鼠接种试验。

（2）X 线检查

①单纯性骨结核　呈不规则的透光破坏区，其边缘无硬化增密现象，破坏区内有较小的密度增高影像（死骨）。寒性脓肿形成时，在病灶附近出现软组织肿大阴影；如合并感染时，在破坏区周围，可以出现明显的骨质硬化增密和骨膜反应。其中松质骨结核的中心型，早期以溶骨破坏为主，骨增生硬化不明显，X 线表现呈磨砂玻璃样密度增加，骨小梁模糊，继而出现死骨，死骨吸收后出现透光的空洞；边缘型早期病变区骨质疏松，继而呈溶骨性破坏，边缘缺损。密质骨结核可见到不同程度的髓腔内溶骨性破坏区和骨膜性新骨形成。干骺端结核兼有松质骨与密质骨结核的特点，局部既有死骨形成，又有骨膜新生骨增生。

②单纯滑膜结核　关节周围软组织肿胀，附近骨骼骨质疏松，关节间隙呈云雾状模糊不清。如关节积液多，可见关节间隙增宽。

③全关节结核　关节边缘局限性破坏凹迹，或边缘不规则。继而关节面破坏，关节间隙狭窄或消失，或发生关节脱位。

（3）CT、MRI 检查　一般病例，X 线检查足以明确诊断和分型。但 CT 显示寒性脓肿较 X 线检查敏感。MRI 对骨膜下结核的寒性脓肿显示更好。对脊柱结核的诊断意义更大。

【鉴别诊断】

1. 类风湿性关节炎、化脓性骨髓炎、化脓性关节炎（表 8-1）。

2. 强直性脊柱炎。病变多由髋、骶髂关节开始，逐渐向上发展至颈椎，四肢大关节同时受累。多数患者脊椎韧带、软骨发生钙化、骨化，椎间形成骨桥，脊柱由僵硬逐渐强直，骨质疏松，但无破坏及死骨，无脓肿，常并发虹膜炎。

【治疗】

祛邪抗结核是治疗本病的基本原则。在治疗中，必须整体与局部并重，祛邪与扶正兼顾，内治与外治相结合。单纯性滑膜结核和骨结核一般采用全身和局部用抗结核药物为主的非手术疗法，全关节结核则采用手术治疗为主。抗结核西药疗效可靠，应首选；中药能改善全身情况，提高机体免疫力，可作为辅助治疗。

1. 内治法

（1）中药治疗

①阳虚痰凝 治以补养肝肾、温经散寒化痰，方用阳和汤加减。

②阴虚内热 治以养阴清热托毒，方用六味地黄丸合清骨散、托里排脓汤加减。

③肝肾亏虚 治以补养肝肾，方用左归丸。

（2）西药治疗 为避免耐药性，一般选用 2～3 种抗结核药联合应用为佳。一线药：异烟肼、链霉素、对氨柳酸。二线药：卡那霉素、利福平、乙胺丁醇。一般患者可先用异烟肼和链霉素。成人每日口服异烟肼 3 次，每次 100mg；链霉素每日或隔日 1g，肌内注射。3～6 个月后，可改成异烟肼和对氨柳酸同服。成人口服对氨柳酸，每日 6～12g，分 4～5 次口服。在用药过程中应特别注意药物的毒副反应。

2. 外治法

（1）局部制动 采用夹板、牵引、石膏等制动。

（2）脓肿穿刺 寒性脓肿形成脓腐液化，且积脓甚多时，可行穿刺抽脓。如脓腐状若黏痰败絮，抽不出脓时，可行手术清除，置入链霉素，缝合切口，加压包扎。

（3）中药外治 初期用回阳玉龙膏或阳和解凝膏合桂麝散，局部外敷。脓肿外溃或窦道形成可选用五五丹、七三丹、八二丹药线插入引流。如脓水将尽，改掺生肌散，促其收口；如窦道久不愈合，或形成瘘管，或脓腐难脱落者，可用三品一条枪或白降丹药线，插入疮口内以腐蚀瘘管；若无效可改用手术切除窦道和瘘管。

（4）西药外治 单纯滑膜结核可采用关节内注射异烟肼和链霉素。每周 1～2 次，成人每次注入异烟肼 200mg，链霉素 1g，3 个月为 1 个疗程，可连用 1～3 个疗程。

3. 手术治疗

（1）适应证 病灶内有较大死骨或其周围有较大脓肿，不能自行吸收者；单纯滑膜结核，经非手术治疗 1～2 个疗程无效者；或有突破到关节内的可能者；晚期全关节结核，久治不愈，有严重功能障碍者；脊柱结核有脊髓压迫，出现截瘫症状者；经久不愈的窦道或瘘管。最常用的是病灶清除术。对于局部病变已静止，但有严重畸形，功能障碍者，可行矫形手术，或植骨融合术，或关节置换术。手术均需在抗结核药物治疗 2～3 周后进行。

（2）禁忌证 如患者为活动期骨、关节结核，全身症状明显，或有活动性肺结核、肠结核、肾结核，或心、肝、肾功能损害，或全身情况太差、年龄过大或过小，不能耐受手术，等等，均为手术的禁忌证。

【预防与调护】

1. 注意居住环境，保持清洁卫生，避免接触结核病环境。增强体质，注意饮食，补充蛋白质、维生素，提高抗病能力。

2. 嘱定时足量服用抗结核药物，未遇特殊情况不要随意停药。有窦口经常排脓的患者，要及时换药，更换敷料、更换床单。

3. 采用石膏保护肢体者，密切观察血液循环，有无压疮，并发截瘫患者要按截瘫常规护理。

一、脊柱结核

【概述】

脊柱结核又称"脊柱痨"，是最常见的骨关节结核，其中腰椎发病率最高，其次是胸椎，继之是胸腰段和腰骶段，病变99%在椎体，1%在椎弓。

【病因病机】

由于先天肝肾不足，后天失养，风寒湿邪侵袭，流注脊背而发病。脊柱承重较大，活动多，易于受损，且椎体松质骨多，营养血管又为终末动脉，细菌容易聚留，所以易发生结核。以单个椎体破坏蔓延至附近相邻的椎体多见。分为3型：

1. 中心型 病灶起于椎体松质骨，死骨吸收后形成空洞，周围骨质稍致密。

2. 边缘型 病变破坏椎体边缘和椎间盘组织，椎体呈楔形破坏，椎间隙狭窄，形成脓肿，并沿组织间隙流向远处（图8-3）。

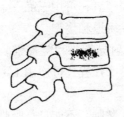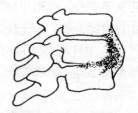

图8-3 脊柱结核病理示意图

3. 韧带下型 病变主要累及椎旁韧带，早期很少侵犯椎体和椎间盘，但常有椎旁脓肿形成，比较少见。

【临床表现与诊断】

早期症状不显著，仅有腰背部隐隐酸痛，脊柱活动障碍，动则疼痛加剧。随着病变发展出现潮热或寒热交作、盗汗、失眠、胃纳差，局部疼痛及放射痛，姿态异常，脊柱畸形，有寒性脓肿。晚期窦道形成，时流稀脓，夹有豆腐渣样（干酪样）絮状物质，久则管口凹陷，周围皮色紫暗，不易收口，病变脊髓受压迫可并发截瘫。

X线检查：颈椎和腰椎前凸消失，胸椎呈后凸畸形；椎体破坏，有空洞和死骨，椎间隙狭窄；有脓肿阴影；椎弓有结核时，椎弓模糊消失。

【鉴别诊断】

1. 强直性脊柱炎 脊柱广泛活动受限，腰椎僵直，伴有骶髂关节、髋关节活动障碍。X线检查髋及骶髂关节模糊，椎体呈"竹节样"改变。

2. 腰椎间盘突出症 腰痛，活动受限，伴有下肢放射性疼痛或麻木，咳嗽、喷嚏时症状加重，直腿抬高及加强试验阳性。X线片及CT显示无骨破坏及椎旁脓肿。

【治疗】

1. 治法 同骨、关节结核。

2. 手术治疗

（1）病灶清除术 将病灶部位的死骨、脓肿、干酪样物质、肉芽组织及坏死的椎间盘彻底清除。

（2）矫形手术 矫正脊柱后凸畸形，植骨融合术有利于脊柱稳定。

二、髋关节结核

【概述】

髋关节结核占全身骨关节结核的第2位，仅次于脊柱结核。10岁内的儿童多见，男性多于女性，单侧多于双侧。

【病因病机】

本病病因同骨关节结核。髋关节结核以滑膜结核多见，很少形成脓肿、窦道。单纯骨结核常形成脓肿，破溃后形成窦道。病变发展导致全关节结核，出现病理性脱位和半脱位。关节软骨破坏后导致关节纤维性或骨性强直。儿童会导致骨骺被破坏。

【临床表现与诊断】

早期出现低热、盗汗、食欲减退、消瘦。儿童有烦躁、夜啼。患肢轻度跛行，髋部疼痛。中期出现疼痛、跛行加重，患肢肌肉萎缩。在髋部前、后、外侧可出现脓肿和窦道，晚期出现高热，疼痛加重，活动受限，关节畸形，髋关节屈曲挛缩试验阳性。患肢因股骨头破坏而出现短缩畸形。

X线检查：滑膜结核关节间隙增宽，关节囊呈肿胀阴影，髋周围骨质疏松，单纯骨结核有骨质破坏、空洞或小的死骨；全关节结核表现为关节面破坏，关节间隙狭窄。

【治疗】

全身治疗同骨关节结核。局部治疗，在抗结核治疗的基础上做髋关节结核病灶清除术。

第四节　非化脓性关节炎

一、骨关节炎

【概述】

骨关节炎是一种局灶性关节软骨退行性变、关节边缘骨赘形成、关节畸形和软骨下骨质致密的慢性关节疾病，好发于负重大、活动多的关节，如脊柱、髋、膝等处。多见于中老年人，女性多于男性。该病亦称为骨关节病、退行性关节炎、增生性关节炎、老年性关节炎和肥大性关节炎。属中医"骨痹"范畴。

【病因病机】

1.肝肾亏虚　中年以后肝肾亏损，筋骨失养，致生本病。

2.慢性劳损　过度劳累，筋骨受损，致生本病。

西医学将骨关节炎分为原发性和继发性两种。原发性骨关节炎的发生，是随着人的年龄增长，关节软骨变得脆弱，软骨因承受不均压力而出现破坏，加之关节过多的活动，易发生骨关节炎，多见于下肢关节和腰椎。继发性骨关节炎，可因创伤、畸形和疾病造成软骨的损害，日久导致本病。

病理改变是关节软骨局部发生软化、脱落，最后软骨下骨质裸露，在关节边缘形成骨赘和关节内游离体。继发骨膜、关节囊及关节周围肌肉的炎症、纤维化和增厚，使关节面上生物应力失调，病变不断加重。

【临床表现与诊断】

1.临床表现　起病缓慢，无全身症状。初期轻微钝痛，以后逐步加重。有的患者在静止或晨起时感到疼痛，活动后减轻，称之为"休息痛"。如活动过量，因关节摩擦也可产生疼痛，休息后好转。疼痛有时与天气变化、潮湿受凉有关。继之患者常感到关节活动不灵活、僵硬，晨起或休息后不能立即活动，需经一定时间后始能解除僵硬状态，关节活动时有各种响声，有时可出现关节交锁。关节炎发展到一定程度，关节肿胀明显，特别是伴有滑膜炎时，关节内可有积液，主动或被动活动都受限。

2.体格检查　膝关节中度以上积液，浮髌试验阳性，膝关节内旋增大时疼痛加重。关节周围肌肉萎缩，活动时可有不同程度的活动受限和肌肉痉挛，或关节内有"嘎吱"声。严重时可见关节畸形，如膝内翻。有时可触及关节内游离体。

3.辅助检查

（1）实验室检查　血常规一般都在正常范围内。关节液检查可见白细胞增高，偶可见红细胞。

（2）X线检查　关节边缘有骨赘形成，关节间隙变窄，软骨下骨有硬化和囊腔形成。

晚期关节面凹凸不平，骨端变形，边缘有骨质增生，关节内可有游离体。脊椎发生骨性关节炎时，椎间隙变窄，椎体边缘变尖，可见唇形骨质增生。

【鉴别诊断】

1. 骨关节结核、风湿性关节、类风湿关节炎（见表 8-1）。
2. 腰椎间盘突出症。腰腿窜痛、麻木，咳时加重；腰部活动受限，跛行；下肢前侧或后外侧皮肤感觉迟钝，椎旁有压痛并向下肢放射，可有肌力及腱反射异常，直腿抬高试验阳性。

【治疗】

关节软骨破坏程度与关节负重有直接关系，故在治疗中除辨证施治外，最重要的是减少关节的活动度和负重，减轻临床症状。

1. 内治法

（1）中药治疗

①肝肾亏损 补益肝肾、强筋壮骨，左归丸加减。若肾阳虚者用肾气丸以温补肾阳；若肾阴虚者，方用六味地黄丸以滋补肾阴。

②慢性劳损 补气补血，八珍汤或十全大补汤。

（2）西药治疗 双氯芬酸钠缓释胶囊每次 50mg，每日 2 次；或用保泰松、吲哚美辛、芬必得等抗炎止痛药。

2. 外治法

（1）中药熏洗 羌活 30g，当归 30g，五加皮 30g，川椒 20g，透骨草 20g。纱布包裹后用水煎煮，趁热熏蒸患处，稍冷后用药液洗浴患处，并轻揉患部，每日 1～2 次。

（2）敷贴法 乳香 10g，没药 30g，生川乌 10g，白芥子 10g，花椒 20g，公丁香 10g。研末，以食醋调湿，装小布袋蒸热后敷患处，每日 1 次。此外可用狗皮膏、天和膏等局部敷贴。

（3）理疗 可选用热疗、离子透入。

3. 手术治疗

（1）关节清理术 适应于关节内有游离体的患者。

（2）截骨术和关节成形术 适用于关节畸形，关节面未破坏的患者。

（3）关节融合术或人工关节置换术 适用于疼痛剧烈，关节面破坏严重患者。

二、类风湿性关节炎

【概述】

类风湿性关节炎（RA）是一种由自身免疫障碍，累及手、足小关节的多关节、对称性、侵袭性关节炎症，可以导致关节畸形及功能丧失，经常伴有关节外器官受累及血清类风湿因子阳性的慢性全身性疾病。主要侵犯关节滑膜，其次为浆膜、心肺、动脉、神经、眼等关节外结缔组织。该病多发生于女性，男、女比例约为 1∶2.5，其中 25～50 岁年龄组发病率最高。本病早期主要表现为剧烈疼痛，中医学将其归属于"痹证"范畴。

【病因病机】

中医学认为本病是内外因共同作用的结果。脾肾不足，元阳营气虚损，是本病发病的内因；外感寒湿，邪滞骨节，是本病的外因。患者先天禀赋不足或调摄不慎，嗜欲无节，致气血肝肾亏损，肝主筋，肾主骨，肝肾既虚，则无以充养筋骨，至虚之处，即容邪之所，风寒湿邪乘虚而入，内外合邪而成此病。病邪可由浅入深，由经络及脏腑，重则导致脏腑病症出现。

西医学认为病因尚不明确，可能与感染，过敏，家族遗传，内分泌失调，或免疫因素等有关。本病的病理变化主要分为关节和关节外病变，在关节主要表现为早期的滑膜炎，继而引起关节软骨面的改变及软骨下骨质的破坏，直至关节脱位和畸形；在关节外主要为皮下结节、血管炎及眼、心脏、肺脏等病变。该病的发病类型主要表现在以下几个方面：

1. 隐袭型　约占 70%，早期只有少数关节疼痛，无明显肿胀。时轻时重，时好时坏，数周或数月后病情加重。

2. 急性发作型　10% 以下。患者突然出现高热，全身和局部症状明显。

3. 中间型发病　约占 20%，介于两者之间。

【临床表现与诊断】

1. 临床表现

（1）发病情况　本病常因受凉、受潮、劳损、受风、产后、外伤等诱发。临床上受累关节以腕、指、膝、趾等关节最常见，在手指关节中以掌指关节和近侧指间关节最常见，其次为踝、肘、肩等关节。

（2）症状　常见的全身主要症状有发热、倦怠、无力、全身肌肉酸痛、食欲减退、消瘦、贫血等。主要的局部症状有关节晨僵、疼痛、肿胀、功能障碍、关节畸形等，受累关节出现红、肿、热、痛等炎症表现，关节活动受限，呈对称性，以累及双侧的掌指和近侧指间关节常见，还可累及腕、踝、肘、跖趾、趾间关节等；常继发或原发累及手足的腱鞘和肌腱，出现腱鞘炎及肌肉和皮肤萎缩；局部淋巴结肿大；交感神经紊乱，如手掌红斑，或手掌、足多汗。典型畸形：腕关节尺偏畸形，手指的尺偏、鹅颈或扣眼畸形，足外翻畸形。

（3）实验室检查　患者常伴有轻度贫血，活动期血小板增高，白细胞计数正常或降低，但淋巴细胞计数增加。血沉在活动期可增高，为判断炎症活动，病性缓解的指标；血清白蛋白减少，球蛋白增加，晚期可表现为白球比倒置；C– 反应蛋白活动期可升高；关节滑液分析显示外观黄或黄绿、混浊，白细胞 15×10^9/L，黏性低，滑液含糖量降低；临床多检测类风湿因子（RF），阳性率约 70%，但健康人 5% 左右阳性，因此，RF 检测结果需要与其他临床资料综合分析，判断其诊断意义。

（4）X线检查　早期可见关节周围软组织肿胀，关节附近轻度骨质疏松，骨皮质密度降低，骨小梁排列紊乱，关节间隙增宽；中期软骨面边缘骨质腐蚀，关节软骨下有囊状形成，囊性透亮区。在手足小骨及尺桡骨远端可见骨膜新生骨形成；晚期关节间隙狭窄，关节面不规则，关节边缘骨质破坏，关节脱位或骨性强直。

2.诊断标准　我国目前应用美国1987年6月修订的诊断标准作为我国的RA诊断标准。美国风湿病学会（ARA）类风湿性关节炎的诊断标准为：

（1）晨起关节及其周围僵硬感至少1小时（病程≥6周）。

（2）3个或3个以上关节肿胀（病程≥6周）。

（3）腕、掌指关节或近端指间关节肿胀，至少有一个关节肿胀（病程≥6周）。

（4）对称性关节炎（病程≥6周）。

（5）类风湿结节。

（6）类风湿因子阳性。

（7）手部的X线表现改变，必须包括骨质侵蚀或受累关节及其邻近部位有明确的骨质脱钙。

此7条满足4条或4条以上并排除其他关节炎即可诊断为类风湿性关节炎。

【鉴别诊断】

1.风湿性关节炎　多发生于青少年，起病急骤，伴高热，发病前常有急性扁桃体炎或咽峡炎。病变主要累及四肢大关节，呈游走性关节痛，发作后不遗留关节畸形，但多侵犯心脏。血清抗链球菌溶血素"O"效价增高，类风湿因子阴性，无骨质破坏，应用水杨酸剂后，疗效迅速而显著。

2.结核性关节炎　起病缓慢，多侵犯单个大关节，一般可伴有低热、盗汗、乏力、食欲减退等中毒症状，夜间疼痛加剧；类风湿因子检查阴性，结核菌素试验阳性，X线显示骨质不规则破坏，不伴见骨质增生和硬化；抗结核治疗有效。

3.痛风性关节炎　多发生于中年男性，常有家族病史，临床上多以第1跖趾关节红、肿、热、痛起病，较少累及膝、踝、趾关节，初次发作多在夜间，疼痛日轻夜重。慢性患者在受累关节附近皮下组织可出现痛风石，穿刺活检可见大量尿酸盐结晶，血尿酸增高，别嘌呤醇、秋水仙碱等治疗有效。

【治疗】

类风湿性关节炎的治疗目的：①让患者了解疾病的性质和病程，增强患者与疾病做斗争的信心，与医生密切配合，主动做好功能锻炼。②缓解疼痛。③抑制炎性反应，消散关节肿胀。④保持关节功能，防止畸形发生。⑤纠正关节畸形，改善肢体功能。

1.一般治疗　急性期患者发热、关节肿痛时应当卧床休息直至症状消失。急性期过后关节仍然疼痛者，在积极治疗的同时，应注意关节的活动锻炼，防止肌肉萎缩和关节强直。同时，还应加强营养，饮食应富含蛋白及维生素，针对贫血及骨质疏松，可补充铁剂、维生素D和钙剂。还可短暂或间断地使用支架或夹板固定受累关节，以达到消肿止痛，又不致引起关节强直的目的。慢性期患者，可适当选用物理疗法、中药外敷、针灸按摩、功能锻炼、体操疗养等，以利于疾病的康复。

2. 内治法

（1）中药辨证施治

1）风寒湿痹

①行痹型　肢体关节疼痛、游走不定、痛无定处、关节屈伸不利、舌苔薄白、脉浮等。治宜祛风通络，散寒除湿。方用防风汤加减。

②痛痹型　肢体关节疼痛剧烈，痛有定处，痛处皮色不红，触之不热，遇寒痛甚，得热痛减，遇寒加重，苔薄白，脉弦紧。治宜温经散寒，祛风除湿。方用乌头汤加减。

③着痹型　肢体关节肿胀疼痛，固定不移，四肢沉重，关节酸楚，肌肤麻木，苔白腻，脉多浮缓。治宜除湿通络，祛风散寒。方用薏苡仁汤加减。

2）风湿热痹　关节红肿，局部灼热疼痛，遇冷则舒，或有发热，常可累及一个或数个关节，兼有口干烦躁、发热、恶风、烦闷等全身症状，舌苔黄燥，脉滑数。治宜清热除湿，祛风通络。方用白虎桂枝汤加味或宣痹汤。

（2）中成药治疗　临床常用的中成药有祛风舒筋丸、正清风痛宁、昆明山海棠、通痹片、益肾蠲痹丸等。

（3）雷公藤治疗

①适应证　长期使用一线药物，效果不明显，或长期使用皮质类固醇，但效果不佳或已出现不良反应者。

②禁忌证　孕妇、肝肾功能不全、心脏病、高血压、贫血症、溃疡和过敏体质者。

③用法　雷公藤干根彻底去内外2层皮后文火久煎方可内服。具体为切碎木质15g加水400mL，文火水煎（不加盖）2小时，取汁150mL，去渣再加水煎，取汁100mL，混合后分早晚2次服用，每日1剂，7～10天为1个疗程，疗程之间停药2～3天，可用3～4个疗程。

另外，还可选用雷公藤多苷片、雷公藤片等制剂。

（4）西药治疗

1）一线药物　为首选药物。①水杨酸制剂：水杨酸钠、阿司匹林等。②吲哚类药物：吲哚美辛、托美丁等。③灭酸类药物：甲芬那酸、氯芬那酸、吡罗昔康等。④丙酸类药物：布洛芬、酮洛芬等。⑤吡唑酮类药物：羟基保泰松、保泰松、瑞比林等。⑥苯乙酸类药物：醋氯芬酸等。

2）二线药物　①金制剂：硫代苹果酸金钠、硫代葡萄糖金钠等。②抗疟类：氯喹、羟氯喹等。③D-青霉胺。

3）三线药物　一般在长期使用一二线药物不能控制病情的情况下，才考虑使用的药。该类药物属免疫抑制剂，亦称为细胞毒或细胞稳定药。主要包括硫唑嘌呤、环磷酰胺。

4）肾上腺皮质类固醇和垂体促肾上腺皮质素　①皮质类固醇：地塞米松、可的松、氢化可的松、泼尼松。②促肾上腺皮质激素（ACTH）。本类药物长期服用后不良反应颇多，而且停药困难，所以该药在临床使用时应慎重。

3. 外治法

（1）中药外治 可用狗皮膏等敷贴，或可用骨科腾洗药、风伤洗剂等熏洗，用活络水等外擦。

（2）针灸治疗 根据患病部位和病因以局部取穴为主，治则为风寒湿痹治宜温经散寒、祛风通络、除湿止痛，毫针刺，平补平泻法；热痹治宜利湿清热、通经止痛，毫针刺，用泻法。

（3）理筋疗法 局部肿痛者可选用点穴镇痛及舒筋手法，关节活动不利、功能障碍者可选用活节展筋手法。

（4）物理疗法 畸形炎症消失后，可开始应用热敷、辐射热等表面热疗法，但在急性发炎期禁用。热疗后可轻柔按摩以改进局部血液循环。另外也可以采用直流电导入、同位素疗法、激光疗法等。

4. 手术疗法

（1）适应证

①早期疼痛较剧、功能障碍非手术治疗 18 个月无效者。

②晚期严重畸形，功能障碍者。

（2）手术方式

①滑膜切除术 适用于关节发病 1 年以上，经过有规律的系统保守治疗半年以上无明显疗效，患者一般情况较好者；活动性滑膜炎非手术治疗关节肿痛仍甚者；等等。

②关节清理术 适用于慢性滑膜炎同时合并软骨及骨组织破坏者。

③肌腱延长和关节囊切开术及截骨术 适用于关节畸形严重，尚有一定活动功能者。

④截骨术 适用于有成角畸形，病情已稳定者。

⑤关节触合术 适用于关节严重破坏者。

⑥人工假体置换术 适用于关节破坏严重，关节僵直者。

【预防与调护】

1. 避免寒、凉、潮湿的生活、工作环境。注意劳逸结合，加强体质锻炼。

2. 川乌等辛燥之品需久煎，不宜久服，中病即止。

3. 关节肿痛严重时需制动，病情静止期可行关节功能锻炼。

4. 多食用富于维生素及钙质的食物。

5. 做好心理康复工作，提高患者生活质量。

三、痛风性关节炎

【概述】

痛风性关节炎是由于嘌呤代谢紊乱致使尿酸盐沉积在关节囊、滑囊、软骨、骨质和其他组织中而引起病损及炎性反应的一种疾病。临床上以血尿酸水平增高和痛风石形成为特征,好发于 30~50 岁的男性。

【病因病机】

中医学认为,本病是由于先天禀赋不足,脾肾功能失调,复因饮食劳倦,七情所伤酿生湿浊,流注关节经脉、肌肉、骨骼,导致气血运行不畅而发病。

西医学认为,嘌呤代谢紊乱引起尿酸盐沉积是痛风性关节炎产生的主要病因。本病分为原发性和继发性 2 种。原发性痛风性关节炎中 10%~60% 有家族遗传特点;继发性痛风性关节炎常继发于血液病、肾脏病、恶性肿瘤等。本病的主要病理变化为尿酸盐首先沉积在骨端骨松质的关节囊附着处,使局部骨质吸收,以后在软骨和软骨下骨质内出现类似尿酸盐沉积。日久则滑膜增生、肥厚,软骨面变薄消失,骨端吸收破坏,边缘骨质增生,形成纤维性强直。尿酸盐沉积多的区域出现局部皮肤隆起形成痛风石,多发生在软骨面、耳轮、滑囊周围、皮下组织等处。

【临床表现与诊断】

1.临床表现 临床表现可分为下列 4 期。

(1)无症状期 又称为高尿酸症期,患者除了血尿酸升高外,并未出现痛风性关节炎的临床症状,这一时期尿酸浓度可以达到 7mg/dL 以上,有时可以超过 10mg/dL,这种改变可以持续数月甚至数年时间,约 1/3 病例以后出现关节症状。

(2)急性关节炎期 血尿酸持续性增高,导致急性痛风性关节炎突然发作,多夜间发生,伴见受累关节明显红肿、发热、压痛及活动受限,全身可出现高热、头痛、心悸、疲乏和厌食等症状。首次发作常只累及单个关节,以第 1 跖趾关节最常见,其次可见于足背、足跟、踝、膝等关节。炎症发作一般持续 3~10 天,但亦能持续数周,然后逐渐减退,关节活动恢复正常,这种"来去如风"的现象,称为"自限性"。青年患者常为爆发型,常累及多数关节,引起本病发作的诱因有酗酒、暴饮暴食、着凉、劳累、精神紧张、手术刺激等。

(3)间歇期 无症状,2 次发作之间可有数月至一年以上的间隔,间歇期可与急性发作期交替存在,发作愈多间隔愈短,多次发作后间歇期不再明显,发作时间延长,受累关节数目增多,且多遗留关节轻度畸形与活动受限。

(4)慢性关节炎期 经过多次急性发作的关节可出现明显肥大,活动逐渐受限,肥大和受限程度随发作次数而增加,直至引起关节僵硬和畸形。20%~50% 的患者可见痛风石,多呈黄白色,形状大小不一,小如芝麻,大如鸡蛋,多发生在耳郭、鹰嘴、髌韧带、胫骨结节、手指、足背等处。随着纤维组织增生,痛风石越来越硬,若发生在关节附近容易磨损处,常溃破流出白色结晶,呈牙膏样或粉末状,创口经久不愈。这一时期多伴见肾脏和心血管病变。

2.辅助检查

(1)实验室检查

①常规检查:发作期白细胞计数升高,但很少超过 $20 \times 10^9/L$;红细胞沉降率增快;

晚期尿中常有蛋白和其他改变。

②血液生化检查：患者血尿酸增高，男性大于 7mg/dL，女性大于 6mg/dL，具有诊断价值。单纯血尿酸增高而没有关节或肾脏病变的多无临床意义。

③痛风石镜检呈阳性反应，关节液镜检可见针状结晶。

（2）X 线检查　早期 X 线片仅见软组织肿胀。急性发作期后可见局部骨质疏松，腐蚀或骨皮质断裂，直至关节附近骨质出现穿凿样破坏。晚期可见关节间隙狭窄和边缘性增生。尿酸盐沉积多的骨质广泛破坏，骨皮质膨胀，局部软组织隆起。痛风石发生钙化的可见到钙化阴影。

（3）CT 检查　可见软组织肿胀、痛风石及关节破坏。

3. 诊断标准　当前国内外多采用美国风湿病学会于 1977 年制订的诊断标准：

（1）急性关节炎发作 1 次以上，在 1 天内即达到发作高峰。

（2）急性关节炎局限于个别关节。整个关节呈暗红色。第 1 跖趾关节关节肿痛。

（3）单侧跗骨关节炎急性发作。

（4）有痛风石。

（5）高尿酸血症。

（6）非对称性关节肿痛。

（7）发作可自行停止。

凡具备上述条件 3 条以上，并可排除继发性者即可确诊。

【鉴别诊断】

急性风湿性关节炎：青少年多见，存在 A 族溶血性链球菌感染史，病变主要侵犯心脏并伴有心肌炎，皮肤可见环形红斑和皮下结节。关节病变表现为多关节游走性红肿热痛，急性炎症消退后关节功能完全恢复，实验室检查抗链球菌溶血素"O"抗体阳性，水杨酸制剂治疗有效。

【治疗】

痛风性关节炎的治疗应当遵循以下原则：①随诊有阳性家族史的患者，如有可疑，立即进行预防性治疗；②制止即将复发的痛风；③治疗已复发的急性症状；④必要时处理痛风石；⑤注意间歇期、慢性期的治疗，预防并发症。

1. 一般治疗　禁止患者食用富含嘌呤和核酸的食物，尽量少吃脂肪、扁豆等，避免酗酒；防止精神刺激、着凉等；急性期应卧床休息，局部适当固定冷敷；输液或大量饮水，以增加尿酸的排泄并保护肾脏。

2. 西医治疗　急性发作期和间歇期、慢性期用药不同。

（1）急性期

①秋水仙碱　首选药物，首剂 1mg，以后 0.5mg/h，直至症状控制或胃肠道发生恶心、呕吐或腹泻反应为止。在服药过程中应注意白细胞减少和脱发等反应。

②保泰松　有明显消炎镇痛作用。首剂 400mg，以后每 4～6 小时 200 mg，症状好

转后减为每次 100mg，每日 3 次，连服 3 日。服药过程中应注意皮疹、水肿、恶心、眩晕或消化性溃疡等。

③吲哚美辛　首剂 100mg，以后每次 50 mg，每 8 小时 1 次，直至疼痛缓解，然后逐渐减药至停药。不良反应主要表现为头痛、恶心、眩晕等，有消化性溃疡患者禁用。

④促肾上腺皮质激素（ACTH）　对病情严重而上述药物治疗无效时，可采用静脉滴注或分次肌内注射，本药疗效迅速但易复发。

（2）间歇期和慢性期　主要采用排泄尿酸药和抑制尿酸合成药。

①丙磺舒　从小剂量开始。首剂 0.5g，每日分 2 次口服。以后于 2 周内逐渐增至维持量每天 1～1.5g，分 3～4 次口服。

②磺吡酮　从小剂量开始。首剂每日 100mg，分两次口服。以后于 10 日内逐渐增大至 300～400 mg，分 3～4 次口服，每日最大剂量为 600mg。

③别嘌呤醇　应用于尿酸合成过多，血尿酸过高和不宜用排尿酸药物治疗的患者。每次 100mg，每日 2～3 次口服，可增至每次 200mg，每日 3～4 次。用药过程中若引起尿酸转移性痛风发作，可辅以秋水仙碱治疗。

3. 中医药治疗　参考本书第四章第四节药物治疗及本章第四节有关痹证的辨证论治。

4. 手术治疗　慢性期患者，除采用药物治疗外，若痛风石过大，影响关节功能或破溃经久不愈，可采用手术刮出痛风石。

【预防与调护】

1. 节制饮食。
2. 急性期休息，冷敷，大量饮水。
3. 家族史注意复查血尿酸。
4. 为防止复发，可长期小剂量服用秋水仙碱或丙磺舒。
5. 若有高血压、肾结石、肾炎等合并症，应给予适当的处理。

第五节　代谢性骨病（骨质疏松）

一、骨质疏松

【概述】

骨质疏松是指单位体积内骨组织含量减少，骨的脆性增加，易于发生骨折为特征的全身性骨骼疾病。属中医痿证范畴。发病率随年龄的增长而增高，一般女性自 40 岁开始，男性从 50 岁以后。有明显的性别差异，女性比男性多见。

【病因病机】

中医学认为，本病主要由脾肾亏虚、气血两虚、筋骨得不到濡养，加之风邪乘虚侵袭，发为本病。

西医学认为，本病病因尚不明了，发病受多种因素的影响。原发性骨质疏松的主要原因为性激素（尤其是雄性激素）减少及活动量减少；继发性的常见原因有过量使用皮质醇、活动减少、维生素缺乏和铁过多、酒精中毒、吸收不良性肝病、肝素治疗、生殖腺内分泌功能不足、失重等。

【临床表现与诊断】

1. 临床表现 主要表现为局限性疼痛、畸形和骨折。疼痛多见于脊柱胸段及下腰段，疼痛程度与骨质疏松程度成正比。在登高、体位改变及震动时可使疼痛加重。严重者可因轻微的外力，如咳嗽、喷嚏后发生压缩性骨折，并即时出现局部急性锐痛，不予特殊治疗，3～4周后可逐渐缓解。因脊柱侧弯、椎体压缩性骨折及椎体后突可引起慢性背深部广泛性锐痛，伴全身乏力。部分骨质疏松患者常无明显症状，偶尔 X 线摄片时被发现压缩性骨折。骨折以椎体、股骨颈和尺桡骨远端多见。胸椎压缩性骨折可引起胸廓畸形和疼痛，导致肺部气体交换受限，使肺部易受感染，还可影响心脏功能。

2. 辅助检查

（1）实验室检查 检查指标包括碱性磷酸酶、骨钙素、羟脯氨酸、吡啶酚等。

（2）X 线检查 早期不太明显。后期骨质普遍稀疏，以脊柱、骨盆、股骨上端明显。椎体出现鱼尾样双凹形，椎间隙增宽，有许莫氏结节（schmorl 结节），胸椎楔形改变，受累椎体可多发、散发。

（3）骨密度检测 骨密度值降低 25% 以上。

【鉴别诊断】

1. 骨质软化症 特点为骨有机质增多，但钙化过程障碍，临床上常有脂肪痢、胃大部切除术或肾病病史。X 线可见假性骨折线（带状脱钙区），即路塞（Looser）线。

2. 骨髓瘤 可有脊柱疼痛、病理骨折。X 线显示骨骼典型边缘清晰的脱钙区。实验室检查，血浆球蛋白（IgM）增高，尿中出现凝溶蛋白。骨髓涂片有骨髓瘤细胞。

3. 其他各种原因所致的继发性骨质疏松 如肝脏疾病、肾脏疾病、多发性骨髓瘤、骨转移癌、急性白血病、吸收不良综合征、甲状腺功能亢进症、甲状旁腺功能亢进症、骨软化症、酒精中毒及药物（如类固醇激素）等。

【治疗】

1. 中医治疗

（1）肾阴不足 滋阴补肾，六味地黄汤或左归丸加减。

（2）肾阳不足　补肾壮阳，补肾丸或右归丸加减。

（3）气血两虚　补益气血，八珍汤或理气补血汤加减。

（4）风邪偏胜　祛风通络，防风汤加减。

2.西医治疗　当前对原发性骨质疏松症的治疗，主要有以下几种药物：

（1）雌激素　适合绝经期妇女使用，它有抑制破骨细胞活性的作用，对骨质疏松的治疗作用已被公认，但只能减轻骨吸收，却不能恢复骨量至绝经前的水平。长期补充雌激素的有效性与安全性有待进一步研究。口服己烯雌酚每日 0.5 ~ 1.0mg，连服 4 周后，停 1 周。可与丙酸睾酮合用以增强疗效，肌内注射每次 50mg，3 ~ 4 日注射 1 次。

（2）降钙素　是目前治疗骨质疏松的主要药物，除注射外，尚有鼻喷剂。有减缓骨量丢失和增加骨量的作用。每周 2 ~ 3 次皮下注射，持续 2 ~ 3 个月，作用为 18 个月。降钙素每次 10mg，每周 2 次，鼻吸入。应与钙剂联合使用。

（3）补钙法　常与维生素 D 结合使用，并合用稀盐酸和食醋以增强钙吸收。此方法可使骨量有所增加，症状有所好转，但对较重病例疗效不佳，而长期过量补充钙盐可引起便秘、高钙血症或高钙尿症等。钙剂每日 1 ~ 1.5g，维生素 D 每日 500 ~ 1000IU。

（4）氟化物　可以刺激骨形成，对脊柱骨质疏松效果好，对周围骨效果差，副作用较多。

（5）合成同化激素　如康力隆等，有较强的促进蛋白合成作用，可预防骨质疏松患者骨量丢失，刺激骨形成。副作用有声哑、多毛和水钠潴留。

【预防与调护】

1.合理膳食营养，多食用富含钙、磷及蛋白质、维生素 D、维生素 C 等食品，如鱼、虾、乳制品、骨头汤、鸡蛋、豆类、杂粮、绿叶蔬菜等。

2.坚持体育锻炼，多接受日光浴，骨痛需卧床者应在床上进行适当的四肢运动，但应避免负重物或颠簸。

3.辨明病因，对症治疗。

4.疗效判定，以临床症状和实验室检查为主，而不以 X 线征象为主。主要还是由于骨质疏松在 X 线上反应时间比较长。

第六节　骨坏死

一、股骨头缺血性坏死

【概述】

股骨头缺血性坏死是指由于某种原因导致股骨头的活骨组织因缺血而坏死的一种病理过程，由于其病理机制多为无菌性原因造成骨质的血供障碍所致，所以也称为股骨头无菌性坏死。发病年龄以儿童和青壮年多见，男多于女。

【病因病机】

中医学认为本病的发病原因如下:

1.肝肾两虚 肾虚而不能主骨,髓失所养,肝虚而不能藏血,营卫失调,气血不能温煦、濡养筋骨。

2.气滞血瘀 气滞则血行不畅,血瘀也可致气行受阻,营卫失调,闭而不通,骨失所养。

3.正虚邪侵 外伤或感受风、寒、湿邪,脉络闭塞,或房事不节,饮酒过度,脉络张弛失调,血行受阻;或因素体虚弱,复感外邪;或体虚患病、用药不当等使筋骨受累。

西医学对引起股骨头缺血性坏死的原因尚不十分清楚,临床上将其分为创伤性和非创伤性2类。①创伤因素:包括股骨颈骨折、髋臼骨折、髋关节脱位、髋关节积累性损伤等。②非创伤因素:包括内容较多,主要有糖皮质激素、放射线、减压作用、滑膜炎、大量饮酒等40余种因素与股骨头缺血性坏死的发生有密切关系。

骨坏死的病理改变可分为2个阶段:第一阶段是骨组织和骨髓内细胞的坏死,随后是细胞、毛细血管和骨髓基质溶解。第二阶段是修复过程,表现为修复与破坏交替进行。

【临床表现与诊断】

1.临床表现 股骨头缺血性坏死的早期症状和体征均不明显,而后可出现疼痛、跛行、功能障碍。患者早期感觉髋周疼痛,部分患者可表现为膝关节内侧痛、下腰部痛、臀部痛,呈间歇性发作或进行性加重,髋关节内、外旋受限,以后出现轻度跛行,髋关节屈曲受限,服用消炎止痛药则可减轻症状;后期以跛行为主,局部疼痛可因劳累、受凉而加重,但其程度与病情不成正比,髋关节功能明显受限,止痛药无明显效果。检查时,患髋"4"字试验阳性,髋关节屈曲挛缩试验阳性,髋关节承重机能试验阳性。

2.X线表现 虽然X线检查难以早期发现股骨头缺血性坏死,但仍是诊断中、晚期患者,确定病期,评价治疗效果的重要手段,也是最常用的检查方法(图8–4)。临床上可将X线表现分为4期:

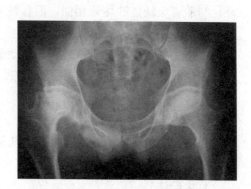

图8–4 股骨头无菌性坏死X线片

Ⅰ期:软骨下溶解期。多在负重区出现囊性变或"新月征"。

Ⅱ期:股骨头缺血性坏死期。头外形尚正常,在头的外方或外上方及中部可见密度增高区,周围有时出现硬化带。

Ⅲ期:股骨头塌陷期。头部出现阶梯状塌陷或双峰征,软骨下有细微骨折线,负重区变扁,并有周围骨质疏松现象。

Ⅳ期：股骨头脱位期。坏死区继续向内下方发展，头扁平、增生、肥大，可向外上方脱位，关节间隙狭窄，髋臼边缘增生硬化。

3. CT、MRI、同位素检查

（1）CT检查　具有重要的早期诊断价值。正常股骨头表现外形光滑完整，骨小梁于股骨头中央稍粗，向股骨头周围呈放射状排列，称之为星状。骨坏死时可见星状结构，周围星芒挤在一起或相互融合，晚期星状征消失、头外形改变、碎裂硬化等。

（2）MRI检查　正常股骨头骨皮质为环行低信号，髓腔中因含脂肪组织而成高信号，而在髓腔中央的高信号区还可见有向表面放射分布的低信号，由粗到细，此为髓腔内正常骨小梁结构。股骨头缺血性坏死早期因脂肪细胞死亡、减少，于关节面下方可见一带状低信号，均匀一致，边界清楚，有时可延伸至股骨颈。随着病情的发展，股骨头内出现不规则的信号，坏死组织呈低信号，修复组织呈高信号。

（3）核素扫描　核素检查也是早期诊断的方法之一，它是通过将骨显像剂注入血中，使其与骨组织的某些成分结合，再通过伽马照相机成像，股骨头异常的骨扫描表现为"冷区"或"热区"。相对于伽马照相，ECT（放射型计算机断层）的断层图像可以提供三维信息，为许多定量计算和分析提供了依据。

【鉴别诊断】

1. 风湿性关节炎　症状与早期股骨头缺血性坏死相似，均为髋关节疼痛，X线改变不明显，但风湿性关节炎伴有红、肿、热等风湿热表现，痛无定处，血清抗"O"可为阳性，且后期髋关节的骨性结构也不造成损害。

2. 类风湿性关节炎　早期疼痛，晚期关节僵直和畸形均与股骨头缺血性坏死相似。其发病特点是多发性、对称性，以关节滑膜病变为主。实验室检查血沉加快和类风湿因子阳性。X线变化从关节间隙开始，早期因滑膜水肿、充血而使间隙变宽，以后则出现间隙狭窄等变化，与股骨头坏死病变始发于股骨头有明显区别。

3. 髋关节骨性关节炎　关节疼痛、活动受限，X线表现髋关节间隙变窄、边缘增生、硬化与股骨头缺血性坏死相似。但骨性关节炎多发于中老年人，起病缓慢，X线改变以关节间隙改变为主，股骨头无塌陷。

4. 髋关节结核　疼痛、跛行、活动受限、骨质破坏等与股骨头缺血性坏死有相似之处，但结核全身症状明显，低热、盗汗、疲倦、消瘦是其发病特点。

【治疗】

目前，多数治疗方法对早期股骨头缺血性坏死的疗效较为满意，因此，早期诊断就成为诊治本病的关键。但还没有一种公认和满意的方法。

1. 内治法

（1）肝肾两虚　以髋关节功能障碍及髋周固定疼痛为主。治宜补益肝肾，养血充髓，用左归丸加味。

（2）气滞血瘀　以髋部疼痛、轻度跛行为主。治宜活血化瘀，通络止痛，用桃红四物汤加玄胡、枳壳、香附等。

（3）气血两虚，肝肾俱亏　以髋部间歇性疼痛、下肢乏力、关节屈伸不利为主。治宜固本培元，气血双补，用八珍汤、十全大补汤为主方。

2. 外治法

（1）外用药　常用外用药多以活血化瘀之桃仁、红花、穿山甲、乳香、没药、大黄为主，佐以温经通络止痛的川椒、细辛、胆南星等，可制成膏药敷于患处，也可煎汁外洗或离子导入等。对缓解软组织痉挛与疼痛有很好作用。

（2）传统手法　对松解软组织、舒筋活血止痛、增加关节活动度均有很好效果。操作时先从点、按、揉等轻手法开始，主要作用于髋周痛点及相应穴位，待充分放松得气后，可用较重手法作用于髋周肌肉及下肢，最后慢慢地活动髋关节，以增加活动度，并以牵抖、拍打手法结束治疗。

3. 手术治疗

（1）钻孔减压术　为早期患者的常用方法，既可降低骨内压，又可使股骨头重新获得血液灌注，改善血供，此法适用于 I 期患者。

（2）植骨术　包括游离植骨和带蒂植骨，前者是提供机械支撑作用，防止股骨头塌陷，但游离骨成活率较低；后者则从理论上解决了这个问题，还能增加股骨头血供，根据病情可选择带肌蒂或血管蒂植骨。适用于 II、III 期患者。

（3）血管移植术　包括一条血管和多条血管植入，而且有吻合和不吻合的不同，该类手术对重建股骨头血液循环有一定的作用。也适用于 II、III 期患者。

（4）截骨术　其理论根据是应力学说，其目的是改变力线和改善负重面，包括粗隆间、粗隆下、骨盆等多种截骨方法，应根据病情选择运用。适用于 III 期患者。

（5）人工关节置换术　包括股骨头置换和全髋置换，是治疗晚期患者的常用方法。近期疗效较好，远期效果较差，而且属于不可逆手术，因此要严格控制适应证，对年轻患者慎用，一般用于 IV 期的年老患者。

（6）闭孔神经切断术　对于年老、多病、不能做关节大手术的晚期患者，采用闭孔神经切断术作为一种姑息疗法，能起到减轻疼痛、缓解内收肌痉挛的作用。

4. 非手术治疗

（1）限制负重适用于早期患者，可减轻对股骨头的压力。

（2）牵引疗法可缓解软组织的痉挛，矫正部分畸形，减低关节内压力，增加髋臼对股骨头的包容。

【预防与调护】

1. 一旦发现，要早诊断，早治疗，避免延误病情。患病后应减轻负重，及时卧床休息，患肢制动，减轻股骨头受压。

2. 避免酗酒，尽可能不使用糖皮质激素。髋关节因创伤骨折后，要及时正确治疗，避免发生创伤性股骨头无菌性坏死。

二、胫骨结节骨骺炎

胫骨结节骨骺炎又称胫骨结节无菌性骨骺坏死。以青少年喜好剧烈运动者多见，男多于女。单侧发病者多见，双侧发病约占 30%。

【病因病机】

中医学认为慢性劳损引起气血凝滞，营卫不通，胫骨结节处骨骺失去正常的气血温煦和濡养，致生本病。

西医学认为青少年时期，过多参加剧烈的运动，使胫骨结节受到髌韧带的过度、反复的牵拉和损伤，引起结节的部分撕脱，阻断或减少了来自髌韧带的血液供应，导致骨突部的骨骺缺血、坏死。后期由于成骨细胞的活动增加，在局部产生骨质增生，胫骨结节明显增大。

【临床表现与诊断】

1. 临床表现 行走较长时间或活动锻炼后，膝前方髌韧带附着处疼痛，休息后缓解。以后疼痛逐渐加重，只要受到髌韧带的牵拉就能引起疼痛。检查可发现，压痛明显，胫骨结节处高突隆起，无波动感，压之较硬，无全身症状。

2. X 线检查 侧位片显示髌韧带及其周围软组织有肿胀阴影，胫骨结节与韧带之间的锐角消失。胫骨结节可见碎裂。

【鉴别诊断】

胫骨结节骨骺撕脱骨折，有强大暴力作用史，伤后即不能行走，局部剧烈疼痛，压痛明显，肿胀，可见青紫瘀斑，X 线片显示胫骨结节骨骺分离。

【治疗】

本病可自愈。大多数病例只要减少活动、避免剧烈的运动，数周后可缓解或消除症状。

1. 中药治疗 内服桃红四物汤，外用消肿止痛膏敷贴。

2. 西药治疗 在肿胀的髌腱或骨骺周围软组织中用普鲁卡因加强的松龙局部封闭，能起到减轻疼痛、缩短病程的作用。

3. 手术治疗 成年后尚有碎裂骨骺未与胫骨结节融合而症状持续，可行钻孔或植骨术以促进融合。

4. 非手术治疗 对一些比较严重的病例，需要使用石膏管型固定，允许下肢负重；但对那些疼痛剧烈者应卧床休息，避免膝关节剧烈运动。疼痛重者可用长腿石膏托或夹板固定膝关节于伸直位。

【预防与调护】

1. 避免剧烈活动，对于田径运动、球类运动，要有正确的指导。
2. 局部热敷，消除疲劳，促进血液循环。

第七节 骨肿瘤

【概述】

骨肿瘤包括原发性肿瘤、继发性肿瘤及瘤样病变等。骨肿瘤来源于骨基本组织和骨附属组织，骨基本组织指软骨、骨、骨膜、髓腔纤维组织等；骨附属组织指骨内的神经、血管、骨髓等。骨肿瘤虽有良性和恶性之分，但并非截然分开，有些肿瘤表现为良性与恶性之间的中间型性质，故有"相对恶性"与"低度恶性"之称谓。一般为单发，也有多发者，如骨软骨瘤、软骨瘤、骨髓瘤等。

骨肿瘤虽不是常见骨疾病，但恶性骨肿瘤对人体生命危害极大，值得重视。

【病因病机】

中医学认为，本病的发生有内、外两个因素：

1. **外因** 肿瘤的发生和六淫之邪、外伤、环境因素等有密切关系。如损伤可引起骨巨细胞瘤的发生等。

2. **内因** 人的精神因素、体质强弱、遗传、年龄等与骨肿瘤的发生、发展和预后有密切关系。如情绪剧烈波动，持续时间长，必会引起阴阳失调，脏腑功能紊乱，气血不调，经络受阻，导致骨肿瘤发生。某些骨肿瘤的发病与年龄关系密切，如骨肉瘤主要发生于儿童与青少年，而骨巨细胞瘤主要发生于成人。

西医学认为，本病与物理、化学、生物、遗传、激素、营养、机体免疫等因素有关。

【分类】

1. 中华医学会骨科分会骨肿瘤组 1983 年制订的骨肿瘤分类标准（表 8–2）。

表 8–2 骨肿瘤的分类

组织来源	良性	中间性（相对恶性、低度恶性）	恶性
骨	骨瘤 骨样骨瘤 良性成骨细胞瘤		骨肉瘤 皮质旁骨肉瘤 恶性成骨细胞瘤

组织来源	良性	中间性 （相对恶性、低度恶性）	恶性
软骨来源	骨软骨瘤（单发、多发） 软骨瘤（单发、多发） 良性成软骨细胞瘤 软骨黏液样细胞瘤	透明细胞软骨肉瘤	软骨肉瘤 间充质软骨肉瘤 未分化软骨肉瘤 恶性成软骨细胞瘤 恶性软骨黏液样纤维瘤
纤维	成纤维性纤维瘤 骨化性纤维瘤 非骨化性纤维瘤		纤维肉瘤
组织细胞或纤维组织细胞	良性纤维组织细胞瘤 骨巨细胞瘤Ⅰ级	骨巨细胞瘤Ⅱ级	恶性纤维组织细胞瘤 骨巨细胞瘤Ⅲ级
脉管	血管瘤（单发、多发） 淋巴管瘤 血管球瘤	血管内皮细胞瘤 侵袭性血管外皮细胞瘤	血管肉瘤 恶性血管外皮细胞瘤
脂肪	脂肪瘤		脂肪肉瘤
脊索			脊索瘤
间充质	良性间充质瘤		恶性间充质瘤
骨髓			骨髓瘤（单发、多发） 尤文肉瘤 恶性淋巴瘤 霍奇金病 非霍奇金淋巴瘤
神经	神经鞘瘤 神经纤维瘤		恶性神经鞘瘤
"上皮包涵性"			长骨"釉质器瘤" 长骨"滑膜肉瘤" 长骨"基底细胞瘤"
其他			骨的横纹肌肉瘤 平滑肌肉瘤 腺泡状肉瘤

注：骨肉瘤又可分为：①典型骨肉瘤；②毛细血管扩张型骨肉瘤；③小细胞型骨肉瘤；④辐射后骨肉瘤；⑤ Paget 肉瘤。

2. WHO 制定的骨肿瘤分类标准（表 8–3）。

表 8–3　骨肿瘤的分类

良性	中间性	恶性
成骨性肿瘤	侵袭性（恶性）骨母细胞瘤	骨肉瘤
骨瘤		中心性（髓性）骨肉瘤
骨样骨瘤和骨母细胞瘤		普通型中心性骨肉瘤
骨样骨瘤		毛细血管扩张型中心性骨肉瘤
骨母细胞瘤		骨内高分化骨肉瘤（低度恶性）
		圆形细胞骨肉瘤
		表面骨肉瘤
		骨旁近皮质骨肉瘤
		骨膜骨肉瘤
		高度恶性表面骨肉瘤
		软骨肉瘤
		近皮质（骨膜）软骨肉瘤
		间叶性软骨肉瘤
		去分化软骨肉瘤
		透明细胞软骨肉瘤
		恶性软骨母细胞瘤
成软骨性肿瘤		
软骨瘤		
内生软骨瘤		
骨膜近皮质软骨瘤		
多发性遗传性骨软骨瘤		
软骨母细胞瘤		
软骨黏液性纤维瘤		
骨巨细胞瘤（破骨细胞瘤）		
骨髓肿瘤		
		尤文肉瘤
		骨原始神经外胚层瘤（PNET）
		恶性淋巴瘤骨髓瘤
脉管肿瘤	血管内皮瘤	血管肉瘤
血管瘤	血管外皮瘤	恶性血管外皮瘤
淋巴管瘤		
球瘤（血管球瘤）		
其他结缔组织瘤		
良性纤维组织细胞瘤	韧带样纤维瘤（硬纤维瘤）	纤维肉瘤
		恶性纤维组织细胞瘤
脂肪瘤		脂肪肉瘤
		恶性间叶瘤
		平滑肌肉瘤
其他肿瘤		未分化肉瘤
神经鞘瘤		脊索瘤
神经纤维瘤		长骨造釉细胞瘤
未分化肿瘤		
瘤样病变		
孤立性骨囊肿	动脉瘤样骨囊肿	
干骺端纤维性皮质缺损	嗜酸性肉芽肿（孤立性）	
（非骨化性纤维瘤）		
骨化性肌炎	甲状旁腺功能亢进性棕色瘤	
巨细胞（恢复性）肉芽肿		

【临床表现与诊断】

骨肿瘤早期往往无明显症状，因此，早期诊断骨肿瘤有一定困难。但是如果通过详细问诊和体格检查、实验室检查及病理组织检查等，便可获得较有价值的诊断依据。

1. 临床表现

（1）好发部位　骨肿瘤多有一定的好发部位。例如骨肉瘤好发于长骨干骺端；骨巨细胞瘤好发于骨骺；尤文肉瘤好发于长骨骨干；骨转移瘤多发于扁骨，长骨次之；脊索瘤以脊椎为特发部位，尤以骶椎最多；软骨瘤多发生于手、足各骨。因此，骨肿瘤的发病部位对诊断有一定的参考价值。通常原发性骨肿瘤的病灶为单发，骨髓瘤和转移性骨肿瘤的病灶为多发。

（2）疼痛与压痛　是恶性骨肿瘤首先出现的症状。一般开始有间歇，逐渐进行性增剧，并可有压痛，患者难以忍受，大多数恶性骨肿瘤患者夜间疼痛增剧，但多发性骨肿瘤在休息时或夜晚疼痛反而减轻。疼痛通常接近肿瘤的部位，但有时可沿周围神经走向呈放射性疼痛，如髂骨或骶骨上的原发性骨肿瘤可引起同侧的坐骨神经痛。良性骨肿瘤，疼痛并不是重要症状，虽然大多数没有疼痛，但也有例外，如骨样骨瘤，其特点是疼痛呈持续性，有时相当严重，夜间更甚。

（3）肿胀和肿块　通常在疼痛发生相当时间后才出现，在浅部（如骨膜）比在深部（如骨髓腔内）易于发现。转移性肿瘤可完全没有肿胀，有些良性骨肿瘤（骨软骨瘤或软骨瘤等）体积一旦突然增大，则提示有恶变的可能。检查时应注意肿物的部位、大小、形态、硬度、活动度、边界是否清晰，有无搏动或淋巴结转移。

（4）功能障碍　在骨肿瘤晚期，功能障碍多由疼痛及肿胀所致。发展迅速的恶性骨肿瘤有非常明显的功能障碍，而某些良性骨肿瘤（如骨囊肿及骨软骨瘤）在没有发生病理骨折或恶变之前，可无明显的功能障碍。接近关节的原发性骨肿瘤可能影响该关节的功能，若发生在下肢，则早期可能出现跛行。

（5）全身表现　良性骨肿瘤或恶性骨肿瘤早期一般无明显的全身症状。恶性骨肿瘤后期可出现食欲不振、精神萎靡、消瘦、贫血等征象，甚至出现恶病质。转移者大部分有原发癌瘤症状，但不是所有的原发灶都能找到，也有作为单独表现而就诊者。

2. 检查

（1）X线检查　对骨肿瘤的诊断有重要意义。X线检查包括骨质、骨膜和软组织阴影3部分。

①骨膜变化　一般来说良性骨肿瘤和瘤样病变的阴影比较规则，边缘整齐，皮质多膨胀变薄，或骨化而增厚，常无骨膜增生，如有其骨膜新生骨表现均匀致密，常与骨皮质愈合。软骨源性骨肿瘤常合并钙化阴影，呈环状或片点状。恶性骨肿瘤常有广泛的不同形式的骨膜增生，而且骨膜增生还可被肿瘤所破坏，仅在边缘区保留骨膜增生，如针状、葱皮样等。这种表现对恶性肿瘤有特征性。血管造影有助于鉴别良、恶性肿瘤。恶性者静脉回流加速（大于19秒），显示新生血管和血管窦等异常阴影。但对血管丰富的良性病变，有时也不易断定。近年来同位素扫描应用 ^{85}Sr（锶）、^{18}F（氟）、^{99}Tc（锝）、

^{169}Yb（镱），也仅能显示占位病变的活跃情况，不能作为诊断的依据。

②骨质变化 常见的变化是骨质破坏。良性肿瘤多引起膨胀性压迫性骨质破坏，界限清晰、锐利，破坏邻近的骨皮质多连续完整。恶性骨肿瘤则为浸润性骨质破坏，不膨胀，界限不清，边缘不整；骨皮质较早出现虫蚀状破坏和缺损，同时肿瘤易穿破骨皮质而进入周围软组织中形成肿块影。一些恶性骨肿瘤还可见到骨质增生，即肿瘤组织自身的成骨（肿瘤骨的生成），呈现出毛玻璃状、斑片状、放射针状或骨皮质硬化。

③周围软组织变化 良性骨肿瘤多无软组织肿胀，仅见软组织被肿瘤推移。骨组织边缘与软组织界限清楚。恶性骨肿瘤常侵入软组织，并形成肿块影，与邻近软组织界限不清。正、侧位X线摄片是不可缺少的诊断手段，恶性骨肿瘤应常规拍胸片了解有无转移。CT可提供病损的横断面，因而可确定病损的范围。磁共振能更清楚地反映软组织累及范围。

（2）实验室检查 应包括血、尿、骨髓常规，血沉，血浆钙、磷、碱性磷酸酶的定量检查。在良性骨肿瘤中一般皆在正常范围。在发展缓慢的低度恶性肿瘤中，一般有贫血、血沉增快，在成骨活跃时碱性磷酸酶亦高。软骨肉瘤中葡萄糖耐量试验有异常。骨髓瘤中血浆球蛋白增多，蛋白电泳异常，尿中本-周（Bence-Jones）蛋白仅30%为阳性。

（3）病理组织检查 目前常用穿刺活检、冰冻切片和蜡块切片3种检查方法。蜡块切片是最重要的诊断依据，但也要结合临床和X线所见来判断，应注意因取材不当所造成的误诊。一般良性肿瘤细胞均匀，染色不深，很少有核分裂。相反，恶性者细胞核大小不匀，染色深，核分裂多见。有些特殊染色如PAS、银染色等，可作为补充诊断。近年来电镜观察肿瘤尚在摸索阶段，可能有助于确定肿瘤细胞的来源。

【治疗】

根据骨肿瘤性质、大小和部位，采用不同的治疗方法。一般来说良性骨肿瘤有压迫症状者多用手术治疗，个别良性骨肿瘤由于所在部位手术困难，也可用放射治疗（脊椎血管瘤等）。原发恶性者，截肢术多不能治疗，仅软骨肉瘤效果较好，其他5年生存率都较低（20%左右）。近年来采用中药、化学、免疫等综合治疗，结合手术或放射治疗，生存率有所提高。

1.中药治疗 中药治疗骨肿瘤，对于增强体质、提高抗病能力、改善全身和各脏腑功能、攻伐邪毒等均有良好作用。恶性骨肿瘤的局部变化和全身影响错综复杂。治疗时应正确处理好"攻与补""治标与治本"的关系。

（1）早期 正气尚充者，应综合各种抗癌疗法，以攻为主，攻中有补，用蟾酥丸、抵当丸或大黄䗪虫丸，痛甚可用抗癌止痛散。

（2）中期 正盛邪实者，或肿瘤截肢者，应攻补并重，用抗癌止痛散等。

（3）晚期 正虚邪实者，应先补后攻，气血两虚者，用消癌片、补益消癌汤、当归鸡血藤汤。脊柱肿瘤并发下肢瘫痪者可用神农丸等。

此外，在放射线或化学药物治疗过程中，有大量的肿瘤分解产物在机体内堆积，若不及时排出，势必有害机体。因此，又必须结合疏泄药物、解毒药物、大量饮水或输液等，使废物迅速排出体外。临床实践证明，中药黄芪、灵芝、人参、党参、女贞子、山慈菇、半枝莲、白花蛇舌草、水蛭、蜈蚣等，对各类骨肿瘤有一定疗效。

近几年来，有很多抗癌中药制成各种剂型。如：①喜树碱制剂，每片 0.48g，每次 5 ~ 6 片，每日 3 次，注射液每次 2mL，每日 1 次，肌内注射。②核桃树枝注射液，首用 25% 注射液 5mL，每日 1 次，2 周后改用 10% 注射液 5mL，每日 1 次，2 ~ 3 个月为 1 个疗程，对多种肿瘤有改善症状的作用，如同藤梨根注射液合用，治疗白血病、网状细胞肉瘤、淋巴肉瘤等。③癌敌注射液，每次 10 ~ 20mg，每日 2 次，肌内注射，用于多发性骨肉瘤及其他癌肿，并有提高白细胞作用。④三棱莪术注射液，每次 2mL，每日 2 次，肌内注射，用于各种骨肿瘤。

2. 西药治疗（化学药物治疗）

（1）烷化剂　具有烷化基因，能和细胞中蛋白及核酸中的氨基、巯基、羟基等作用，破坏细胞分裂，导致细胞死亡。

①盐酸氮芥　体外循环动脉灌注，每 10 分钟注入 10mg，一次灌注总量为 40 ~ 60mg。

②环磷酰胺　静脉滴注，每日 200mg，或每周 1 次 600 ~ 1000mg，总量为 8 ~ 10g；口服 50mg，每日 3 次。

③噻替派　常用于局部注射，每次用 10 ~ 20mg，总量为 300mg。

（2）抗代谢药　常用的有氨甲蝶呤（MTX）、6-MP、5-氟尿嘧啶、阿糖胞苷等。其中以氨甲蝶呤（MTX）为主，且以大剂量为好，每次 3 ~ 10g 或更多。注射 6 小时后必须用甲酰四氢叶酸钙（亚叶酸钙）解毒。给药前 1 日和当日需输液，碱化尿，维持尿量在每日 300mL 左右。

（3）抗生素　有些抗生素能抑制肿瘤的生长，如阿霉素、丝裂霉素、博来霉素等。

（4）植物类药物　骨肿瘤中常用的植物药为长春新碱，毒性较大，以神经肌肉系统为主，而对骨髓抑制较轻，它与氨甲蝶呤合用可提高疗效。每次 1 ~ 2mg 静脉滴注，总量 10mg。

3. 手术治疗　手术方法包括良性骨肿瘤的刮除术、整块切除合并植骨术、恶性骨肿瘤的截肢术。

4. 放射治疗　利用放射线或放射性同位素对肿瘤细胞的直接杀伤作用以达到治疗目的。这是治疗恶性肿瘤的一个重要方法。为了便于选择放射治疗，临床应用分为下列几种情况：

（1）适用放射治疗　对放射性敏感度高和中等敏感的肿瘤，如良性肿瘤中的血管瘤、动脉瘤样骨囊肿、恶性肿瘤中的尤文肉瘤等。

（2）辅助性放疗　有些肿瘤手术不够彻底，如脊椎、骨盆部位，术前、术后皆可放疗，以减少复发。有些恶性肿瘤，放疗与化疗并用，常可收到良好效果，如骨髓瘤等。

（3）姑息性放疗　适用于晚期或无法根治的肿瘤。某些发展快、症状严重的肿瘤，有时放疗可暂时缓解症状。

（4）禁忌放疗者 如良性骨来源的肿瘤和软骨来源的肿瘤、晚期肿瘤患者处于恶病质的情况下等。

5. 免疫疗法 免疫疗法是用免疫学的方法使机体产生免疫反应，用来遏制肿瘤细胞的生长。在肿瘤治疗中应用比较广泛的免疫疗法为非特异的，采用卡介苗及短小棒状杆菌在治疗白血病及黑色素瘤时有一定疗效。单克隆抗体治疗肿瘤，显示出前景。有许多能提高机体的免疫能力、抑制肿瘤生长的中药，对骨肿瘤有较好的疗效。

【预防与调护】

1. 注意饮食调养，清洁卫生，增强体质，保持愉悦情绪，提高机体的抗病能力。

2. 在工作及生活环境中消除或减少化学、物理及生物等致癌因素对身体的影响。

3. 对久病卧床不起者，应注意防止发生褥疮，对止痛类药物的应用，如吗啡类、杜冷丁（哌替啶）等，应预防成瘾，可与其他止痛药交替使用。

附 录

常用方剂

二 画

二陈汤（《太平惠民和剂局方》）

【组成】半夏　橘红　白茯苓　甘草

二妙散（《丹溪心法》）

【组成】黄柏　苍术

十全大补汤（《太平惠民和剂局方》）

【组成】人参　黄芪　肉桂　白术　茯苓　当归　川芎　炙甘草　熟地黄　白芍

七三丹（经验方）

【组成】熟石膏7份　升丹3份

七厘散（《同寿录》）

【组成】血竭　乳香　没药　红花　儿茶　冰片　人工麝香　朱砂

八仙逍遥汤（《医宗金鉴》）

【组成】荆芥　川芎　甘草　当归　黄柏　苍术　牡丹皮　川椒　苦参

八珍汤（《正体类要》）

【组成】当归　川芎　熟地黄　白芍　人参　白术　茯苓　炙甘草　生姜　大枣

人参养荣汤（《三因极一病证方论》）

【组成】人参　炙黄芪　白术　陈皮　桂心　当归　熟地黄　五味子　远志　茯苓
生姜　大枣　炙甘草

三 画

三七伤药片（成药）

【组成】三七　草乌（蒸）　雪上一枝蒿　骨碎补　红花　接骨木　赤芍　冰片

三棱和伤汤（《中医伤科学讲义》）

【组成】三棱　莪术　青皮　陈皮　白术　枳壳　当归　白芍　党参　乳香　没药
甘草

三痹汤（《妇人大全良方》）

【组成】续断　杜仲　防风　桂心　细辛　人参　茯苓　当归　白芍　甘草　秦艽
生地黄　川芎　独活　黄芪　牛膝

下肢洗方（《中医伤科学讲义》）

【组成】伸筋草　透骨草　五加皮　三棱　莪术　秦艽　海桐皮　牛膝　木瓜　红
花　苏木

大补阴丸（《丹溪心法》）

【组成】黄柏　知母　熟地黄　龟板　猪脊髓

大活络丹（《兰台轨范》引《圣济总录》）

【组成】白花蛇　乌梢蛇　威灵仙　两头尖　草乌　天麻　全蝎　何首乌　龟甲
麻黄　贯众　甘草　羌活　肉桂　藿香　乌药　黄连　熟地黄　大黄　木香　沉香　细
辛　赤芍　没药　丁香　乳香　僵蚕　天南星　青皮　骨碎补　白豆蔻　安息香　附子
黄芩　茯苓　香附　玄参　白术　防风　葛根　虎胫骨（用代用品）　当归　血竭　地
龙　犀角（现用水牛角代）　麝香　松脂　牛黄　冰片　人参　蜜糖适量

大黄䗪虫丸（《金匮要略》）

【组成】熟大黄　䗪虫　水蛭　虻虫　蛴螬　干漆　桃仁　杏仁　黄芩　地黄　白
芍　甘草

万应膏（亦称万应宝珍膏，成药）

【组成】荆芥　山柰　麻黄　南刘寄奴　羌活　藁本　柴胡　地黄　生川乌　防风
苍术　川芎　独活　半夏　石斛　萆薢　鹿茸　虎骨（用代用品）　麝香　麻油　黄丹
续断　威灵仙　何首乌　生草乌　赤芍　附子

万灵膏（《医宗金鉴》）

【组成】鹳筋草　透骨草　紫丁香根　当归　自然铜　没药　血竭　川芎　红花　川牛膝　五加皮　石菖蒲　茅术　木香　秦艽　蛇床子　肉桂　附子

上肢洗方（《中医伤科学讲义》）

【组成】伸筋草　透骨草　荆芥　防风　红花　千年健　刘寄奴　桂枝　苏木　川芎　威灵仙

小活络丸（《太平惠民和剂局方》）

【组成】川乌　草乌　胆南星　当归　川芎　香附　白芍　乳香　没药　地龙肉

小活络丹（《太平惠民和剂局方》）

【组成】天南星　制川乌　制草乌　地龙　制乳香　制没药

四　画

天麻钩藤饮（《中医内科杂病证治新义》）

【组成】天麻　钩藤　石决明　山栀　黄芩　川牛膝　杜仲　益母草　桑寄生　夜交藤　茯神

五加皮汤（《医宗金鉴》）

【组成】当归　没药　五加皮　皮硝　青皮　川椒　香附子　丁香　地骨皮　牡丹皮　老葱　麝香

五味消毒饮（《医宗金鉴》）

【组成】金银花　野菊花　蒲公英　紫花地丁　紫背天葵

五神汤（《辨证录》）

【组成】茯苓　车前子　金银花　牛膝　紫花地丁

乌头汤（《金匮要略》）

【组成】麻黄　芍药　黄芪　甘草　川乌

六味地黄汤（《小儿药证直诀》）

【组成】熟地黄　山茱萸　山药　牡丹皮　泽泻　茯苓

双柏散（《中医伤科学讲义》）

【组成】侧柏叶　大黄　黄柏　薄荷　泽兰　延胡索

双柏散膏（《中医伤科学讲义》）

【组成】侧柏叶　黄柏　大黄　薄荷　佩兰

五　画

正骨水（成药）

【组成】九龙川　木香　风藤　土鳖虫　皂荚　五加皮　莪术　草乌　薄荷脑　樟脑

正骨紫金丹（《医宗金鉴》）

【组成】丁香　木香　血竭　红花　儿茶　熟大黄各1份　牡丹皮半份　甘草1/3份

左归丸（《景岳全书》）

【组成】熟地黄4份　山药2份　枸杞子2份　山萸肉2份　菟丝子2份　牛膝1份半　龟板2份　鹿角胶2份

右归丸（《景岳全书》）

【组成】熟地黄　山药　枸杞子　山萸肉　菟丝子　当归　杜仲　附子　鹿角胶　肉桂

归脾汤（《济生方》）

【组成】白术　当归　党参　黄芪　酸枣仁　木香　远志　炙甘草　龙眼肉　茯苓

四君子汤（《太平惠民和剂局方》）

【组成】党参　白术　茯苓　甘草

四物汤（《仙授理伤续断秘方》）

【组成】熟地黄　白芍　川芎　当归

四肢损伤洗方（《伤科常见疾病治疗法》）

【组成】桑枝　桂枝　伸筋草　透骨草　牛膝　木瓜　乳香　没药　红花　羌活　独活　落得打　补骨脂　淫羊藿　萆薢

四黄散（膏）（《证治准绳》）

【组成】黄连　黄柏　大黄　黄芩

生肌散（膏）（《外伤科学》）

【组成】制炉甘粉　滴乳石　滑石　琥珀　朱砂　冰片

仙方活命饮（《校注妇人良方》）

【组成】金银花　陈皮　当归　赤芍　白芷　贝母　防风　甘草　皂角刺　穿山甲　天花粉　乳香　没药

白虎加桂枝汤（《金匮要略》）

【组成】知母　甘草（炙）　石膏　粳米　桂枝（去皮）

加味犀角地黄汤（《中医伤科学讲义》）

【组成】水牛角　生地黄　白芍　牡丹皮　藕节　当归　红花　桔梗　陈皮　甘草

圣愈汤（《医宗金鉴》）

【组成】熟地黄　白芍　川芎　人参　当归　黄芪

六　画

地龙散（《兰室秘藏》）

【组成】肉桂　地龙　黄柏　甘草　羌活　苏木　麻黄　桃仁　当归　独活

芍药甘草汤（《伤寒论》）

【组成】芍药　甘草

托里消毒散（《医宗金鉴》）

【组成】人参　川芎　当归　白术　金银花　茯苓　白芷　皂角　甘草　桔梗　黄芪　白芍

当归鸡血藤汤（《中医伤科学》）

【组成】当归　熟地黄　龙眼肉　白芍　丹参　鸡血藤

回阳玉龙膏（《外科正宗》）

【组成】草乌（炒）　南星（煨）　军姜（煨）　白芷　赤芍　肉桂

血府逐瘀汤（《医林改错》）

【组成】当归　生地黄　桃仁　红花　枳壳　赤芍　柴胡　甘草　桔梗　川芎　牛膝

壮筋续骨丹（《伤科大成》）

【组成】当归　川芎　白芍　熟地黄　桂枝　三七　黄芪　杜仲　川续断　五加皮　骨碎补　虎骨（用代用品）　补骨脂　菟丝子　党参　木瓜　刘寄奴　土鳖虫

阳和汤（《外科证治全生集》）

【组成】熟地黄　白芥子　炮姜炭　麻黄　甘草　肉桂　鹿角胶

防风汤（《宣明论方》）

【组成】防风　当归　赤茯苓　黄芩　杏仁　麻黄　秦艽　葛根　肉桂　生姜　甘草　大枣

七　画

苏合香丸（《太平惠民和剂局方》）

【组成】白术　青木香　乌犀角（用代用品）　香附子　朱砂　诃黎勒　白檀香　安息香　沉香　麝香　丁香　荜茇　龙脑　冰片　苏合香　乳香　朱砂

伸筋丹（《全国中药成药处方集》）

【组成】地龙　马钱子(制)　红花　汉防己　乳香　没药　骨碎补　五加皮

身痛逐瘀汤（《医林改错》）

【组成】秦艽　川芎　桃仁　红花　甘草　羌活　没药　五灵脂　香附　牛膝　地龙　当归

羌活胜湿汤（《内外伤辨惑论》）

【组成】羌活　独活　藁本　防风　川芎　蔓荆子　甘草

补中益气汤（《东垣十书》）

【组成】黄芪　党参　白术　陈皮　炙甘草　当归　升麻　柴胡

补阳还五汤（《医林改错》）

【组成】黄芪　当归尾　赤芍　地龙　川芎　桃仁　红花

补肾壮筋汤（丸）(《伤科补要》)

【组成】当归　熟地黄　牛膝　山茱萸　茯苓　续断　杜仲　白芍　青皮　五加皮

补肾活血汤（《伤科大成》）

【组成】熟地黄　杜仲　枸杞子　补骨脂　菟丝子　当归尾　没药　山萸肉　红花　独活　淡苁蓉

驳骨散（《中医伤科学讲义》）

【组成】桃仁　栀子　侧柏　生地黄　红花　当归尾　大黄　毛麝香（岭南草药）黄连　黄柏　黄芩　骨碎补　薄荷　牡丹皮　防风　忍冬藤　透骨草　甘草　蒲公英　石斛　赤芍　自然铜　土鳖虫

八　画

抵当汤（丸）(《伤寒论》)

【组成】桃仁　大黄　水蛭　虻虫

肾气丸（《金匮要略》）

【组成】干地黄　山药　山茱萸　泽泻　茯苓　牡丹皮　桂枝　附子

知柏地黄丸（《医方考》）

【组成】知母　黄柏　熟地黄　山药　山茱萸　牡丹皮　茯苓　泽泻

和营止痛汤（《伤科补要》）

【组成】赤芍　当归尾　川芎　苏木　陈皮　桃仁　续断　乌药　乳香　没药　木通　甘草

金黄散（《医宗金鉴》）

【组成】大黄5份　黄柏5份　姜黄5份　白芷5份　陈皮1份　苍术1份　厚朴1份　南星1份　甘草1份　天花粉10份

金黄膏（《医宗金鉴》）

【组成】凡士林8/10　金黄散2/10

狗皮膏（成药）

【组成】生川乌　生草乌　羌活　独活　青风藤　香加皮　防风　威灵仙　苍术

蛇床子　麻黄　高良姜　小茴香　官桂　当归　赤芍　木瓜　苏木　大黄　油松节　续断　川芎　白芷　乳香　没药　冰片　樟脑　丁香　肉桂

定痛膏（《疡医准绳》）

【组成】芙蓉叶　紫荆皮　独活　生南星　白芷

肩周炎痛贴（外用成药）

【组成】乳香　没药　木鳖子　槐枝　麻油

九　画

茴香酒（《中医伤科讲义》）

【组成】茴香　丁香　樟脑　红花　白干酒

骨科外洗一方（《外伤科学》）

【组成】宽筋藤　钩藤　金银花藤　王不留行　刘寄奴　防风　大黄　荆芥

复元活血汤（《医学发明》）

【组成】柴胡　天花粉　当归　红花　甘草　穿山甲　酒大黄　桃仁

独参汤（《十药神书》）

【组成】人参

独活寄生汤（《备急千金要方》）

【组成】独活　防风　川芎　牛膝　桑寄生　秦艽　杜仲　当归　党参　熟地黄　白芍　细辛　甘草　肉桂　茯苓

宣痹汤（《温病条辨》）

【组成】防己　杏仁　滑石　连翘　山栀　薏苡仁　半夏　晚蚕砂　赤小豆

祛风胜湿汤（《太平惠民和剂局方》）

【组成】荆芥　防风　羌活　蝉蜕　茯苓皮　陈皮　金银花　甘草

神功内托散（《外科正宗》）

【组成】当归　白术　黄芪　人参　白芍　茯苓　陈皮　附子　木香　甘草　川芎　穿山甲

十　画

桂枝汤（《伤寒论》）

【组成】桂枝　芍药　甘草　生姜　大枣

桂枝附子汤（《伤寒论》）

【组成】桂枝　附子　生姜　大枣　甘草

桃仁承气汤（《瘟疫论》）

【组成】桃仁　大黄（后下）　芒硝　当归　芍药　牡丹皮

桃红四物汤（《医宗金鉴》）

【组成】桃仁　红花　当归　川芎　白芍　熟地黄

柴胡疏肝散（《景岳全书》）

【组成】陈皮　柴胡　川芎　枳壳　芍药　炙甘草　香附

透脓散（《外科正宗》）

【组成】生黄芪　穿山甲（炒）　川芎　皂角刺　当归

健步虎潜丸（《伤科补要》）

【组成】龟胶　鹿角胶　虎胫骨（狗骨代替）　何首乌　川牛膝　杜仲　锁阳　威灵仙　当归　黄柏　人参　羌活　白芍　白术　熟地黄　附子　童便　盐水　生姜　黄连　甘草

消肿止痛膏（《外伤科学》）

【组成】姜黄　羌活　干姜　栀子　乳香　没药

消肿膏（《中医伤科学》）

【组成】大黄　栀子　木瓜　蒲公英　姜黄　黄柏

消瘀止痛膏（《中医伤科学讲义》）

【组成】木瓜　栀子　大黄　蒲公英　䗪虫　乳香　没药

海桐皮汤（《医宗金鉴》）

【组成】海桐皮　透骨草　乳香　没药　当归　川椒　川芎　红花　威灵仙　白芷

甘草　防风

宽筋散（《伤科补要》）

【组成】羌活　续断　防风　白芍　桂枝　甘草　没药　丁香　乳香　僵蚕　天南星　青皮　骨碎补　白豆蔻　安息香　黑附子　黄芩　茯苓　香附　玄参　白术　防风　葛根　虎骨（用代用品）　当归　水牛角　麝香　松脂　牛黄　龙脑　人参　蜜糖

展筋丹（《中医伤科学讲义》）

【组成】人参　珍珠　琥珀　当归　冰片　乳香　没药　血竭　麝香　牛黄

十一画

黄芪桂枝五物汤（《金匮要略》）

【组成】黄芪　桂枝　芍药　生姜　大枣

黄连解毒汤（《外台秘要》）

【组成】黄连　黄芩　黄柏　山栀

接骨续筋药膏（《中医伤科学讲义》）

【组成】自然铜3份　荆芥3份　防风3份　皂角3份　五加皮3份　续断3份　茜草根3份　羌活3份　乳香3份　没药2份　接骨木2份　骨碎补2份　赤芍2份　红花2份　白及4份　血竭4份　硼砂4份　螃蟹末4份　土鳖虫2份

接骨紫金丹（《杂病源流犀烛》）

【组成】硼砂　乳香　没药　血竭　大黄　当归尾　骨碎补　自然铜　地鳖虫

清骨散（《证治准绳》）

【组成】银柴胡　鳖甲　炙甘草　秦艽　青蒿　地骨皮　胡黄连　知母

十二画

紫雪丹（《太平惠民和剂局方》）

【组成】石膏　寒水石　磁石　滑石　犀角屑（用水牛角代）　羚羊角屑　青木香　沉香　玄参　升麻　甘草　朴硝　硝石　麝香　朱砂　黄金　丁香

跌打丸（《镜花缘》）

【组成】三七　当归　白芍　赤芍　桃仁　红花　血竭　北刘寄奴　骨碎补　续断

苏木　牡丹皮　乳香　没药

舒筋汤（《外伤科学》）

【组成】当归　陈皮　羌活　骨碎补　伸筋草　五加皮　桑寄生　木瓜

舒筋活血汤（《外科补要》）

【组成】羌活　防风　荆芥　独活　当归　续断　青皮　牛膝　五加皮　杜仲　红花　枳壳

舒筋活络汤（经验方）

【组成】生山楂　桑椹　桑枝　乌梅　白芍　伸筋草　元胡　姜黄　桂枝　威灵仙　香附　甘草

舒筋活络药膏（《中医伤科学讲义》）

【组成】赤芍　红花　旋覆花　苏木　南星　生蒲黄　生草乌　生川乌　羌活　独活　生半夏　生栀子　生大黄　生木瓜　路路通　饴糖或蜂蜜适量

温经通络膏（《中医伤科学讲义》）

【组成】乳香　没药　麻黄　马钱子各等量　饴糖或蜂蜜适量

温胆汤（《三因极一病证方论》）

【组成】半夏　竹茹　枳实　陈皮　甘草　茯苓

十三画以上

熨风散（《疡科选粹》）

【组成】羌活　白芷　当归　细辛　芫花　白芍　吴茱萸　肉桂　连须赤葱皮

薏苡仁汤（《类证治裁》）

【组成】薏苡仁　川芎　当归　麻黄　桂枝　羌活　独活　防风　川乌（制）　苍术　甘草　生姜

醒消丸（《外科全生集》）

【组成】雄黄　麝香　乳香（制）　没药（制）

蠲痹汤（《百一选方》）

【组成】羌活　姜黄　当归　赤芍　黄芪　防风　炙甘草　生姜